长治市中医药传承创新发展示范试点项目资助出版
上党中医学术流派传承研究课题（2024CZSZYY03）

# 中研三老临证经验选

## ——杜敬唐、张相辰、张亮之经典传承

郭晋斌　杨路庭　杜淑娟　编

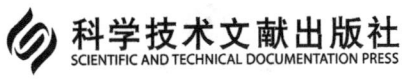

·北京·

## 图书在版编目（CIP）数据

中研三老临证经验选：杜敬唐、张相辰、张亮之经典传承 / 郭晋斌，杨路庭，杜淑娟编. -- 北京：科学技术文献出版社，2025.7. -- ISBN 978-7-5235-2459-6

Ⅰ. R249.7

中国国家版本馆 CIP 数据核字第 2025UZ0022 号

---

中研三老临证经验选——杜敬唐、张相辰、张亮之经典传承

| 策划编辑：郭 蓉 | 责任编辑：郭 蓉 | 责任校对：张永霞 | 责任出版：张志平 |

| 出 版 者 | 科学技术文献出版社 |
|---|---|
| 地　　址 | 北京市复兴路15号　邮编 100038 |
| 出 版 部 | （010）58882947，58882087（传真） |
| 发 行 部 | （010）58882868，58882870（传真） |
| 官方网址 | www.stdp.com.cn |
| 发 行 者 | 科学技术文献出版社发行　全国各地新华书店经销 |
| 印 刷 者 | 北京虎彩文化传播有限公司 |
| 版　　次 | 2025年7月第1版　2025年7月第1次印刷 |
| 开　　本 | 710×1000　1/16 |
| 字　　数 | 372千 |
| 印　　张 | 23 |
| 书　　号 | ISBN 978-7-5235-2459-6 |
| 定　　价 | 78.00元 |

版权所有　违法必究

购买本社图书，凡字迹不清、缺页、倒页、脱页者，本社发行部负责调换

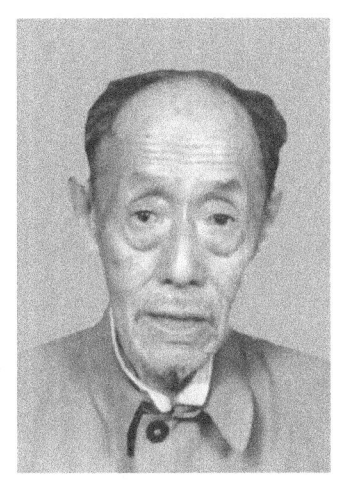
杜敬唐（1907—1998 年）

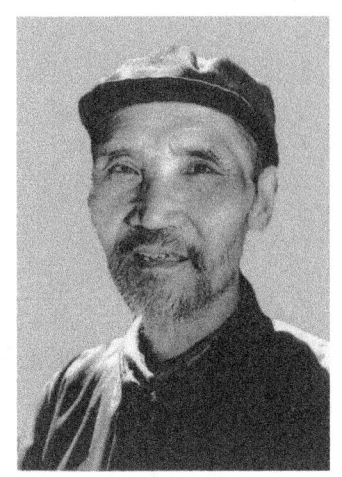
张相辰（1908—1984 年）

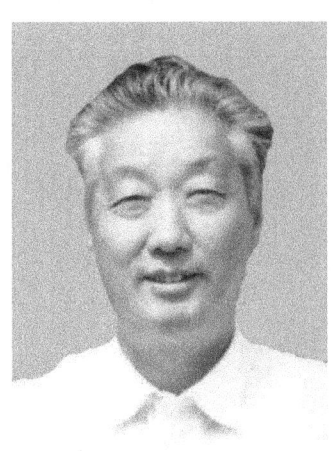
张亮（1922—1995 年）

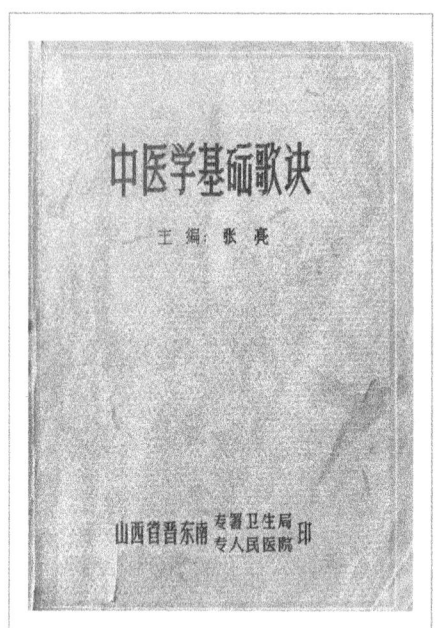

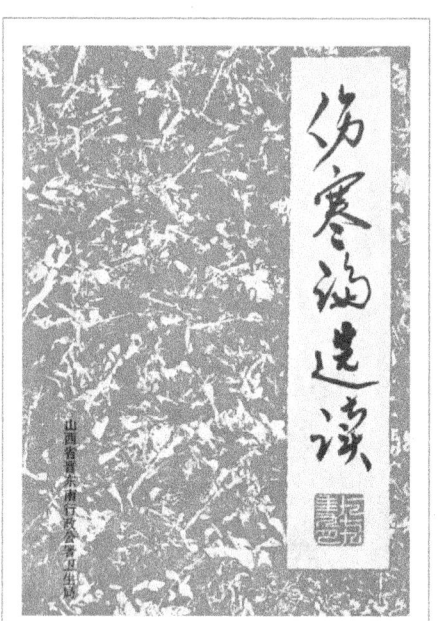

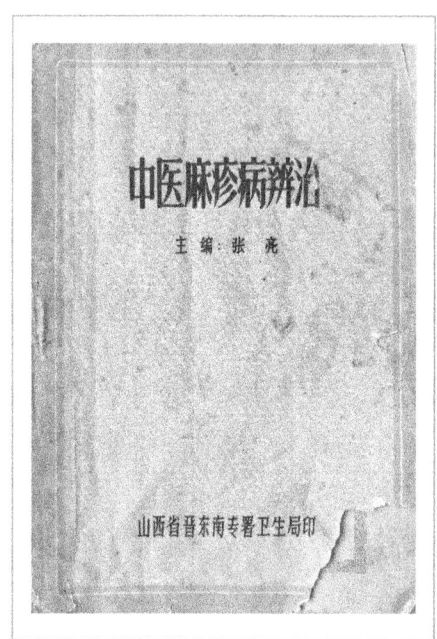

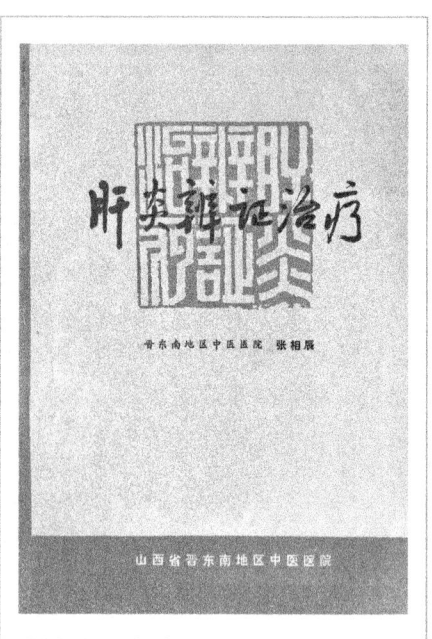

# 整理说明

长治（现长治市）古称"上党"，是华夏文明和中医药文明的重要发祥地之一，是一座有两千多年建城历史的古城。从神农氏"尝百草，始有医药"，到晋代医家王叔和整理《伤寒论》，再到明清鲍店药材大会享誉全国、辉煌数百年，几千年来中医药文化在太行之巅薪火相传、生生不息。长治市是中华人民共和国农业农村部认定的"上党中药材中国特色农产品优势区"，拥有600多种野生中药材，连翘、柴胡、酸枣仁等誉满神州，其中党参因其主产于上党地区而得名。长治是著名革命老区，抗日战争时期，八路军总部和中共中央北方局长期驻扎在此。延安中央医院一路东迁，在长治建立了晋冀鲁豫军区白求恩国际和平医院并分化出许多医疗机构。在艰苦卓绝的战争环境中，长治人民利用太行山区丰富的中药材资源和师承相传的中医技术防治疾病，不仅保障了军民健康，挽救无数生命于病痛之中，还首开中药注射剂之先河——研制出柴胡注射液，太行革命根据地成为我国近现代中药注射剂的发源地。

长治在近几十年的发展过程中，产生了诸多中医名家。刘绍武（1907—2004年），自学中医，17岁悬壶乡梓，1930年在长治参与创办友仁医院及友仁中西医学研究社，对《伤寒论》有深入研究，创立"三部六病"学说，后在西安、太原及海南等省市行医讲学，并形成了系列学术著作，广为传布。刘老为传承精华、开拓创新、持之以恒，广泛传播中医学术的楷模。

长治市中医研究所附属医院（以下简称"中研所"）发端于1952年，汇聚了当时晋东南地区最主要的中医力量。张相辰（1908—1984年），军医出身，来长治后加入友仁医院和友仁中西医学研究社，1956年参加中华人民共和国卫生部在武汉举办的"西学中"进修班，钻研《伤寒论》，擅治肝病。陈志英（1923—1997年），曾在中国人民抗日军事政治大学就读，从业于延安中央医院，后随何穆院长赴长治筹建晋冀鲁豫军区白求恩国际和平医院，学于朱琏而精研针灸。张相辰精于方药而陈志英精于针灸，两人均为"西学中"之标杆。杜敬唐（1907—1998年），私塾出身，于教书时自学中医，曾先后任晋东南地区医药公司、晋东南地区行政督察专员公署卫生局（简称晋东南行署卫生局）、晋东南地区中医医院诸领导职务，医药均精通，尤擅长内科、妇科病的治疗。张亮（1922—1995年），毕业于华北人民政府卫生学校，出于沁源基层而体察乡村群众，在外感温热病方面颇有建树。李定明（1928—　），毕业于江西农学院（现江西农业大学），在农村服务期间自学中医，被乡村群众广泛认可，且在实践中发现针刺风府穴、哑门穴有显著疗效，之后通过科研得到验证，该科研项目在1986年荣获山西省科学技术奖一等奖。杜敬唐、张亮与李定明早年均自学中医，之后学徒跟师，勇于实践，积累了丰富的临证经验，均为后学之示范。

上述中研所诸前辈生于战乱年代，均怀赤子之心及悲悯之情。《长治市卫生志（1840—1985）》载："长治市中医界有如下特点：一是多数人有抱负，有献身中医事业的精神。在战争年代，许多人没有机会上学，但他们刻苦钻研、自学成才。也有的是父传子，师带徒。读过中医院校的人很少。二是讲究医德，礼贤下士，重义轻利。三是老中医大都医文并茂，具有初中以上的文化水平。中医界素有'文理不通，难做医生'的说法。四是善于继承和发展前贤和同代人的先进经验，刻苦钻研，互相学习，敢于创新。五是诊断上注重辨证求因，选方上注重临床实效。"正是基于这些特点，前辈们不懈努力，为推动长治中医药事业发展做出了重大贡献，同时形成了宝贵的上党中医学术思想和临床经验。为方便全区医务人员学习中医，张亮与时俱进，在1963年编著了《中医学基础歌诀》，里面的5篇内容均朗朗上口，便于记诵。其中，记载了二丑消水汤、透疹汤、银翘解喉煎、胃特灵、经灵汤等经验方。基于中华人民共和国成立初期麻疹病流行状况，张亮参古论今，在1965年编著了《中医麻疹病辨治》，该书对于指导全区麻疹救治发挥了积极作用。1972—1980年全市先后举办了三期"西学中"培训班，张相辰于1979年3月将其在培训班所作的讲义整理为《伤寒论选读》，其中颇多真知灼见，有效指导了中医药工作者学经典、用经典。同时，将其所擅长诊治的肝病做了系统经验整理，形成了《肝炎辨证治疗》，对于减少临床误诊误治，提高临证疗效发挥了重要作用。1992年，山西省卫生厅组织编写了《山西名老中医经验汇编》，收录当时已故及健在的年龄超过70岁的名老中医临证经验，其中就有张相辰、杜敬唐等人的经验介绍。李定明在几十年科研教学临床历程中，先后编著了《针灸治疗急难重症》《特效"险穴"治脑病》《针刺"险穴"治脑病》等书，广泛传播了针刺风府穴、哑门穴的技术。

随着时间的推移，记录这些学术思想和临床经验的文献已不可多得，甚至有些已经湮没而不可获。为了比较系统地梳理中研所70余年发展历程中所形成的中医传承脉络，医院组织技术力量开展相关研究工作。这本《中研三老临证经验选：杜敬唐、张相辰、张亮之经典传承》就汇集了这次研究工作所裒辑到的早期出版但目前稀见的著作和至今未出版过的讲义等，主要是时称"晋东南四大名医"中的杜敬唐、张相辰、张亮三位已故名老中医的学术思想和临证经验。为了使读者能够原汁原味地阅读这些中医著作、讲义等，整理者采取尽可能保持原书原貌的原则，主要是修正原著、讲义等中疏漏的印刷错误，规范文字用法和体例层次，核对校正著作、讲义等中引用的中医经典古籍，按照目前的通用名校正著作、讲义中所涉及的中医专用名词，如中药、腧穴、方剂等，同时对四诊歌诀、药性歌诀、汤头歌诀、针灸歌诀中涉及的部分内容进行了必要考证，并优化了版式以便阅读。对于在研究过程中发现的张恩元、张彪发表的《从机能学角度探讨〈伤寒论〉》一文，作为附录收入"伤寒论选读"篇。杜敬唐"癥积治验——典型病案一则"是山西省卫生厅编《山西名老中医经验汇编》中所载杜老诊治路某癥积案例的详细记录，与柴根旺随诊杜老《杜敬唐老中医治疗闭经与痛经的经验》《杜敬唐老中医治疗经带症经验》两文一并收入"杜敬唐临证经验指要"篇。

  青灯两载，同心协力。医院借助中医药传承创新发展示范试点项目的实施，聚焦诸同道共同谋划上党中医学术流派研究事宜，在繁忙的工作之余，于纷繁杂绪中探究整理中研所各位前辈留下的宝贵资料。事毕掩卷，感受颇多，聊以数言。同时，对于在整理过程中做出重要贡献的郭艳苗、王芸、李燕、黄岩朵、杨思茂等同志，表示衷心的感谢。对于在此前整理张相辰、杜敬唐学术经验的张恩元、张彪、刘保先、苗润田、朱进忠、柴根旺等前辈，表示敬意和感谢。

## 整理说明

  在漫长复杂的历史发展中,勤劳勇敢的长治人民同自然界和疾病进行了顽强坚韧的斗争,在此期间,积累了大量的史料及丰富的经验。古有神农尝草、卢医扁鹊、鲍店药市,近有柴胡今用、友仁中医,今有三部六病、风府针刺、腹针创新及诸多中医后学,吾辈"尊古而不泥古,创新而不忘古",将古色与红色辉映,传统与现代相融。梳理流派虽属不易,时逢盛世必能成就,相信长治中医人一定能够在中医药传承创新发展道路上行稳致远,做出更大贡献。

**长治市中医研究所附属医院　郭晋斌**

# 目 录

## 中医学基础歌诀

**四诊歌诀** ································································ 3
 一、望诊纲要 ···························································· 3
 二、闻诊纲要 ···························································· 7
 三、问诊纲要 ···························································· 7
 四、切脉纲要 ···························································· 9
 五、五脏主病 ··························································· 19

**药性歌诀** ······························································· 21
 一、祛风药 ····························································· 21
 二、祛寒药 ····························································· 22
 三、祛暑药 ····························································· 23
 四、祛湿药 ····························································· 24
 五、润燥生津药 ······················································· 25
 六、泻火药 ····························································· 26
 七、理气药 ····························································· 28
 八、理血药 ····························································· 31
 九、理痰止嗽药 ······················································· 33
 十、消导与攻下药 ··················································· 34
 十一、安神镇惊与开窍药 ········································· 35
 十二、固涩药 ··························································· 37
 十三、涌吐与止呕药 ················································ 38
 十四、驱虫药 ··························································· 38
 十五、其他与外用药 ················································ 39

## 汤头歌诀 ········································································· 40

    一、解表之剂 ································································· 40

    二、涌吐之剂 ································································· 44

    三、泻下之剂 ································································· 45

    四、表里与和解之剂 ························································· 48

    五、清热与泻火之剂 ························································· 52

    六、消导之剂 ································································· 59

    七、补养之剂 ································································· 62

    八、祛风之剂 ································································· 77

    九、祛寒温中之剂 ···························································· 82

    十、祛暑之剂 ································································· 84

    十一、祛湿之剂 ······························································ 88

    十二、润燥之剂 ······························································ 91

    十三、理气之剂 ······························································ 94

    十四、理血之剂 ······························································ 99

    十五、止嗽理痰之剂 ······················································ 102

    十六、固涩之剂 ···························································· 106

    十七、杀虫之剂 ···························································· 108

    十八、痈疡之剂 ···························································· 110

    十九、经产之剂 ···························································· 115

    附：古歌诀四首 ···························································· 119

## 针灸歌诀 ······································································ 120

    一、十二经循行部位歌 ···················································· 120

    二、经穴起止歌 ···························································· 120

    三、经脉气血多少歌 ······················································ 121

    四、十四经脉循行病候腧穴主治分论歌 ······························ 121

    五、奇经八脉歌 ···························································· 142

    六、奇经八脉交会歌 ······················································ 142

    七、八脉交会八穴歌 ······················································ 143

    八、十五络脉歌 ···························································· 144

九、十二募穴歌 ·················································· 145

　　十、八会穴歌 ···················································· 146

　　十一、十二经井荥输原经合穴歌 ································ 146

　　十二、禁针穴歌 ·················································· 148

　　十三、禁灸穴歌 ·················································· 149

　　十四、回阳九针歌 ················································ 150

　　十五、五大总穴歌 ················································ 150

　　十六、千金十要穴歌 ·············································· 151

　　十七、行针指要歌 ················································ 151

　　十八、经验特效穴歌 ·············································· 152

　　十九、马丹阳天星十二穴并治杂病歌 ···························· 152

　　二十、胜玉歌 ···················································· 154

**主病主药** ···························································· 156

　　一、五脏六腑用药法 ·············································· 156

　　二、六淫病用药法 ················································ 163

　　三、内伤七情病证用药法 ········································· 169

　　四、六经用药法 ·················································· 175

　　五、卫气营血和三焦用药法 ······································ 176

　　六、八法用药举例 ················································ 177

## 伤寒论选读

**《伤寒论》六经辨证法概述** ········································ 183

**辨太阳病脉证并治** ·················································· 185

　　一、太阳病概述 ·················································· 185

　　二、太阳病脉证大纲 ·············································· 185

　　三、太阳病经证脉证并治选例 ···································· 192

　　四、太阳病腑证脉证并治选例 ···································· 210

　　五、太阳病经证误治变证选例 ···································· 213

**辨阳明病脉证并治** ·················································· 227

　　一、阳明病概述 ·················································· 227

二、阳明病脉证大纲 ·················································································· 227

三、阳明病经证证治选例 ·········································································· 230

四、阳明病腑证证治选例 ·········································································· 234

## 辨少阳病脉证并治 ················································································ 241

一、少阳病概述 ······················································································ 241

二、少阳病脉证大纲 ················································································ 241

三、少阳病柴胡证证治选例 ······································································· 244

四、合病并病选例 ··················································································· 250

## 辨太阴病脉证并治 ················································································ 253

一、太阴病概述 ······················································································ 253

二、太阴病脉证大纲 ················································································ 253

三、太阴病脉证治法选例 ·········································································· 256

## 辨少阴病脉证并治 ················································································ 261

一、少阴病概述 ······················································································ 261

二、少阴病脉证大纲 ················································································ 261

三、少阴病寒化证证治选例 ······································································· 263

四、少阴病热化证证治选例 ······································································· 266

五、少阴病兼表证的证治选例 ···································································· 267

六、少阴病急下存阴证治选例 ···································································· 268

七、少阴病阳回与阳不回及可治不可治选例 ················································· 269

## 辨厥阴病脉证并治 ················································································ 271

一、厥阴病概述 ······················································································ 271

二、厥阴病证治大纲 ················································································ 271

三、厥阴病寒热错杂证证治选例 ································································· 274

四、厥阴病热厥证证治选例 ······································································· 277

五、厥阴病寒厥证证治选例 ······································································· 278

六、蛔厥证治选例 ··················································································· 279

七、厥阴病表证证治选例 ·········································································· 280

八、厥阴病厥逆灸法……………………………………281
　　九、厥阴病禁证选例……………………………………281
　　十、厥阴病测其预后的辨证选例………………………281
　　十一、寒热真假辨………………………………………283
　　附：从机能学角度探讨《伤寒论》……………………284

# 张亮中医麻疹病辨治

**概　述**……………………………………………………293

**中医对麻疹病因的认识**…………………………………295

**麻疹病理与症状**…………………………………………296

**麻疹的诊断**………………………………………………298

**麻疹的治疗**………………………………………………300

**麻疹的护理**………………………………………………307

**麻疹的预防**………………………………………………308

# 张相辰肝炎辨证治疗

**概　述**……………………………………………………311

**各类型肝炎治疗分述**……………………………………315

　　一、中医对肝的生理病理简述…………………………315
　　二、肝炎前驱期（温胆汤证）…………………………315
　　三、急性肝炎……………………………………………317
　　四、慢性肝炎……………………………………………318
　　五、慢性肝炎急性发作…………………………………320
　　六、急性黄疸型肝炎……………………………………321
　　七、肝硬化………………………………………………325
　　八、黄色肝萎缩（暴发性肝炎）………………………331
　　九、小儿肝炎……………………………………………331
　　附：张相辰临证经验指要………………………………332

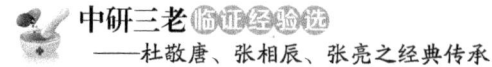

# 杜敬唐临证经验指要

**学术思想** ……………………………………………………………… 341

**经验介绍** ……………………………………………………………… 342

  一、风证治验——典型病案一则 …………………………………… 342

  二、癥积治验——典型病案一则 …………………………………… 344

  三、不孕证治验——典型病案一则 ………………………………… 347

  四、杜敬唐老中医治疗闭经与痛经的经验 ………………………… 348

  五、杜敬唐老中医治疗经带症经验 ………………………………… 350

# 中医学基础歌诀

张 亮 著
郭晋斌 杨路庭 杜淑娟 校

# 四诊歌诀

## 一、望诊纲要

望以目察，知之谓神。闻以耳占，知之谓圣。问以言审，知之谓工。切以指参，知之谓巧。明其诊道，识病根源，能合色脉，尚说万全。

注：《医宗金鉴·四诊心法要诀》："望以目察，闻以耳占，问以言审，切以指参。明斯诊道，识病根源，能合色脉，可以万全。此明望、闻、问、切为识病之要道也。《经》曰：望而知之谓之神，是以目察五色也；闻而知之谓之圣，是以耳识五音也；问而知之谓之工，是以言审五病也；切而知之谓之巧，是以指别五脉也。神、圣、工、巧四者，乃诊病要道，医者明斯，更能相互参合，则可识万病根源，以之疗治，自万举万当矣！"《难经·六十一难》："《经》言望而知之谓之神，闻而知之谓之圣，问而知之谓之工，切脉而知之谓之巧。何谓也？然：望而知之者，望见其五色，以知其病。闻而知之者，闻其五音，以别其病。问而知之者，问其所欲五味，以知其病所起所在也。切脉而知之者，诊其寸口，视其虚实，以知其病，病在何脏腑也。"

### （一）望神色

四诊之要，首望神色，得神者昌，失神者亡。神藏于气，气耗神丧。清亮言语，精彩目光。肌肉不削，气息如常，二便不脱，当判神强。目暗光短，言语癫狂，形羸色败，循衣摸床。睛定目陷，统称神亡。

注：明代张介宾《景岳全书·神气存亡论》："《经》曰得神者昌，失神者亡。善乎神之为义，此死生之本，不可不察也……以形证言之，则目光精彩，言语清亮，神思不乱，肌肉不削，气息如常，大小便不脱，若此者，虽其脉有可疑，尚无足虑，以其形之神在也。若目暗睛迷，形羸色败，喘急异常，泄泻不止，或通身大肉已脱，或两手寻衣摸床，或无邪而言语失伦，或

无病而虚空见鬼，或病胀满而补泻皆不可施，或病寒热而温凉皆不可用，或忽然暴病，即沉迷烦躁，昏不知人，或一时卒倒，即眼闭口开，手撒遗尿。若此者，虽其脉无凶候，必死无疑，以其形之神去也。"

观看神色，首看其面，面分五色，脏色可辨，肝青心赤，脾脏色黄，肺白肾黑，均为正常。

注：《灵枢·五色》："五色各有脏部……以五色命脏，青为肝，赤为心，白为肺，黄为脾，黑为肾。"

脏色为主，时色为客，春青夏赤，秋白冬黑，长夏四季，色黄常则。

注：《医宗金鉴·四诊心法要诀》："此明四时不病常色之诊法也。五脏之色，随五形之人而见，百岁不变，故为主色也。四时之色，随四时加临，推迁不常，故为客色也。春气通肝，其色当青；夏气通心，其色当赤；秋气通肺，其色当白；冬气通肾，其色当黑；长夏四季之气通脾，其色当黄，此为四时常则之色也。主色者，人之脏气之所生也。客色者，岁气加临之所化也。"

左颊属肝，右颊属肺，额心颏肾，鼻柱脾位，部见本色，是为常态。

注：《医宗金鉴·四诊心法要诀》："此以五色合五部……左颊，肝之部也。右颊，肺之部也。额上，心之部也。颏下，肾之部也。鼻者，脾之部也。本部见本色，浅淡不及，深浓太过者，皆病色也。"

要知肝病，先察目中，脾唇心舌，肺观鼻孔，两耳属肾，脏腑皆通，另有二阴，下窍之终，察色辨证，诀妙相同。

注：明代万全《育婴家秘·辨小儿形色》："肝之病见于目，心之病见于舌，脾之病见于唇，肺之病见于鼻，肾之病见于耳，各随寒热虚实决之。"清代夏禹铸《幼科铁镜·望苗窍形色》："五脏不可望，惟望五脏之苗与窍……其色若异于平日，而苗窍之色，与面色相符，则脏腑虚实，无有不验者矣。"

五脏辨证，各有所苦，黄赤风热，青白寒主，青黑为痛，甚则挛拘，㿠白脱血，微黑寒水，萎黄诸虚，颧赤痨久。

注：《医宗金鉴·四诊心法要诀》："此以五色随其所在五官、五部、内部、外部、上部、下部主病之诊法也。黄赤为阳色，故为病亦阳，所以主风也，热也。青白黑为阴色，故为病亦阴，所以主寒也，痛也。若黑甚，在脉则麻痹，在筋则拘挛。㿠白者，浅淡白色也，主大吐衄、下血、脱血也；若无衄吐下血，则为心不生血，不荣于色也。微黑者，浅淡黑色也，主肾病水

寒也。萎黄者，浅淡黄色也，主诸虚病也。"

色青属肝，主寒主痛，脘腹胀满，胁痛痢症。黄为脾色，病在肠胃，食积吐泻，寒湿垢秽。赤色属心，营血本充，表里虚实，病多热证。白色属肺，气液主之，肺热咯血，气虚色脱。黑色属肾，寒热当辨，凡病新久，皆属危险。

## （二）察目

目应五脏，内外眦心，白珠属肺，黑珠肝逞，瞳孔贯肾，胞属脾宫。阴阳之辨，诸内外应，开目为阳，闭目为阴，朦胧热盛，时瞑衄红，阳绝戴眼，阴脱目盲，气脱眶陷，睛定神亡。

注：《医宗金鉴·四诊心法要诀》："此诊目阴阳生死之法也。凡病者闭目，则为病在阴也；开目，则为病在阳也。朦胧昏不了了，非开目也，则为热盛伤神也。视而时瞑，非开目也，则为衄血之常候也。目上直视，谓之戴眼，则为阳绝之候也。视不见物，谓之目盲，则为阴脱之候也。目眶忽陷，则为气脱之候也。睛定不转，则为神亡之候也。"

## （三）望舌

舌为心苗，根系胃肠，舌尖属心，故主上焦，舌中脾胃，故主中焦，舌根属肾，故主下焦，左边属肝，右畔属肺，舌上乳头，辨味之应，内含血管，密布神经，验舌之要，先观其质，次察其苔，方能准确。

若验其苔，先辨其色，平人无病，微白红润，病毒侵袭，色即变常，或白或黄，或红或黑，青而兼紫，灰腻相映。见其一色，便是病征，白苔属肺，黄苔胃经，灰苔属脾，黑色属肾，鲜红胆火，绛属心经，青紫属肝，尤当鉴别。

**1. 望舌质**

红舌：全舌淡红，不浅不深，光而润泽，正常之舌。舌红过淡，病属虚寒，面色惨白，八珍十全。舌质纯红，是为热证；红而干燥，胃津已伤；红而燥裂，津伤液亡。纯红润泽，有热无妨。鲜红色质，色如鸡冠，病邪侵袭，皆属热证；鲜红起刺，营分热盛；鲜红紫点，将发斑疹；红而黏腻，秽浊侵膻。内伤红舌，病属阴虚，鲜红无苔，阴亏火甚。

绛舌：深红为绛，温邪入营；满舌鲜绛，心包邪攻；舌色深绛，热入血分；舌中干绛，胃火伤津；舌尖独绛，心火亢盛；舌绛红点，热毒乘心；焦绛起刺，营热更甚。绛而光亮，胃阴已亡。绛枯暗淡，肾阴耗伤；绛而润泽，热邪轻浅；绛而黏腻，秽浊中缠。

紫舌：全舌色紫，脏腑热极，紫见局部，分经论热；深紫热盛，微紫热轻，干枯紫绛，少阴受损；舌起紫泡，须作疫看；淡紫而滑，多属寒侵。

蓝舌：蓝舌重证，真气已伤，光蓝无苔，血气亏极。舌边色青，瘀血郁热；青舌滑润，多为痰湿；蓝舌黏腻，瘟疫可别；微蓝有苔，湿温痰饮，孕妇青舌，胎死腹中。

黑舌：黑舌罕见，血败气殃，热极寒极，古人有章。黑舌润滑，多谓虚寒，干姜桂附，理中汤丸。黑舌焦燥，谓之大热，三黄石膏，清瘟败毒。

**2. 望苔色**

白苔：正常舌苔，微白而薄，边尖淡红，光润而泽，白苔属表，主肺膀胱。微白薄润，多被寒伤；白燥口渴，温病初长；白厚苔滑，外寒内湿，寒饮停胸，或满或咳；苔干薄白，有无寒热，寒在表在，无寒肺热；白苔黏腻，湿恋气遏；苔白光滑，虚不化浊；苔白厚腻，湿浊遏郁；白苔色晦，湿邪闭塞；白如积粉，暑湿侵肺；白如桑皮，承气紫雪；黄白相兼，寒邪化热，或表或里，或饮热郁；灰白相见，寒湿郁遏，黑白相兼，太阴邪湿。粗苔主胃，腻苔脾湿。

黄苔：黄苔主里，热入阳明，苔黄薄滑，热未伤津；苔黄厚滑，湿热郁蒸；黄苔黏腻，湿阻气分，痞满呕恶，湿热阻中；苔干黄薄，胃阴已伤；苔黄厚燥，热结胃肠，焦燥起刺，硝黄攻荡。灰黄焦燥，湿热伤阴。黄黑相见，分清燥滑，浮滑黏腻，太阴湿热；焦燥干裂，阳明热极。

灰苔：灰苔主阴，色即浅黑。或寒或热，燥润分别。灰苔滑润，太阴寒湿，脉见沉细，症必吐逆。苔灰干燥，热中三阴，脉多散乱，昏迷不醒；由白变黄，呈黄灰色，焦燥起刺，攻下泄热。

黑苔：黑苔主病，证属危险。黑苔润滑，阳虚水寒；苔焦黑润，胸膈伏痰；黑苔腐烂，心肾灼煎。黑苔燥裂，揩之不退，热邪浩极，温病疫疠，苔黑湿润，刮之明净，凌心侮脾，假热寒真。舌心黑苔，燥裂龈烂，胃将败坏，石膏芩连。舌根燥黑，热在下焦；舌尖燥黑，心火自燔。

其他舌苔：察舌望苔，最宜详瞻，真色染苔，要判明显。舌光无苔，猪腰样色，光剥镜面，胃气将绝。舌刺粗糙，如鲨鱼皮，干燥焦裂，津液枯竭。舌头挛缩，如荔子肉，热极津亡，卢医没法。舌如猪肝，或如柿色，内脏败坏，岐黄无术。舌短囊缩，厥阴将绝。舌如赭石，肾阴枯竭。舌白如雪，脾冷胃绝。上述苔色，多属危绝。

（四）诊形肿

颈痛喘疾，目窠水肿，面孔始肿，风水属阳。足跗先肿，石水多阴。四肢皆肿，头面至项，阳虚气弱，病属可怕，腹大青筋，四肢瘦削，按如鼓皮，名单腹胀，香苏难消，病必遭殃。皮肤光泽，有病何妨，焦燥枯滞，无病寿疆。皮粗外感，皮细内伤。

## 二、闻诊纲要

闻声之变，变则病生，肝呼而急，心笑而雄，脾歌似漫，肺哭促声，肾呻低微，色克必凶。

（1）闻语言：谵语为实，狂言怒骂；郑声为虚，如梦如呓。寒病懒言，热病多语。言壮为实，言轻为虚。噪喊热盛，大叫神惊。言微难复，夺气可知。谵狂无伦，神明已失。叫喊如鸦，死在旦夕。

（2）听呼吸：呼吸满闷，肺痰上塞；呼吸喘急，肺气上逆；卒中风热，喘鸣肩息；呼吸粗促，外感实热；呼吸细微，正虚可别。

（3）听咳嗽：咳嗽重浊，肺气不宣，声哑而咳，多寒伤肺，声破而咳，劳热损肺，连声而嗽，则为顿咳，喉痒无痰，则为干咳，饮咳稀痰，燥咳稠黏，痰声辘辘，多属肺绝。阴盛为饮，阳盛为痰，稠黏多热，沫为清寒，燥热难咳，湿痰易出，火盛痰红，风痰倒眩。

（4）辨呕哕吐声：横膈气阻，哎声始扬，嘈杂倒饱，胃滞之殃，久病呃逆，多属胃绝。哕声时出，郁结肝伤，呕症与吐，应分寒热，或因胃虚，肝气上逆，呕吐急迫，平镇肝木。

（5）嗅臭秽：口喷臭秽，胃热无疑。咳痰腥臭，肺热火极。大便酸臭，肠积热证，大便清冷，多属寒侵。小便臭浊，湿热之证，小便黄赤，热郁之病。瘟疫之证，臭秽触鼻，脏腑败坏，臭气难忍。

## 三、问诊纲要

一问寒热二问汗，三问头身四问便，五问饮食六问胸，七眠八渴俱当辨，九问旧病十问因，再兼服药参机变，妇人尤必问经期，迟速闭崩皆可见，再添片语告儿科，天花麻疹全占验。

（1）问寒热：邪感于表，恶寒发热；邪入于里，壮热蒸蒸。阴虚夜热，阳虚晡热，寒热轻重，详辨宜晰。

（2）问汗：询问其汗，有无可辨；汗起何处，汗止何所，自汗盗汗，汗出多少，汗味咸淡，均宜细审。外感恶寒，汗出乃解，内伤恶寒，不汗亦解。风寒在表，恶寒无汗，身热不渴；恶热自汗，渴不恶寒，温热里证。表实无汗，表虚自汗，阴虚痨瘵，夜热盗汗。

（3）问头身：欲问头身，内外当别。外感头痛，常痛不止，内伤头痛，时痛时止。外感头痛，须辨六经，太阳头痛，后脑为重；额痛连珠，阳明经证；少阳头痛，痛在两侧；厥阴头痛，痛在巅顶；头痛连脑，病在少阴；太阴头痛，头重鼻塞。风寒袭表，头痛怕风，恶寒无汗，身热脊强。风温为病，头痛恶风，身热自汗，鼻鼾肤温。中暑自汗，身痛烦渴，头痛如破，暑邪炎酷。湿中身痛，汗出不彻，体势沉重，不能转侧。燥邪为病，鼻干燥渴。伤寒身痛，无汗拘急。

（4）问大小便：询问溲便，或通或塞，为燥为溏，辨明形色。清浊黄赤，脏腑寒热，阴结阳结，随证辨别；便秘胀痛，多为实证，便秘不胀，多为虚证，老年便秘，多为血燥，先硬后溏，中气不足；完谷不化，寒证居多，便数灼肛，多为热盛；里急后重，多为实热。小便黄赤，多为火热；溲白为寒，溲浊多湿，溲白频数，中气不足。饮水即尿，多为消渴，小便淋沥，尿道刺痛，色黄或赤，多为淋浊。

（5）问饮食：病由口入，饮食不节，何物所伤，必先详述；喜冷饮者，病多内热；喜热饮者，证多里寒；得食少安，多属虚证；得食更甚，多属实证；冷饮且多，火盛实热；冷饮不多，津伤虚热；大渴引饮，胃肠燥结；渴不引饮，脾胃湿热；胃气强者，病也能食；胃气弱者，病不多食。好食苦者，多为心病；嗜食酸者，则为肝病；好食甘者，则为脾病；思食辛者，则为肺病；好食咸者，多为肾病。饥者甘食，食不选择，饥而善食，胃火剧烈；若食即消，多由虫蚀；饥而不食，肝气郁结；如食吐蛔，须防惊厥。

（6）问胸腹：查问胸膈，辨别病机，痰郁气结，或痛或闷，水阻胸膈，胀满仰息，肝胃不和，腹痛吐塞，胸膈满闷，多为气逆，太阴䐜胀，厥阴胁痛，少阴腹痛，谓之奔豚。

（7）问睡眠：不食不眠，胃多宿食，嗜睡恶饮，脾多积食。睡中咬牙，将病风热，龅齿流涎，多有虫积。睡时忽咳，痰滞食积，邪在阳分，夜可安睡,邪在阴分,夜多不寐,邪入阳明,烦躁不寐,邪入少阴,似睡非睡,邪陷心包,神昏沉睡,痰迷心窍,睡间有词。妇人有孕,疲困嗜寐。

(8) 问口渴:见问饮食。

(9) 问旧疾:旧病有无,亦须详问,癫痫哮喘,疝瘕癥疾,均属沉疴,是为夙疾,临证求源,必先究诘。

(10) 查原因:初起何因,前见何症,曾服何药,后变何症,详审病情,治可有抡。

(11) 问经期:诊治妇人,先问经期,来经迟速,赶前退后,经前腹痛,气滞血凝,经后腹痛,多因血虚,寒热往来,邪陷血室,如狂蓄血,桃核攻逐。经水先期,多为血热,经水退后,血虚气滞,经闭不行,非孕必疾。内伤之症,骨蒸劳热。崩漏之症,血热血瘀,跌打损伤,中气不足,调理不愈,恐是癌瘤。胎前见红,多为损伤。产后崩漏,子宫瘀滞。白带多少,要分黄白,湿热臭秽,虚寒清白。

## 四、切脉纲要

### (一) 诊脉总括

脉为血府,躯体贯通,营卫周流,根发于心,寸口动脉,大会朝宗。

注:《素问·脉要精微论》:"夫脉者,血之府也。"《难经》:"十二经皆有动脉,独取寸口,以决五脏六腑死生吉凶……寸口者,脉之大会,手太阴之脉动也。"《医宗金鉴·四诊心法要诀》:"周身血脉运行,莫不由此贯通,故曰百体贯通也……寸口者,左右寸、关、尺,手太阴肺经动脉也,为脉之大要会也。"

诊人之脉,平旦为准,令仰其掌,呼吸均匀。

注:《素问·脉要精微论》:"诊法常以平旦。"《医宗金鉴·四诊心法要诀》:"凡诊人之脉,令仰其手,视掌后有高骨隆起,即是关部脉也。医者覆手取之,先将中指取定关部,方下前后二指于寸、尺之上。病人长,则下指宜疏;病人短,则下指宜密。"

因何名关,界乎寸尺,至鱼一寸,至泽一尺,因此命名,阳寸阴尺。

注:《医宗金鉴·四诊心法要诀》:"因其界乎寸、尺二部之间,故命名曰关……从高骨上至鱼际,长一寸,因此命名曰寸。从高骨下至尺泽,长一

尺，因此命名曰尺。寸部候上，故为阳也。尺部候下，故为阴也。"

右寸胸肺，左寸心膻，右关脾胃，左关肝胆，三部三焦，两尺肾命，左小膀胱，右大肠认。

注：《医宗金鉴·四诊心法要诀》："右寸浮候胸中，沉以候肺。左寸浮候膻中，沉以候心。右关浮以候胃，沉以候脾。左关浮候膈胆，沉以候肝。两尺沉俱候肾，左尺浮候小肠、膀胱，右尺浮候大肠。膻，膻中，即包络也。五脏皆一，惟肾有二，故曰两尺候两肾也……两肾之中，名曰命门。"

脉有七诊，曰浮中沉，上竟下竟，左右推寻。

注：《医宗金鉴·四诊心法要诀》："浮者，轻下指于皮脉间所得之脉也。沉者，重下指于筋骨间所得之脉也。中者，不轻不重，下指于肌肉间所得之脉也。上者，两寸也……下者，两尺也……左右者，左右手脉也。此七诊者，乃推寻取脉之法也。"《素问·脉要精微论》："上竟上者，胸喉中事也。下竟下者，少腹腰股膝胫足中事也。"唐王冰注："上竟上，至鱼际也；下竟下，谓尽尺之动脉处也。"从尺肤上段直达鱼际处，主胸部与喉中的疾病；从尺肤部的下段直达肘横纹处，主少腹、腰、股、膝、胫、足等处的疾病。

又有九候，三部各三，每候五十，方合于经。

注：《素问·三部九候论》："人有三部，部有三候，以决死生，以处百病，以调虚实，而除邪疾……有下部、有中部、有上部，部各有三候。三候者，有天、有地、有人也。必指而导之，乃以为真。"《医宗金鉴·四诊心法要诀》："三部，谓上、中、下也……三部各有天、地、人，三而三之，合为九候之名也……寸口动脉，五十一止，合于经常不病之脉也。"

五脏本脉，各有所管，左寸之心，浮大而散，右寸之肺，浮涩而短，肝在左关，沉而弦长，右关属脾，脉象和缓，肾命两尺，沉滑而软。四时平脉，缓而和匀，春弦夏洪，秋浮冬沉。

注：《医宗金鉴·四诊心法要诀》："五脏各有所管之本脉，必皆不大不小，从容而和，始为五脏不病之脉也……四时各有应见之平脉，必皆不疾不徐，缓而和匀，始为四时不病之脉也。"

男左大顺，女右大宜，男尺恒虚，女尺恒实。

注：《医宗金鉴·四诊心法要诀》："天道阳盛于左，地道阴盛于右。故男左女右，脉大为顺，宜也。天之阳在南，阴在北，地之阳在北，阴在南，阳道常饶，阴道常亏。故男寸恒实，尺恒虚，女寸恒虚，尺恒实也。"

中医学基础歌诀

命门属肾，生气之源，人无两尺，病死不痊。

注：《医宗金鉴·四诊心法要诀》："命门居两肾之中，故两尺属之。命门之少火，即肾间动气，是为生气之源也。人若无两尺脉，则生气绝矣，病者必死不能痊也。"

四时百病，胃气为本，有缓者生，无神者死，太过不及，病生于外，不及虚微，病生于内。

注：《素问·平人气象论》："人以水谷为本，故人绝水谷则死，脉无胃气亦死。"清代汪宏《望诊遵经·色以润泽为本》："凡诊脉有胃气者生，无胃气者死。凡望色润泽者生，沉夭者死。"《医宗金鉴·四诊心法要诀》："外因六气风、寒、暑、湿、燥、火之邪，脉必洪大紧数，弦长滑实而太过矣。内因七情喜、怒、忧、思、悲、恐、惊之伤，脉必虚微细弱，短涩濡芤而不及矣。"

### （二）脉之常象

凡诊病脉，最好早晨，未进饮食，亦无劳动，虚静凝神，调息细审。

注：《素问·脉要精微论》："诊法常以平旦，阴气未动，阳气未散，饮食未进，经脉未盛，络脉调匀，气血未乱，故乃可诊有过之脉……持脉有道，虚静为保。"《医宗金鉴·四诊心法要诀》："言无思无虑，以虚静其心，惟神凝于指下也。调息细审者，言医家调匀自己气息，精细审察也。"

一呼一吸，合为一息，脉来四至，平和之则。五至无疴，润以太息。浮沉迟数，辨内外因。浮脉主表，沉脉主里，外因于天，内因于人，天有阴阳，风雨晦明，人喜忧怒，思悲恐惊。浮沉既明，迟数当别，三至为迟，迟则为冷，六至为数，数则热证，转迟转冷，转数转热。

注：《素问·平人气象论》："人一呼脉再动，一吸脉亦再动，呼吸定息脉五动，闰以太息，命曰平人。平人者不病也。常以不病调病人，医不病，故为病人平息以调之为法。人一呼脉一动，一吸脉一动，曰少气。人一呼脉三动，一吸脉三动而躁，尺热曰病温，尺不热脉滑曰病风，脉涩曰痹。人一呼脉四动以上曰死，脉绝不至曰死，乍疏乍数曰死。"《医宗金鉴·四诊心法要诀》："医者调匀气息，一呼脉再至，一吸脉再至，呼吸定息，脉来四至，乃和平之准则也。然何以五至无疴乎？人之气息，时长时短，凡鼓三息，必有一息之长；鼓五息，又有一息之长，名为太息；如三岁一闰，五岁再闰也。言脉必以四至为平，五至便为太过；惟正当太息之时，始曰无病。

此息之长，非脉之急也；若非太息，正合四至也。至于性急之人，五至为平脉，不拘太息之例，盖性急脉亦急也……若一息而脉三至，即为迟慢而不及矣，迟主冷病。若一息而脉遂六至，即为急数而太过矣，数主热病。若一息仅得二至，甚而一至，则转迟而转冷矣。若一息七至，甚而八至、九至，则转数而转热矣。一至、二至、八至、九至，皆死脉也……浮脉法天，候表之疾，即外因也。沉脉法地，候里之病，即内因也。外因者，天之六气：风，风淫末疾；寒，寒淫阴疾；暑，暑淫心疾；湿，湿淫腹疾；燥，燥淫涸疾；火，火淫阳疾是也。内因者，人之七情：喜伤心，怒伤肝，忧思伤脾，悲伤肺，恐伤肾，惊伤心也。"

迟数之辨，滑涩当明，涩为血滞，滑为气壅，浮脉皮取，沉着筋骨，肌肉候中，部位统属。

注：《医宗金鉴·四诊心法要诀》："此上六脉，为诸脉之提纲。以浮沉统诸浮上沉下之部位也，以迟数统诸三至、六至之至数也，以滑涩统诸滑流涩滞之形状也。脉象虽多，然不属部位，则属至数，不属至数，则属形状，总不外此六脉，故为诸脉之提纲也……皮脉取之而得者，谓之浮脉。筋骨取之而得者，谓之沉脉。此以上、下部位而得名也。凡脉因部位而得名者，皆统乎浮沉，故曰部位统属也。心肺俱浮，以皮毛取之而得者，肺之浮也；以血脉取之而得者，心之浮也。故曰浮脉皮脉。肝肾俱沉，以筋平取之而得者，肝之沉也；以至骨取之而得者，肾之沉也。故曰沉脉筋骨。肌肉在浮沉之间，故曰候中也。"

浮无力濡，沉无力弱，沉极力牢，浮极力革，三部有力，其名曰实，三部无力，其名曰虚，似有似无，微脉可考，涣漫不收，散脉可察，有边无中，其名曰芤，推筋着骨，伏脉可求。

注：《医宗金鉴·四诊心法要诀》："浮而无力谓之濡脉，沉而无力谓之弱脉，浮而极有力谓之革脉，沉而极有力谓之牢脉。浮、中、沉三部俱有力，谓之实脉。浮、中、沉三部俱无力，谓之虚脉。浮、中、沉三部极无力，按之且小，似有似无，谓之微脉。浮、中、沉三部极无力，按之且大，涣漫不收，谓之散脉。浮、沉有力，中取无力，谓之芤脉。推筋着骨，按之始得，谓之伏脉。以上十脉，皆以部位而得名者，故皆统于浮沉也。"

三至为迟，六至为数，四至为缓，七至疾脉，缓止曰结，数止曰促，动而中止，代脉难还。

注：《医宗金鉴·四诊心法要诀》："一呼一吸，谓之一息。一息三至，

中医学基础歌诀

谓之迟脉。一息六至,谓之数脉。此以脉之至数而得名也。凡脉因至数而得名者,皆统乎迟数也。一息四至谓之缓脉,一息七至谓之疾脉。四至缓脉,时而一止,谓之结脉。六至数脉,时而一止,谓之促脉。结促之脉,动而中止,即能自还。若动而中止,不能自还,须臾复动,或十至或二三十至一止,其至数不乖,谓之代脉。难痊,谓不满五十动而止,合经难痊之死脉也。以上五脉,皆以至数而得名者,故皆统于迟数也。"

形状如珠,滑脉肯定;往来艰难,涩脉可证;弦脉端直,如按弓弦;力数为紧,切绳弹索;来盛去衰,洪脉明显;大则宽阔,小则细软;不及本位,短脉缩缩;过于本位,长脉绵绵;数如豆粒,见于关上,寸尺隐隐,动脉无惑。

注:《医宗金鉴·四诊心法要诀》:"形状如珠,滑溜不定,谓之滑脉。进退维艰,往来滞涩,谓之涩脉。此以脉之形状而得名也。凡脉以形状而得名者,皆统乎滑涩也。状类弓弦,细而端直,按之且劲,谓之弦脉。较弦则粗,按之且劲,左右弹指,谓之紧脉。上来应指而盛,下去减力而衰,谓之洪脉。脉形粗大阔然,谓之大脉。脉形细减如丝,谓之小脉,即细脉也。其形如豆,乱动约约,动摇不移,谓之动脉。来去迢迢而长,谓之长脉。来去缩缩而短,谓之短脉。以上八脉,皆以形状而得名者,故皆统于滑涩也。"

### (三) 脉之主病大要

一脉一形,各有所主,脉有相兼,还须细审,浮阳主表,风淫六气,有力表实,无力表虚,浮迟表冷,浮数表热,浮缓风湿,浮洪阳盛,浮大阳实,浮濡伤暑,浮散虚极,浮细气少,浮涩血虚,浮紧风寒,浮弦风饮,浮滑风痰。

注:《医宗金鉴·四诊心法要诀》:"浮,阳脉主表。风邪六气外因之病,皆从表入,故属之也。浮而有力,表实风病也;浮而无力,表虚风病也。迟,寒脉也,故曰表冷。缓,湿脉也,故曰风湿。濡,气虚脉也,气虚则伤暑,故曰浮濡伤暑也。散,气散脉也,气散则虚极,故曰浮散虚极也。浮洪,阳盛脉,故曰阳盛也。浮大,阳实脉,故曰阳实也。细,气少脉,气少不充,故曰气少也。涩,血少脉,血少枯滞,故曰血虚也。数,热脉也,故曰风热。紧,寒脉也,故曰风寒。弦,饮脉也,故曰风饮。滑,痰脉也,故曰风痰。"

沉阴主里,七情气食,沉大里实,沉小里虚,沉迟里冷,沉缓里湿,沉紧冷痛，沉数热极，沉涩痹气，沉滑痰食，沉伏郁滞，沉弦饮疾。沉微气 殃，沉细血虚。

注：《医宗金鉴·四诊心法要诀》："沉，阴脉主里。七情气食内因之病，皆由里生，故属之也。大，有余脉也，故曰里实。小，不足脉也，故曰里虚。迟，寒脉也，故曰里冷。缓，湿脉也，故曰里湿。紧，寒脉也，故曰冷痛。数，热脉也，故曰热极。涩，血滞脉也，故曰痹气。滑，痰食脉也，故曰痰食。伏，痛甚不得吐泻脉也，故曰闭郁。弦，饮脉也，故曰饮疾。"

迟寒主脏，阴冷相干，有力为痛，无力虚寒。数热主腑，数细阴伤，有力实热，无力虚疮。

注：《医宗金鉴·四诊心法要诀》："迟，阴脉也，脏属阴，故主之。凡阴冷之病，皆属之也。有力为寒实作痛，无力为寒虚痛也……数，阳脉也，腑属阳，故主之。凡阳属之病，皆属之也。数为阳盛，细为不足，故曰伤阴。有力为实热，无力为虚热。数亦主疮，故曰虚疮。"

滑司痰病，关主食宿，寸候吐逆，尺便脓血。涩脉少血，寸汗津伤，关格液涸，尺血精殃。

注：《医宗金鉴·四诊心法要诀》："滑，阳脉，阳盛为痰，故司痰病。右关候胃，故主痰食。左关候肝，故主风痰。寸候上焦，故主吐逆。尺候下焦，故主便血脓也。涩，血少滞涩脉也，六脉见之，则主营虚受湿痹之病。若两尺见之，则主伤精伤血之病。两寸见之，则主汗多津伤之病。两关见之，恶主噎膈反胃，液亡结肠之病也。"

弦脉主风，木侮脾宫，寸弦头痛，尺弦腹痛，缓湿脾胃，坚大湿遏，细小阳郁，结则阴凝。

注：《医宗金鉴·四诊心法要诀》："缓，脾胃脉，又主湿邪，故缓主湿邪脾胃之病。若搏指坚大，恶为湿邪壅胀之病。促，为阳盛而郁之脉。结，为阴盛而凝之脉也。弦，阴脉，阴盛为饮；弦，木脉，木旺侮土，土虚不能制湿，故饮病生焉。寸弦，阴乘阳也，故主头痛。尺弦，阴乘阴也，故主腹疼。"

濡阳虚病，弱阴虚疾，微主诸虚，散为虚甚。革伤精血，半产带崩。牢疝癥瘕，心腹寒痛。虚主诸虚。实主诸实。孔主血病，汗下失血。

注：《医宗金鉴·四诊心法要诀》："濡，为阳分无力脉，故主诸阳虚之病。弱，为阴分无力脉，故主诸阴虚之病。微，为阴阳血气不足脉，故主诸虚。散，为元气散之脉，故曰虚剧也。革，内空之脉，故主男子亡血、伤精

之病，妇人半产、崩、带之疾。牢，内坚之脉，故主诸疝，癥瘕，心腹寒冷，疼痛之病也。虚，为三部无力脉，故主诸虚。实，为三部有力脉，故主诸实。芤，为营空之脉，故主失血。然此三脉，皆随所见之部位，可知其上下、内外之病也。"

紧主寒痛，洪是火伤。动主痛热，崩汗惊狂，长则气治，短则气病。细则气衰。大则病进，代脉气衰，或泄脓血，伤寒霍乱，跌打闷绝，疮疽痛甚，女胎三月。

注：《医宗金鉴·四诊心法要诀》："代者，真气乏而求代之脉也。若不因跌打气闷，暴病夺气，痛疮伤气，女胎气阻者，而无故见之，则必死也。紧，寒实脉，故主寒痛。洪，热实脉，故主火伤。动，为阴阳相搏之阳脉，故主诸痛；阳动主发热、主惊狂，阴动主汗出、血崩也。长者，气之畅也，故曰气治。短者，气之缩也，故曰气病。小者，正气衰也。大者，邪病进也。"

（四）脉证宜忌大要

脉之主病，有宜不宜，阴阳顺逆，吉凶可推。

注：《医宗金鉴·四诊心法要诀》："病有阴阳，脉亦有阴阳。顺应则吉，逆见则凶。此以下至其死可测句，凡二十七节，详分某病见某脉吉，某病见某脉凶也。"

中风之脉，却喜浮迟，坚大疾石，其凶可知。

注：《医宗金鉴·四诊心法要诀》："中风虚见虚脉，以浮迟为顺。若反见坚大急疾为逆，决无生理。"

伤寒热病，脉喜浮洪，沉微涩小，证反必凶，汗后脉静，身凉则安，汗后脉躁，热甚必难，阳证见阴，命属危险，阴证见阳，虽困亦痊。

注：《医宗金鉴·四诊心法要诀》："此节皆言伤寒之顺逆也。伤寒热病传里属热，脉以浮洪阳脉为吉；若见沉、微、涩、小阴脉，是证与脉反，故凶。汗后邪解，便当脉静身凉，若躁而热，所谓汗后不为汗衰，名曰阴阳交，必难治矣。阳证而见沉、涩、细、微、弱、迟之阴脉，则脉与证反，命必危殆；阴证而见浮、大、数、动、洪、滑之阳脉，虽脉与证反，在他证忌之，独伤寒为阴邪还阳，将解之诊，病虽危困，无害于命也。"

劳倦伤脾，脉当虚弱，自汗脉躁，死不可脱。

注：《医宗金鉴·四诊心法要诀》："劳倦伤脾，脉当虚弱，为顺也。若

自汗出而脉反躁疾，则逆矣。安得不死？"

疟脉自弦，弦数多热，弦迟者寒，代散则难。

注：《医宗金鉴·四诊心法要诀》："疟为寒热之病，弦为少阳之脉。少阳主病寒热往来，凡寒热之病，多属少阳半表半里之界，故疟脉自应得弦象也。迟多寒，数多热，理自然也。若得代、散二脉，邪尚未解，正气已衰，命则难生矣。"

泄泻下利，沉小滑弱，实大浮数，发热则恶。

注：《医宗金鉴·四诊心法要诀》："泻痢里虚，宜见沉小滑弱之脉为顺。若反见实大浮数之脉，则身必发热而成恶候也。"

呕吐反胃，浮滑者昌，沉数细涩，结肠者亡。

注：《医宗金鉴·四诊心法要诀》："呕吐反胃，脾虚有痰也。浮为虚，滑为痰，是为顺脉，故曰昌也。若沉数细涩，则为气少液枯，遂致结肠，粪如羊屎，死不可救矣。"

霍乱之候，脉代勿讶，厥逆迟微，是必可怕。

注：《医宗金鉴·四诊心法要诀》："霍乱之诊，阳脉为佳，若见代脉，因一时清浊混乱，故脉不接续，非死候也。如脉伏不见，四肢厥逆，舌卷囊缩，为阴寒甚，则有可嗟之变也。"

嗽脉多浮，浮濡易治，沉伏而紧，死期将至。

注：《医宗金鉴·四诊心法要诀》："嗽乃肺疾，脉浮为宜，兼见濡者，病将退也。若沉伏与紧则相反而病深矣。不死何待？"

喘息抬肩，浮滑是顺，沉涩肢寒，均为逆证。

注：《医宗金鉴·四诊心法要诀》："阳喘多实，风与痰耳，故脉以浮滑为顺。阴喘多虚，寒与虚也，故脉沉涩，四肢寒者，均为不治逆证。"

火热之证，洪数为宜，微弱无神，根本脱离。

注：《医宗金鉴·四诊心法要诀》："热证而得洪数，乃正应也。若见微弱，证脉相反，根本脱离，药饵不可施矣。"

骨蒸发热，脉数为虚，热而涩小，必殒其躯。

注：《医宗金鉴·四诊心法要诀》："骨蒸者，肾水不足，壮火僭上，虚数二脉，是正象也。若涩小之脉，所谓发热脉静，不可救耳。"

劳极诸虚，浮软微弱，土败双弦，火炎细数。

注：《医宗金鉴·四诊心法要诀》："虚证宜见虚脉，若两关脉弦，谓之双弦。弦乃肝脉，右关见之，是肝木乘脾，故曰土败。劳证之脉，若见细

数，乃阴虚火盛，上刑肺金，便不可治。"

失血诸证，脉必见芤，缓小可喜，数大堪忧。

注：《医宗金鉴·四诊心法要诀》："芤有中空之象，失血者宜尔也。缓小亦为虚脉，顺而可喜，若数且大，谓之邪盛，故可忧也。"

蓄血在中，牢大却宜，沉涩而微，速愈者稀。

注：《医宗金鉴·四诊心法要诀》："蓄血者，有形之实证，见牢大之脉，脉证相宜。倘沉涩而微，是挟虚矣。既不能自行其血，又难施峻猛之剂，安望速愈也？"

三消之证，数大者生，细微短涩，应手堪惊。

注：《医宗金鉴·四诊心法要诀》："渴而多饮为上消，消谷善饥为中消，渴而便数为下消。三消者，皆燥热太过，惟见数大之脉为吉耳。细微短涩，死不可救也。"

小便淋闭，鼻色必黄，实大可疗，涩小知亡。

注：《医宗金鉴·四诊心法要诀》："鼻头色黄，必患小便难。六脉实大者，但用攻病之剂必愈。若逢涩小，为精气不化，死亡将及矣。"

癫乃重阴，狂乃重阳，浮洪吉象，沉急凶殃。

注：《医宗金鉴·四诊心法要诀》："癫狂二证，皆以浮洪为吉，取其病尚浅也。若沉而急，病已入骨，虽有扁仓，莫之能救矣。"

痫宜虚缓，沉小急实，但弦无胃，必死不活。

注：《医宗金鉴·四诊心法要诀》："痫本风痰，脉见浮缓，自应然也。若沉小急实，是病深也，或但弦无胃；则肝之真脏脉见矣，安望其更生耶？"

心腹之痛，其类有九，细迟速愈，浮大延久。

注：《医宗金鉴·四诊心法要诀》："九种心腹之痛，皆宜迟细，易于施疗，如浮而大，是为中虚邪盛，不能收捷功也。"

疝属肝病，脉必弦急，牢急者生，弱急者死。

注：《医宗金鉴·四诊心法要诀》："肝主筋，疝则筋急，故属肝也。肝脉弦急，是其常也。疝系阴寒之咎，牢主里寒之脉，亦其常也。如且弱且急，必有性命之忧矣。"

黄疸湿热，洪数偏宜，不妨浮大，微涩难医。

注：《医宗金鉴·四诊心法要诀》："湿蒸热瘀，黄疸生焉，洪数浮大，皆所宜也。一见微涩，虚衰已甚，必食少泻多，无药可疗矣。"

肿胀之脉，浮大洪实，细而沉微，岐黄无术。

注：《医宗金鉴·四诊心法要诀》："水肿胀满，有余之证，宜见有余之脉，浮大洪实是矣。沉细而微，谓之证实脉虚，难言生矣。"

五脏为积，六腑为聚，实强可生，沉细难愈。

注：《医宗金鉴·四诊心法要诀》："积聚皆实证也，实脉强盛，是所当然。沉细为虚，真气败绝，不可为矣。"

癫病之脉，左右不齐，乍大乍小，乍数乍迟。

注：《医宗金鉴·四诊心法要诀》："鬼祟犯人，左右二手，脉象不一，忽大忽小，忽数忽迟，无一定之脉形也。"

中恶腹胀，紧细乃生，浮大为何，邪气已深。

注：《医宗金鉴·四诊心法要诀》："中恶者，不正之气也。紧细则吉，浮大则凶也。"

痈疽未溃，洪大脉宜，及其已溃，洪大乃忌。

注：《医宗金鉴·四诊心法要诀》："未溃属实，洪大为正脉也。溃后则虚，若仍见洪大，则为邪脉，最所忌也。"

肺痈已成，寸数而实，肺痿之形，数而无力。肺痈色白，脉宜短涩，数大相逢，气损失血。

注：《医宗金鉴·四诊心法要诀》："肺痈而寸口数实，知脓已成矣。肺叶焦痿，为火伤也，是以数而无力。肺痈，肺痿得白色者，肺之本色，得短涩者，肺之本脉，均相宜也。若逢数大，是火来克金，贼邪之诊，故气损血失也。"

肠痈实热，滑数相宜，沉细无根，其死可知。

注：《医宗金鉴·四诊心法要诀》："肠痈实也，滑数相宜；沉细虚也，证实脉虚，死期将至矣。"

## （五）诊孕产妇之脉

妇人有子，阴搏阳别，少阴动甚，其胎已结。滑疾而散，胎必三月，滑疾不散，五月可别。左疾为男，右大是女，女腹如箕，男腹如釜。

注：《医宗金鉴·四诊心法要诀》："此一节明女科胎前之脉也。阴搏阳别者，寸为阳，尺为阴，言尺阴之脉，搏指而动，寸阳之脉，则不搏指，迥然分别，此有子之诊也。或手少阴心脉独动而甚者，盖心主血，血主胎，故胎结而动甚也。动者，谓往来流利之动而滑，非厥厥摇动为病之动也。疾即

数也,滑而且数,按之而散,三月之胎也;按之不散,五月之胎也。左为阳,故左疾为男胎;右为阴,故右疾为女胎。"

欲产之脉,散而离经,新产之脉,小缓为宜。实大弦牢,其凶可知。

注:《医宗金鉴·四诊心法要诀》:"此一节明产中之脉也。欲产脉离经者,谓见离乎经常之脉也。盖胎动于中,脉乱于外,势所必然也。产后气血两虚,见小缓之虚脉为吉,若见实大弦牢,其凶不免矣。"

### (六)诊小儿的脉象与指纹

小儿谓之哑科,在诊断方面比较困难,古人说,能治十男子不治一妇女,能治十妇女不治一小儿,说明小儿有些疾病是比较难以诊治的,在四诊方面,除问诊多依赖于父母或负责抚养者,其他基本同于成人外,另有诊指纹的特征。

望指纹:小儿安然,莫饱过暖。虎口指纹,风气命关,三岁孩儿,诊之效验。形色主病,分别来谈,正常指纹,红黄隐隐,异常出现,便是病证。色浅病轻,色深病重,纹浮病表,沉为里证;红色为寒,紫色为热,色淡为虚,色滞为实,青主惊风,白主疳病;青兼紫黑,血络郁滞,痛甚难忍,病属危候。风关病轻,气关病重,命关危险,透甲殒命。纹长病重,纹短病轻。大小曲纹,各有所主,青曲惊风,黄曲震惊,赤曲火伤,白曲疳风,黑曲阴痫,紫曲热刑,长珠伤食,流珠伤热,去蛇吐泻,来蛇疳惊,里弓感冒,热痰外弓,左斜伤风,右斜寒冷。针形枪形,痰热逞凶,透关射指,多属命倾。乙纹抽搐,二曲伤冷,三曲伤食,多曲滞壅,环形吐泻,水形咳逆,绞乱蛔虫,鱼刺多惊。

切脉(一般参看成人脉):诊小儿脉,一指三关,浮沉迟数,强弱急缓,浮脉皮取,沉脉筋间,一息六至,平和之脉,过多为数,减少迟言,有力为强,无力弱谈,紧数为急,迟慢为缓。浮脉主表,沉脉主里,迟脉主寒,数脉热居,强脉主实,弱脉主虚,急脉邪实,缓弱正虚,滑主痰食,紧主痛寒,大小不齐,多属虫积,小儿纯阳,脉必细推,上述脉诊,须参病机。

## 五、五脏主病

肝病善怒,面色当青,脉多弦长,积为肥气,转筋胁痛,脐左动气,阳枢压疼，胸满不食，诸风掉眩，疝病耳聋，目视𥇥𥇥，如将捕捉。

心赤善喜，舌红口干，脉多浮洪，积为伏梁，脐上动气，心胸痛烦，健忘惊悸，怔忡不安，实狂昏冒，虚悲凄惨。

脾黄善忧，脐中动气，脉多和缓，积为痞气，思多食少，倦怠无力，腹满肠鸣，痛而下利，实则身重，胀满便闭。

肺白善悲，脐右动气，脉多浮涩，积为息奔，洒洒寒热，咳嗽喷嚏，喘呼气促，肤痛胸痹，虚则气短，不能续息。

肾黑善恐，脐下动气，脉多沉石，积为奔豚，腹胀肿喘，溲便不利，腰背少腹，骨痛欠气，心悬如饿，足寒厥逆。

# 药性歌诀

## 一、祛风药

### (一) 发散风寒药

麻　黄：麻黄辛温，发散风寒，利尿消肿，止咳定喘。
桂　枝：桂枝甘温，和解除痹，通利血脉，旁达四肢。
辛　夷：辛夷辛温，鼻渊止涕，香臭不闻，通窍之剂。
细　辛：细辛辛温，专走少阴，利窍通关，风湿皆施。
荆　芥：荆芥辛温，头目能清，祛风止痒，透疹消痈。
紫　苏：紫苏辛温，发表风寒，梗散诸气，止呕除满。
葱　白：葱白辛温，通阳发汗，伤风鼻塞，肿痛皆散。
生　姜：生姜辛温，祛风散寒，痰嗽呕吐，寒利能安。

### (二) 发散风热药

柴　胡：柴胡苦平，和解肝郁，寒热往来，胁痛选择。
葛　根：葛根甘平，解肌发表，温疟下利，止渴酒消。
淡豆豉：豆豉辛寒，解郁除烦，温热头痛，宣透疹斑。
薄　荷：薄荷辛凉，头目能清，祛风疏肝，消散瘾疹。
菊　花：菊花甘寒，除热息风，头晕目赤，柔肝镇痉。
草决明：草决甘寒，除风散热，收泪止痛，专治目赤。
牛蒡子：牛子苦平，豁利咽膈，瘾疹喉痛，热嗽可逐。
霜桑叶：桑叶苦寒，功专肺肝，凉血明目，清热止汗。
蝉　蜕：蝉蜕甘寒，散风定惊，喉痹能言，扫翳透疹。
浮　萍：浮萍辛寒，行水发汗，祛风胜湿，通经也验。
蔓荆子：荆子苦寒，除湿拘挛，头目痛晕，诸窍可宽。

木　贼：木贼甘平，发散风热，眼赤疼痛，去翳明目。

## （三）发散风湿药

防　风：防风甘温，诸风通用，头晕目赤，筋骨痹疼。
羌　活：羌活辛温，祛风胜湿，骨节烦痛，活络舒筋。
独　活：独活辛温，能治湿痹，诸风背痛，功多下肢。
白　芷：白芷辛温，善治额痛，风湿瘙痒，排脓通壅。
藁　本：藁本辛温，散寒祛湿，巅顶头痛，风邪能攻。
苍耳子：苍耳苦温，祛风湿痹，疥癣瘙痒，鼻渊可施。

## （四）追风壮骨药

豨莶草：豨莶苦寒，追风除湿，失语口喁，通利筋骨。
苍　术：苍术辛温，健脾燥湿，发汗宽中，更去瘴疫。
壁　虎：壁虎咸寒，善治偏瘫，痛风历节，瘰疬功专。
五加皮：五加苦温，祛风胜湿，囊湿阴痒，坚骨舒筋。
海风藤：海风藤辛，专治风痛，湿痹历节，散寒络通。
伸筋草：伸筋苦温，祛风湿痹，筋骨不利，四肢酸痛。
千年健：年健苦温，功多肝肾，祛风胜湿，壮筋止痛。
乌梢蛇：乌蛇甘平，透骨搜风。白蛇咸温，祛风镇痉。
海桐皮：海桐苦平，治腰膝痛，祛风通络，化湿杀虫。
石南叶：南叶苦平，祛风强脚，除湿止痛，健利筋骨。
注：见《昆明民间常用草药》。
秦　艽：秦艽苦平，除湿荣筋，肢节风痛，虚劳骨蒸。
白蒺藜：蒺藜辛温，疏肝散风，祛痒目赤，痈疡能通。
注：白蒺藜即刺蒺藜。

# 二、祛寒药

## （一）发散表寒药

见祛风药。

## （二）壮火回阳药

黑附子：附子辛热，走而不守，四肢厥冷，回阳为首。
肉　桂：肉桂辛热，善通血脉，虚寒腹痛，温补可施。
干　姜：干姜辛温，除寒腹痛，回阳救逆，虚寒有功。
天　雄：天雄辛热，却除冷痹，阳痿精漏，功偏下肢。
草　乌：草乌辛温，专祛风湿，关节痹痛，顽痰痿弱。

## （三）温中散寒药

高良姜：良姜辛热，散寒温中，转筋吐泻，宿食能攻。
荜　茇：荜茇辛温，温中降气，牙疼胃痛，霍乱下利。
吴茱萸：吴萸辛热，调解疝气，少腹寒痛，吞酸嗳胃。
丁　香：丁香辛温，驱逐寒呕，心腹诸痛，温胃降逆。
蜀　椒：蜀椒辛温，祛邪逐寒，心腹冷痛，杀虫可选。
茴　香：茴香辛温，专长治疝，脐腹疼痛，调中胃暖。
草　果：草果辛温，燥湿除胀，截疟逐痰，果积惧怕。
白豆蔻：白蔻辛温，疏散暖胃，益气调中，止呕逐哕。
砂　仁：砂仁辛温，暖胃进食，止痛安胎，行气散积。
荜澄茄：澄茄辛温，散寒止痛，呕吐哕逆，疝气也用。
艾　叶：艾叶苦温，善治腹痛，消除沉寒，胎漏寒宁。
益智仁：益智辛温，和中益气，遗尿泄精，唾泄皆治。
胡　椒：古月辛热，暖胃散寒，驱除冷痛，大进饮食。
注：古月即胡椒。
山　柰：山柰辛温，暖胃除冷，辟秽解毒，更疗牙痛。

# 三、祛暑药

## （一）温散暑湿药

香　薷：香薷辛温，散寒解热，霍乱吐泻，涤暑击湿。
扁　豆：扁豆甘平，健脾进食，驱除胀满，又祛暑湿。
藿　香：藿香辛温，善治呕吐，发散风寒，宣化湿浊。

佩　兰：佩兰辛平，辟秽化浊，化湿开胃，祛暑和中。
木　瓜：木瓜酸温，祛湿解暑，转筋吐泻，活络通痹。

## （二）清解暑热药

滑　石：滑石甘寒，清暑除烦，利尿通结，湿热可宣。
西　瓜：西瓜甘凉，清暑解热，通利小便，消烦止渴。
荷　叶：荷叶苦平，清热涤暑，鼻衄可治，头面皆施。
茶　叶：茶叶甘寒，解渴除烦，祛暑醒酒，清神涤痰。

# 四、祛湿药

## （一）发散风湿药

见祛风药。

## （二）渗湿利水药

茯　苓：茯苓甘平，健脾渗湿，白化痰涎，赤通淋浊。
猪　苓：猪苓甘平，利水通淋，消肿除湿，多服损肾。
泽　泻：泽泻甘寒，利水渗湿，通淋消肿，阴汗可遏。
车前子：车前甘寒，溺涩眼赤，利水止泻，带浊有益。
通　草：通草甘平，渗湿清热，消痈散肿，乳闭选拔。
防　己：防己苦寒，善治脚痛，热积膀胱，消痈散肿。
薏苡仁：薏仁甘平，渗湿助脾，泄泻下利，肺痈肠痈。
赤小豆：赤豆甘平，止泻利水，排脓解毒，便血能医。
灯心草：灯心甘平，功近通草，渗湿利水，尿赤勿少。

## （三）通淋利水药

瞿　麦：瞿麦苦寒，利水通淋，清热凉血，痈肿安宁。
萹　蓄：萹蓄苦平，祛湿除淋，阴蚀黄疸，兼治蛔虫。
萆　薢：萆薢苦平，渗湿通淋，腰膝痹痛，浊证能清。
石　韦：石韦甘寒，清利湿热，淋浊癃闭，疮疡勿失。
路路通：路通苦平，催乳调经，消除湿热，利水通聋。

海金沙：海金细沙，性寒味甘，通利水道，肿满能安。
木　通：木通苦寒，通利小肠，利窍通乳，淋浊承当。
萱　草：萱草甘凉，利水通淋，凉血解毒，除烦解郁。
注：萱草即黄花菜。
孩儿茶：儿茶苦寒，清热利湿，去腐生肌，通淋泉涌。
地肤子：肤子苦寒，功近黄柏，清热利便，善治淋浊。

## （四）逐水药

大　戟：大戟苦寒，消肿利便，腹胀硬满，其功不善。
芫　花：芫花苦寒，能消蛊胀，利水泄湿，咳饮痰癖。
甘　遂：甘遂苦寒，破癥消痰，面浮肿胀，利水安然。
乌桕木：乌桕苦温，功胜大戟，疗肿砒毒，逐水通塞。
商　陆：商陆苦寒，赤白各异，赤者消肿，白通水气。
葶苈子：葶苈辛寒，肺水当先，痰咳喘嗽，肺痈能安。
牵牛子：牵牛苦寒，逐水消肿，臌胀痛满，散滞除壅。
续随子：续随辛温，攻积逐饮，行水破血，胀满能通。
注：续随子即千金子。

# 五、润燥生津药

## （一）生津止渴药

天花粉：花粉甘寒，生津除烦，排脓解毒，润肺化痰。
乌　梅：乌梅酸平，收敛肺气，解渴生津，安蛔止痢。
青　果：青果酸平，生津止渴，鱼骨鲠喉，善解酒毒。
通大海：大海甘平，润喉止渴，痰核不利，声哑可入。
芦　根：芦根甘寒，清热解渴，肺痈最宜，虚热勿失。

## （二）清润肺胃药

麦门冬：麦冬甘寒，解渴除烦，补心润肺，虚热自安。
沙　参：沙参甘寒，润肺化痰，养阴益胃，退热功专。
金石斛：石斛甘平，养阴益胃，除烦止渴，壮骨除痿。

玉　　竹：玉竹甘平，补虚退热，胃烦哕呕，失眠安歇。
天门冬：天冬甘寒，清火化痰，肺热可治，便结能宽。
玄　　参：玄参甘寒，滋润肺肾，喉干口渴，毒热痈肿。

## （三）润肠通便药

火麻仁：麻仁甘平，润肠通结，利水通淋，产后活血。
郁李仁：郁李苦平，滑利肠结，下气利水，虚寒乃忌。
松子仁：松子甘平，安心养神，滋润肺胃，便结通达。
肉苁蓉：苁蓉咸温，峻补精血，血枯便秘，腰膝冷怯。
蜂　　蜜：蜂蜜甘平，益气补中，止嗽延年，润肠有功。
猪胆汁：猪胆苦寒，止嗽杀虫，润肠通便，外用功雄。
蘑　　菇：蘑菇甘平，健脾理气，少则豁痰，多润肠肺。
蜜　　蜡：蜜蜡甘平，润脏滑肠，内服生肌，外用长疮。

# 六、泻火药

## （一）苦寒泻火药

黄　　芩：黄芩苦寒，专泻肺火，能清大肠，湿热皆可。
黄　　连：黄连苦寒，泄心除痞，清火解毒，厚肠痢止。
黄　　柏：黄柏苦寒，降火滋阴，骨蒸湿热，下血疮医。
栀　　子：栀子苦寒，解郁除烦，吐衄胃热，通利二便。
夏枯草：夏枯草寒，泻火疏肝，瘰疬目赤，头痛眩晕。
龙胆草：胆草苦寒，除肝烈火，清泄湿热，眼赤功殊。
苦　　参：苦参苦寒，痈肿疮癣，肠风下血，带痢能安。
鸦胆子：鸦胆苦寒，去壳取仁，杀虫止痢，包服有功。
牛　　黄：牛黄苦寒，大治热痰，瘟毒攻心，昏迷灵丹。

## （二）清热解毒药

金银花：二花甘寒，清热解毒，消肿疮疡，功效卓益。
连　　翘：连翘苦平，消散痈毒，血凝气聚，温热可却。
紫地丁：地丁苦寒，可除痈毒，疗疮疖肿，用之攻逐。

蒲公英：公英苦寒，溃散消肿，疮疡能除，湿毒能清。
射　干：射干苦寒，驱逐痈肿，喉痹口臭，用之安宁。
青　黛：青黛咸寒，专平肝火，惊痫沃痢，解除热毒。
板蓝根：板蓝苦寒，清热驱瘟，疸毒痈疡，喉肿如神。
大青叶：大青苦寒，能治外感，斑疹热毒，时疫宜服。
山豆根：豆根苦寒，疗咽肿痛，外敷蛇伤，亦可救急。
土茯苓：土苓甘平，利湿除痹，梅毒疮疡，淋浊可欺。
败酱草：败酱苦平，毒痢疮肿，疥癣疽漏，主治肠痈。
蚤　休：蚤休苦寒，清热解毒，疗疔痈肿，服之效捷。
石　膏：石膏甘寒，清涤胃火，烦渴头痛，解肌立妥。
漏　芦：漏芦苦寒，清胃解毒，痈疽能透，乳汁能通。
芙蓉花：芙蓉辛平，散热止痛，消肿排脓，痈疽疮圣。
寒水石：水石咸寒，清热泻火，咽喉肿痛，虚寒勿服。
马　勃：马勃辛平，清热解毒，散瘀止嗽，喉毒之敌。
半边莲：边莲辛平，散瘀消肿，蛇虫咬伤，痈疽效捷。
鱼腥草：鱼腥草寒，止嗽化痰，肺痈吐脓，解毒不凡。
杜牛膝：地松甘寒，破血吐痰，除热解毒，白喉灵丹。
注：杜牛膝亦名土牛膝、地松。
人中黄：中黄咸寒，清瘟解毒。金汁苦寒，主治热毒。
人中白：中白咸寒，清热解毒，咽喉肿痛，牙疳出血。
秋　石：秋石咸寒，滋阴清热，骨蒸劳嗽，口疮咽灼。
升　麻：升麻苦寒，清胃解毒，升提下陷，瘟热可逐。
茵陈蒿：茵陈苦寒，黄疸主药，清热利尿，解毒功捷。
山慈菇：慈菇甘平，清热散积，痈疮疔肿，能解百毒。
绿　豆：绿豆甘寒，专解百毒，止渴除烦，诸热可怯。

### （三）清热凉血药

犀　角：犀角咸寒，清心解热，化毒透斑，吐衄止血。
生地黄：生地甘寒，清热止血，骨蒸烦劳，凉营生血。
牡丹皮：丹皮苦寒，逐瘀通经，清凉血热，无汗骨蒸。
白头翁：白头苦寒，散热凉血，肠风下痢，腹痛可却。
紫　草：紫草苦寒，凉血解毒，滑肠通便，麻疹选服。

白茅根：茅根甘寒，清肺解热，瘀滞血衄，丹疹可怯。
藕　根：藕根甘寒，清热生津，凉血散瘀，鼻衄良药。

## （四）养阴退热药

西洋参：西参甘寒，滋阴降火，肺虚有热，服之方妥。
女贞子：女贞甘平，乌鬓黑发，祛风补弱，强壮筋骨。
龟　板：龟板咸寒，滋阴补肾，骨蒸背困，更医劳损。
鳖　甲：鳖甲咸寒，散瘀消肿，劳嗽骨蒸，除痞通经。
密蒙花：蒙花甘寒，开窍养肝，青盲目障，眵泪可安。
白　芍：白芍酸寒，能收能补，泻痢腹痛，肝火可除。
地骨皮：地骨苦寒，解肌退热，有汗骨蒸，强阴凉血。
青　蒿：青蒿苦寒，少阳功专，虚热盗汗，骨蒸可安。
白　薇：白薇苦平，养阴清热，除蒸止嗽，功效甚捷。
黄　精：黄精甘平，滋阴养胃，乌须黑发，润肠止嗽。
银柴胡：银柴甘寒，主治虚劳，善于清热，凉血功高。
胡黄连：胡连苦寒，治疳积痢，骨蒸劳热，盗汗最宜。
明知母：知母苦寒，清热除烦，骨蒸有汗，痰嗽皆舒。
鸡子黄：鸡黄甘平，育阴宁神，虚热不寐，津枯便秘。
燕　窝：燕窝甘平，补养精血，咳嗽虚劳，冰糖共服。
海　蜇：海蜇咸寒，滋肾养肝，消瘀化滞，热病瘗餐。
蕤　仁：蕤仁甘寒，眼科要药，益水生光，昏愦立服。
银　耳：银耳甘平，滋肾养肝，清除虚热，益寿延年。

# 七、理气药

## （一）行气药

香　附：香附辛平，疏气开郁，止痛调经，兼消宿食。
木　香：木香苦温，散滞和中，腹胀泻痢，行气有功。
乌　药：乌药辛温，胁腹诸痛，顺气解郁，疝瘕皆用。
陈　皮：陈皮辛温，散滞宽中，留白补胃，消痰橘红。
佛　手：佛手苦温，调脾宽中，理气化痰，疏肝也灵。

香　橼：香橼苦温，散气宽中。甘松甘温，理气止痛。
芫荽子：荽子辛温，消食健胃，解毒止痛，透发斑疹。
郁　金：郁金辛平，解郁散结，凉血止痛，开窍清神。
川朴花：朴花辛温，快膈除满，调气解郁，开胸散逆。
薤　白：薤白辛温，散结温中，久痢腹痛，胸痹刺疼。
白檀香：白檀辛温，升降诸气，心胸逆满，服之爽利。

## （二）破气药

枳　壳：枳壳苦寒，快气宽膈，胸中气闷，消满散结。
枳　实：枳实苦寒，消食除痞，破积化痰，冲墙倒壁。
大腹皮：腹皮辛温，除胀下气，安胃健脾，浮肿消祛。
厚　朴：厚朴苦温，消胀除满，痰食下利，其功不缓。
青　皮：青皮苦温，攻散气滞，平肝破积，胁痛能治。
威灵仙：灵仙咸温，宣风通气，腰膝冷痛，消痰却痹。
槟　榔：参看杀虫药。

## （三）沉降逆气药

沉　香：沉香辛温，降逆宽胸，止呕坠痰，暖胃进食。
降真香：降香辛温，行滞止痛，咯吐痰血，疫疠可用。
川楝子：川楝苦寒，解郁疏肝，腹痛疝气，杀虫何难。
荔枝核：荔核甘温，治疝如神，祛寒散滞，疗诸腹痛。
苏　子：苏子辛温，祛痰降气，止咳定喘，更润心肺。
柿　蒂：柿蒂甘平，降气止呕。
橘核苦平，专治疝气。

## （四）补气药

人　参：人参甘温，大补元气，益血生津，调营养卫。
党　参：党参甘平，补中益气，脾虚泄泻，峻补功最。
黄　芪：黄芪甘温，敛汗固表，托疮生肌，气虚莫少。
白　术：白术甘温，健脾强胃，止泻除湿，兼祛痰痞。
山　药：山药甘平，补精益肾，健脾止泻，虚热带崩。
甘　草：甘草甘平，强健脾胃，生泻炙补，调和诸药。

大　枣：大枣甘温，协调诸药，益血补脾，中满酌服。
饴　糖：饴糖甘温，和脾润肺，止渴消痰，中满乃忌。

## （五）助阳药

鹿　茸：鹿茸甘温，大生精血，补虚百损，实热勿服。
海狗肾：狗肾咸温，壮阳补肾，添精益髓，功专虚竭。
阳起石：起石咸温，壮阳驱寒，阴痿冷痹，功效不凡。
雄蚕蛾：蚕蛾甘温，相似狗肾，阳痿不举，用之最盛。
仙　茅：仙茅辛温，除膝冷痹，虚损劳伤，阳道兴起。
獭　茎：獭茎咸温，其性最淫，兴阳益髓，价值千金。
淫羊藿：羊藿辛温，益肾强筋，助阳驱寒，湿痹能攻。
补骨脂：故纸苦温，兴阳固精，腰膝酸痛，盐酒炒用。
注：破故纸即补骨脂。
韭菜子：韭子辛温，疏逐寒邪，助阳涩精，兼治白浊。
锁　阳：锁阳甘温，补肾固精，大便燥结，功近苁蓉。
巴戟天：巴戟辛温，补肾壮阳，精滑梦遗，强筋固本。
海　马：海马甘温，壮阳补肾，消瘀驱块，难产血通。
蛤　蚧：蛤蚧咸平，添精益髓，虚劳咯血，阳虚能助。
枸杞子：枸杞甘平，添精补髓，明目祛风，阳兴阴起。
覆盆子：盆子甘温，补肾益精，乌须明目，无孕可用。
胡芦巴：芦巴苦温，暖补胃肾，寒湿疝瘕，服之颇灵。
蛇床子：参看外用药。

## （六）强壮药

冬虫夏草：虫草甘温，益肺补肾，主治劳嗽，诸虚百损。
菟丝子：菟丝甘温，添髓壮筋，治疗梦遗，安胎受孕。
楮　实：楮实甘寒，功专入肾，润泽皮肤，壮健筋运。
鹿衔草：鹿草苦平，止血通用，强筋健骨，大补肝肾。
杜　仲：杜仲甘温，滋肝补肾，除寒胜湿，治腰膝痛。
续　断：续断苦温，接骨续筋，跌打损伤，安胎固崩。
骨碎补：碎补苦温，骨折伤筋，滋肾养肝，外伤最灵。
狗　脊：狗脊苦平，补养肝肾，腰脊酸软，下寒可用。

胡桃仁：胡桃甘温，补气养血，温肺定喘，命门有益。
川牛膝：牛膝苦平，壮骨强筋，腰膝酸痛，功专下行。
虎　骨：虎骨辛平，强壮筋骨，追风祛寒，足弱当服。
桑寄生：寄生苦平，养血驱风，腰膝酸软，胎漏血崩。
注：可参考各章的有关强壮药：肉苁蓉、紫河车、当归、山药、山茱萸、石斛、女贞子、燕窝、海参、羊肉、银耳、莲子、西洋参、藕根、百合、麦冬、黄精、玉竹、桑椹、蜂蜜、熟地、墨旱莲、何首乌、龙眼肉、人参、胡麻仁、生地黄、松子仁、豨莶草、秦艽、白蒺藜、乌梢蛇、五加皮、千年健、石南叶、獭肝、柏子仁、白果、马钱子、大枣、萱草花、蚕蛹。

# 八、理血药

## （一）行血药

川　芎：川芎辛温，活血调经，偏正头痛，开郁上行。
赤　芍：赤芍苦寒，泄热清目，破血通经，疮痈宜服。
丹　参：丹参苦平，逐瘀生新，痈肿疮疡，却除带崩。
红　花：红花辛温，散瘀活血，多用通经，少用养血。
益母草：坤草甘平，妇科圣药，胎前产后，逐瘀生新。
注：坤草即益母草。
鸡血藤：鸡藤苦温，活血通经，腰膝酸痛，健骨强筋。
乳　香：乳香辛温，疗诸疮疡，生肌长肉，止痛优良。
没　药：没药苦平，医疮止痛，跌打损伤，活血通用。
五灵脂：灵脂甘温，行血止痛，崩漏经闭，生熟分用。
桃　仁：桃仁苦平，活血调经，癥瘕能散，便秘能通。
苏　木：苏木甘平，调经止痛，散瘀通闭，闪跌也用。
茺蔚子：蔚子辛寒，疏气活血，明目养肝，产后诸疾。
姜　黄：姜黄辛温，散风通络，行血利气，积滞攻克。
凌霄花：凌霄酸寒，祛瘀调经，癥瘕噎膈，痞块能攻。
泽　兰：泽兰苦温，行血调经，产后瘀滞，血肿能通。
王不留行：不留甘平，行血通经，妇人难产，下乳消肿。
元　胡：元胡辛温，祛瘀止痛，破血调经，外伤也用。

月季花：月季甘温，活血消肿，多用调经，少用美容。
谷精草：谷精甘平，能散能通，目赤喉痹，上窍皆灵。
血　　竭：血竭咸平，活血止痛，产后瘀滞，跌仆皆用。
刘寄奴：寄奴苦温，活血止痛，瘀积痛胀，经闭能通。
马鞭草：马鞭苦寒，善治肿块，水肿胀满，服之通快。
童　　便：童便咸寒，降火滋阴，润肺散瘀，产后频饮。
紫　　参：紫参苦寒，性专入肝，逐瘀破血，解毒凉血。

## （二）祛瘀破血药

三　　棱：三棱苦平，破血消积，行气通经，癥瘕皆服。
莪　　术：莪术苦温，破血散气，心腹满痛，调经最易。
注：莪术即广茂。
水　　蛭：水蛭咸平，破瘀通经，癥瘕积聚，折伤可饮。
虻　　虫：虻虫苦寒，专治痞块，癥瘕积聚，破血坠胎。
䗪　　虫：䗪虫咸寒，破瘀活血，通经止痛，折伤可服。
干　　漆：干漆辛温，有降无升，专破积血，削坚第一。
穿山甲：山甲咸寒，散血通络，调经下乳，消肿溃坚。
土　　狗：土狗咸寒，逐水通便，噎膈瘰疬，水肿能散。
注：土狗即蝼蛄。

## （三）止血药

三　　七：三七甘温，止血化瘀，消肿定痛，崩漏最宜。
蒲　　黄：蒲黄甘平，逐瘀治崩，止血须炒，破血用生。
仙鹤草：鹤草苦平，功专血证，诸般出血，皆可使用。
花蕊石：蕊石酸平，疗血崩证，咯衄吐血，用之皆圣。
白　　及：白及苦平，敛肺止血，消肿生肌，溃疡宜服。
侧柏叶：侧柏苦寒，凉血止血，吐衄崩漏，服能消失。
槐　　花：槐花苦平，痔漏肠风，大肠热痢，疮疡肿毒。
地　　榆：地榆苦寒，血热可用，崩带赤痢，金疮止痛。
血余炭：血余苦平，祛瘀止血，通关利便，血淋可着。
百草霜：草霜辛温，消瘀止血。小蓟甘凉，诸血鲜服。
墓头回：墓回苦平，收涩止血，崩漏带下，服之久歇。

大　蓟：大蓟甘凉，消肿散血，吐衄便红，崩漏可着。
藕　节：藕节甘平，消瘀止血，不论寒温，均可重着。
茜　草：茜草苦寒，凉血止血，经带崩漏，损伤皆服。

## （四）补血药

当　归：当归甘温，生血补心，扶虚益损，逐瘀生新。
紫河车：河车甘温，疗诸虚损，劳热骨蒸，培植根本。
熟地黄：熟地甘温，滋肾补血，益髓添精，乌须黑发。
何首乌：首乌甘温，添精种子，益寿延年，疮疥之资。
桑　椹：桑椹甘寒，益血明目，清除烦躁，乌须黑发。
龙眼肉：元肉甘温，归脾益血，健忘怔忡，聪耳明目。
注：元肉即龙眼肉。
阿　胶：阿胶甘温，益气补阴，吐血胎漏，虚劳可服。
墨旱莲：旱莲甘寒，乌髭黑发，赤痢可止，血流可截。
胡麻仁：胡麻甘平，补肾添精，养血润燥，体虚乏力。
羊　肉：羊肉甘温，补可去弱，重用生肌，配参长肉。

# 九、理痰止嗽药

## （一）止咳平喘药

杏　仁：杏仁苦温，医治喘嗽，大便秘结，降逆润肺。
桔　梗：桔梗苦平，疗咽肿痛，开胸利膈，截药入肺。
前　胡：前胡辛平，宁嗽化痰，外感头痛，痞闷能宽。
款冬花：冬花辛温，润肺化痰，肺痈喘咳，补虚除烦。
紫　菀：紫菀苦温，降逆除痰，肺痈喘嗽，痰血能安。
马兜铃：兜铃苦寒，定喘消痰，肺热咳嗽，痔漏能安。
白　前：白前辛寒，降气行痰，消除肺热，外感风寒。

## （二）清热化痰药

川贝母：川贝苦寒，止嗽化痰，肺痈肺痿，瘰疬燥咳。
浙贝母：象贝苦寒，散结消痰，风热咳嗽，瘰疬可痊。

天竺黄：天竺甘寒，豁痰镇惊，痰涎壅塞，清热殊功。
白　果：白果甘平，定喘止咳，清肺化痰，带浊可服。
桑白皮：桑皮甘寒，止嗽平喘，行水消肿，其功不浅。
瓜　蒌：瓜蒌甘寒，宁嗽化痰，伤寒结胸，解渴除烦。
竹　沥：竹沥甘寒，润燥豁痰，中风癫狂，哕呕安然。
木蝴蝶：木蝶苦寒，清肺平肝，咳嗽音哑，功多喉间。

## （三）消化痰积药

海浮石：海石咸寒，清肺化痰，消瘿散结，治嗽何难。
昆　布：昆布咸寒，软坚化痰，瘿瘤瘰疬，癫疝能安。
海　藻：海藻咸寒，消瘿散瘤，除瘕破胀，消坚溃积。
常　山：常山苦寒，水胀能宽，新久疟疾，老痰可劈。
旋覆花：旋覆咸温，降逆除痰，宁嗽定喘，呕呃可痊。
礞　石：礞石咸寒，荡涤宿痰，顽痰怪病，其功不凡。

## （四）温化寒痰药

半　夏：半夏辛温，燥湿化痰，降逆止呕，开郁定喘。
天南星：南星辛温，能消风痰，惊痫中风，搜风自安。
白附子：白附辛温，治头面病，血痹风疮，中风痰证。
白芥子：芥子辛温，专化胁痰，皮里膜外，非此不痊。
牙皂角：牙皂辛温，通关利窍，外敷消肿，吐痰更妙。
莱菔子：菔子辛温，宽膈膨胀，却痰止嗽，下痢后重。

# 十、消导与攻下药

## （一）消食药

神　曲：神曲甘温，消食开胃，止泻逐痰，胀满能退。
麦　芽：麦芽甘平，能消宿食，健脾开胃，化积回乳。
采云曲：云曲辛温，功近神曲，健脾消食，感冒宜服。
焦山楂：焦楂酸温，消化肉食，行血散气，治疝有益。
谷　芽：谷芽甘温，健脾开胃，食滞胀满，服后皆饥。

鸡内金：鸡金甘平，消除宿食，壅塞疏散，郁滞通达。
莱菔根：萝卜甘平，下气消食，祛痰止嗽，兼解面毒。
注：萝卜即莱菔。

## （二）解酒毒药

葛　花：葛花甘平，醒脾止渴，解热除烦，更驱酒毒。
鲜　梨：鲜梨甘寒，润肺凉心，清痰降火，解酒止咳。
枇杷叶：杷叶苦凉，哕呕可医，清肺和胃，除痰咳嗽。
枳椇子：椇子甘平，止渴除烦，清润五脏，解酒第一。
注：参看青果、葛根、西瓜、茶叶、鲜藕。

## （三）攻下药

大　黄：大黄苦寒，泻火通便，破结消瘀，气虚勿犯。
芒　硝：芒硝咸寒，泻火软坚，实热宿垢，荡涤则安。
巴　豆：巴豆辛热，驱除寒食，破癥积聚，虚弱勿服。
番泻叶：泻叶苦寒，缓泻通便，胸腹膨胀，服之安然。
芦　荟：芦荟苦寒，杀虫消疳，癫痫热狂，能通大便。

# 十一、安神镇惊与开窍药

## （一）安神定志药

酸枣仁：枣仁甘平，善治失眠，敛汗止渴，定惊除烦。
柏子仁：柏子甘平，益气补心，润肠通滞，更除惊恐。
远志肉：远志苦温，安神益智，散郁祛痰，能疗惊悸。
夜交藤：交藤苦平，祛风通络，失眠不寐，用之安宁。
茯　神：茯神甘平，善治惊悸，驱逐健忘，安神定志。
琥　珀：琥珀甘平，安魂定魄，破瘀消肿，通淋祛浊。
合欢皮：合欢甘平，益智宁神，解郁止痛，调养脑筋。
百　合：百合甘平，止嗽安神，虚劳咳血，惊悸可平。
熊　胆：熊胆苦寒，清热凉心，平肝明目，杀虫镇惊。
万年青：万年苦寒，清热解毒，疮痈水肿，利尿强心。

## （二）镇惊安神药

磁　石：磁石咸平，补肾纳气，善能镇压，功多重坠。
珍　珠：珍珠咸寒，镇惊除痫，清肝磨翳，解毒生肌。
龙　齿：龙齿甘平，潜阳敛神，惊悸不寐，功在安魂。
朱　砂：丹砂甘寒，镇心养神，祛邪解毒，定魄安魂。
云　母：云母甘温，定魄安眠，敛疮止血，服之延年。
生铁落：铁落辛寒，镇肝息风，癫痫惊狂，服用皆灵。
紫石英：石英甘温，镇魂安魄，妇人绝产，用此调经。
金　箔：金箔辛平，安魂定魄，镇癫除狂，养心和血。

## （三）平肝息风药

羚羊角：羚羊咸寒，明目清肝，息风解毒，神志安然。
玳　瑁：玳瑁甘寒，潜降息风，阳亢风动，立奏殊功。
石决明：石决咸寒，镇肝除热，磨翳消障，眩晕可遏。
全　蝎：全蝎咸平，息风镇痉，口眼㖞斜，痫搐奇功。
蜈　蚣：蜈蚣辛温，恶毒蛇吞，角弓反张，祛除邪风。
僵　蚕：僵蚕咸平，善治喉痹，惊痫风痰，疮毒能医。
地　龙：地龙咸寒，清热利尿，解毒止痉，投之有效。
天　麻：天麻辛平，专治头眩，惊痫风瘫，功效甚灵。
钩　藤：钩藤甘寒，除热平肝，眩晕眼黑，疗儿惊痫。
代赭石：赭石甘寒，镇逆平肝，呕吐血衄，崩带何难。
珍珠母：珠母甘寒，清热平肝，眩晕耳鸣，镇惊癫痫。

## （四）芳香开窍药

麝　香：麝香辛温，善通关窍，醒神散结，解毒极妙。
冰　片：冰片辛凉，明目去翳，消肿止痛，惊痫痰迷。
苏合香：苏合辛温，散郁开窍，蛊毒痉痫，秽浊奇效。
石菖蒲：菖蒲辛温，开心利窍，辟秽解毒，痰郁去掉。
注：参看郁金、佩兰、细辛、泽兰、牙皂角，均有开窍之功。

## 十二、固涩药

### (一) 固肾涩精药

芡　实：芡实甘平，补脾益肾，遗精带下，小便不禁。
莲　须：莲须甘平，清心益肾，乌须黑发，益血固精。
莲　子：莲子甘平，健脾渗湿，涩精添髓，补虚固脱。
金樱子：金樱酸平，梦遗滑精，脾虚泻痢，带下尿频。
桑螵蛸：桑蛸咸平，专治尿频，遗精夜尿，能医虚损。
龙　骨：龙骨甘平，治遗滑精，心神恍惚，崩悸安宁。
牡　蛎：牡蛎咸寒，涩精止汗，崩带瘿瘤，老痰却散。
山茱萸：山萸酸温，益髓涩精，敛津止汗，肾虚腰痛。

### (二) 止漏固带药

乌贼骨：乌贼咸温，善治疼痛，吞酸吐水，调经止崩。
棕榈炭：棕榈苦平，功专止血，吐衄崩带，瘀滞勿服。
鸡冠花：鸡冠花凉，固下止血，痔漏下痢，赤白带浊。
椿根皮：椿根苦寒，治漏带崩，肠风血痢，燥湿涩精。
注：椿根皮即椿白皮。
刺猬皮：刺猬苦平，善治遗精，脱肛痔漏，疝痛皆灵。

### (三) 涩肠止泻药

禹余粮：余粮甘寒，崩漏之用。赤石脂温，涩肠固精。
石榴皮：榴皮酸温，治涩精漏，止泻涩肠，实热当忌。
五倍子：五倍酸寒，止泻汗血，痔痈疮脓，敛肺固精。
秦　皮：秦皮苦寒，清热燥湿，止泻治痢，平肝明目。
罂粟壳：米壳苦平，止嗽涩肠，病久选服，多用中毒。
注：米壳即罂粟壳。
诃　子：诃子苦平，涩肠治痢，久嗽喘急，降火敛肺。
肉豆蔻：肉蔻辛温，健脾暖胃，泻痢不休，功可立助。

### (四) 敛汗固津药

麻黄根：麻根甘平，止汗有功。芪皮甘温，敛汗固表。
浮小麦：浮麦甘平，除热养心，脏躁能睡，止汗敛神。
五味子：五味酸温，生津止渴，久嗽虚劳，敛汗功急。
霜桑叶：桑叶甘寒，疏散风热，清肺润燥，清肝明目。

## 十三、涌吐与止呕药

### (一) 涌吐药

藜　芦：藜芦苦寒，涌吐风痰，本品有毒，杀虫消蛊。
甜瓜蒂：瓜蒂苦寒，善能吐痰，消身肿胀，除湿退黄。
胆　矾：胆矾辛寒，涌吐风痰，喉痹癫痫，解毒去腐。
食　盐：食盐咸寒，能吐食痰，解毒软坚，多服损颜。
参　芦：参芦甘温，可吐虚痰。

### (二) 止呕药

参看各章，半夏、竹茹、代赭石、藿香、丁香、枇杷叶、陈皮、生姜、柿蒂、吴茱萸。

## 十四、驱虫药

使君子：使君甘温，消疳散积，泻痢诸虫，总能驱逐。
鹤　虱：鹤虱苦辛，杀虫消积，心腹猝痛，蛔绦蛲钩。
槟　榔：槟榔苦温，驱虫消积，下气行水，截疟消肿。
芜　荑：芜荑苦温，驱邪杀虫，痔瘘疳泻，化湿祛风。
雷　丸：雷丸苦寒，善杀诸虫，疳积蛊毒，必须用粉。
榧　子：榧子甘平，主疗五痔，润肺驱虫，健脾化滞。
苦楝皮：苦楝苦寒，驱逐诸虫，疼痛立止，积聚能通。
阿　魏：阿魏辛温，除癥破结，杀虫祛邪，痛泻可逐。
贯　众：贯众苦寒，解毒杀虫，预防疫疠，煅炭止血。

白鲜皮：鲜皮苦寒，驱风杀虫，清热除湿，功专疥癣。
獭　肝：獭肝咸温，滋肝益肾，补虚除劳，治肺痨病。
百部根：百部苦寒，善治痨嗽，传尸骨蒸，杀虫最厉。
大　蒜：大蒜辛温，杀虫消积，温中止痢，祛痰镇咳。

## 十五、其他与外用药

硫　黄：硫黄酸温，能治疥疮，壮阳逐冷，内寒暖肠。
轻　粉：轻粉辛寒，外用治疮，杨梅诸毒，杀虫可夸。
水　银：水银辛寒，治疥杀虫，多作外用，内服慎重。
雄　黄：雄黄苦辛，辟邪解毒，更治蛇伤，喉风息肉。
硼　砂：硼砂甘咸，疗喉肿痛，膈上热痰，噙化立中。
明　矾：明矾酸寒，涌吐热痰，外疗疥癣，内治黄疸。
硇　砂：硇砂苦温，溃痈烂肉，除翳生肌，破癥消蛊。
炉甘石：炉甘石温，燥湿去腐，止血生肌，目疾要剂。
砒　石：砒石酸热，风痰可吐，截疟寒喘，剧毒慎予。
蟾　酥：蟾酥甘温，解毒止痛，疗疮恶肿，麻醉为功。
樟　脑：樟脑辛热，开关通窍，霍乱吐泻，疥疮可消。
蛇床子：蛇床辛苦，燥湿杀虫，恶疮疥癣，壮阳祛风。
斑　蝥：斑蝥辛寒，能治恶疮，瘰疬疔毒，孕妇当忌。
象　皮：象皮咸寒，生肌敛疮。象胆凉心，明目平肝。
大风子：风子辛热，攻毒杀虫，疮癣疥癞，祛风燥湿。
铅　丹：铅丹辛平，生肌定痛，托疮长肉，火伤可用。
皂　矾：皂矾酸凉，破血散积，痰涎能化，疮疥能杀。
木鳖子：木鳖苦寒，散瘀消肿，恶疮痔漏，瘰疬有功。
马钱子：马钱苦寒，精制去毒，喉痹胃痛，解毒散结。
铜　绿：铜绿酸寒，治眼烂肿，恶毒痈疮，血气心痛。
夜明砂：明砂辛寒，专治目盲，入肝养血，眼病要药。
蚕　沙：蚕沙甘温，治风湿病，皮肤顽麻，肢节能通。

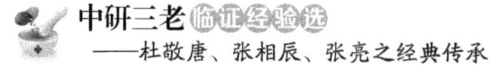

# 汤头歌诀

## 一、解表之剂

麻黄汤：麻黄汤药发汗专，桂枝杏仁甘草全，发热恶寒头项痛，伤寒脉紧服此安。

注：《伤寒论》，麻黄去节三两，桂枝去皮二两，杏仁去皮尖七十个，甘草炙一两。以水九升，先煮麻黄，减二升，去上沫，内诸药，煮取二升半，去滓，温服八合，覆取微似汗，不须啜粥，余如桂枝法将息。本方去桂枝名三拗汤，出自《太平惠民和剂局方》，治感冒风邪，鼻塞声重，语音不出；或伤风伤冷，头痛目眩，四肢拘倦，咳嗽多痰，胸满气短。甘草不炙、麻黄不去根节、杏仁不去皮尖，等分，㕮咀为粗散，每服五钱，水一盏半，姜五片，同煎至一盏，去滓，通口服。

桂枝汤：伤风自汗桂枝汤，营弱卫强表证方，甘草姜枣白芍药，服后安卧米汤帮。

注：《伤寒论》，桂枝去皮三两，芍药三两，甘草炙二两，生姜切三两，大枣十二枚擘。㕮咀，以水七升，微火煮取三升，去滓，适寒温，服一升，服已须臾，啜热稀粥一升余，以助药力，温覆令一时许，遍身漐漐微似有汗者益佳，不可令如水流漓，病必不除；若一服汗出病瘥，停后服，不必尽剂；若不汗，更服，依前法；又不汗，后服小促其间，半日许令三服尽；若病重，一日一夜服，周时观之；服一剂尽，病证犹在者，更作服；若汗不出，乃服至二三剂；禁生冷、黏滑、肉面、五辛、酒酪、臭恶等物。本方加入黄芩二两，名阳旦汤，出自《外台秘要》引《古今录验方》，治中风伤寒，脉浮，发热往来，汗出恶风，项颈强，鼻鸣干呕。

大青龙汤：大青龙汤桂麻黄，杏草石膏姜枣藏，太阳无汗兼烦躁，散寒清热此方良。

注：《伤寒论》，麻黄去节六两，桂枝去皮二两，甘草炙二两，杏仁去

皮尖四十枚，石膏如鸡子大碎，生姜三两切，大枣十二枚擘。以水九升，先煮麻黄，减二升，去上沫，内诸药，煮取三升，去滓，温服一升，取微似汗，一服汗者停后服。

小青龙汤：风寒束表饮停胸，小青龙汤有神功，细辛半夏草芍味，姜桂麻黄喘咳灵。

注：《伤寒论》，麻黄去节三两，芍药三两，细辛三两，干姜三两，甘草炙三两，桂枝去皮三两，半夏半升洗，五味子半升。以水一斗，先煮麻黄，减二升，去上沫，内诸药，煮取三升，去滓，温服一升。

九味羌活汤：九味羌活散表湿，苍防细辛白芷芎，黄芩生地葱姜草，寒热加减在变通。

注：《此事难知》引张元素方，《伤寒六书》作羌活冲和汤。羌活一钱半，防风一钱半，苍术一钱半，细辛五分，川芎一钱，白芷一钱，生地黄一钱，黄芩一钱，甘草一钱。治太阳无汗，发热头痛，恶寒脊强，脉浮紧；又治非冬时天有暴寒中人，亦头痛，恶寒发热，通宜此汤治之；以代麻黄汤用，太阳经之神药也。水二盅，煎至八分，热服，温被盖覆取微汗。

香苏散：香苏散内用陈皮，甘草和中四药宜，加味荆防蔓荆子，风寒气滞此方医。

注：《太平惠民和剂局方》，治四时瘟疫、伤寒。香附子炒香去毛、紫苏叶各四两，甘草炙一两，陈皮二两不去白。为粗末，每服三钱，水一盏，煎七分，去滓热服，不拘时候，日三服，若作细末，只服二钱，入盐点服。加味香苏饮，出自《内科摘录》，治时邪感冒，伤风伤寒，发热，头痛项强，鼻塞声重。苏叶一钱半，陈皮、香附各一钱二分，防风、荆芥、蔓荆子各一钱，川芎、甘草各七分，生姜三片。水一盅半煎服，覆似汗。

再造散：再造散用参芪草，桂附羌防芎枣，细辛煨姜十二味，助阳益气发汗高。

注：《伤寒六书》，治患头疼发热，项脊强，恶寒无汗，用发汗药二三剂，汗不出者；庸医不识此证，不论时令，遂以麻黄重药，及火劫取汗，误人死者多矣；殊不知阳虚不能作汗，故有此证，名曰无阳证。黄芪、人参、桂枝、甘草、熟附、细辛、羌活、防风、川芎、煨生姜，夏月加黄芩、石膏，冬月不必加。水二盅，枣二枚，煎至一盅。槌法，再加炒芍药一撮，煎三沸，温服。

人参败毒散：人参败毒草苓芎，羌独柴前枳桔同，瘟疫伤寒噤口痢，祛邪扶正有奇功。

注：《小儿药证直诀》名败毒散，治伤风、瘟疫、风湿，头目昏暗，四肢作痛，憎寒壮热，项强睛疼，或恶寒咳嗽，鼻塞声重。柴胡洗去芦、前胡、川芎、枳壳、羌活、独活、茯苓、桔梗炒、人参各一两，甘草半两，为末，每服二钱，入生姜、薄荷煎。仓廪散，为人参败毒散加陈仓米，出自《普济方》引《传信适用方》，治噤口痢有热，人参、茯苓、甘草、前胡、川芎、羌活、独活、桔梗、柴胡、枳壳、陈米各等分，罗匀，加姜、薄荷煎，热服。荆防败毒散，为人参败毒散去人参加荆芥、防风，出自《摄生众妙方》，治疮肿初起，羌活、独活、柴胡、前胡、枳壳、茯苓、荆芥、防风、桔梗、川芎各一钱五分，甘草五分，用水一盏半，煎至八分，温服。

参苏饮：参苏饮内用二陈，枳桔前葛木香行，气虚感冒头发痛，益气发汗化痰饮。

注：《太平惠民和剂局方》，治感冒发热头疼，或因痰饮凝结，兼以为热，并宜服之；若因感冒发热，亦如服养胃汤法，以被盖卧，连进数服，微汗即愈；面有余热，更宜徐徐服之，自然平治；因痰饮发热，但连日频进此药，以热退为期，不可预止；虽有前胡、干葛，但能解肌耳；既有枳壳、橘红辈，自能宽中快膈，不致伤脾，兼大治中脘痞满，呕逆恶心，开胃进食，无以逾此；毋以性凉为疑，一切发热皆能取效，不必拘其所因也；小儿、室女亦宜服之。木香半两，紫苏叶、干葛洗、半夏汤洗七次姜汁制炒、前胡去苗、人参、茯苓去皮各二分，枳壳去瓤麸炒、桔梗去芦、甘草炙、陈皮去白各半两。㕮咀，每服四钱，水一盏半，姜七片、枣一个，煎六分去滓，微热服，不拘时候。二陈，指二陈汤，见止嗽理痰剂。

银翘散：银翘散主上焦医，竹叶荆牛薄荷豉，草桔芦根凉解法，风温初感此方宜；嗽加杏贝渴花粉，热甚栀芩加减施。

注：《温病条辨》，太阴风温、温热、温疫、冬温，初起……但热不恶寒而渴者，辛凉平剂银翘散主之；温毒、暑温、湿温、温疟，不在此例。连翘一两，金银花一两，苦桔梗六钱，薄荷六钱，竹叶四钱，生甘草五钱，芥穗四钱，淡豆豉五钱，牛蒡子六钱。杵为散，每服六钱，鲜芦根汤煎，香气大出，即取服，勿过煮；肺药取轻清，过煎则味浓而入中焦矣；病重者约二时一服，日三服，夜一服；轻者三时一服，日二服，夜一服；病不解者作再服。

桑菊饮：桑菊饮中桔梗翘，杏仁甘草薄荷消，芦根为饮清凉剂，热甚阳

中医学基础歌诀

明人母膏。

注：《温病条辨》，太阴风温，但咳，身不甚热，微渴者，辛凉轻剂桑菊饮主之。杏仁二钱，连翘一钱五分，薄荷八分，桑叶二钱五分，菊花一钱，桔梗二钱，甘草八分，芦根二钱。水二杯，煮取一杯，日二服。

葱豉桔梗汤：葱豉桔梗俞氏加，翘薄竹栀草同商，此为辛凉发汗法，风热感冒服之康。

注：《通俗伤寒论》，辛凉发汗法，鲜葱白三至五枚，苦桔梗一钱至一钱半，焦山栀二至三钱，淡豆豉三至五钱，苏薄荷一钱至一钱半，青连翘一钱半至二钱，生甘草六至八分，鲜淡竹叶三十片。水煎服……善治风温风热等初起证候。

柴葛解肌汤：节庵柴葛解肌汤，邪在三阳热势张，芩芍桔草羌活芷，石膏大枣与生姜。

注：《伤寒六书》，治足阳明胃经受证，目疼鼻干，不眠，头疼眼眶痛，脉来微洪，宜解肌，属阳明经病。柴胡、干葛、甘草、黄芩、羌活、白芷、芍药、桔梗。本经无汗恶寒甚者，去黄芩加麻黄，冬月宜加，春宜少，夏秋去之加苏叶。水二盅，姜三片，枣二枚，槌法，加石膏末一钱，煎之热服。

麻杏石甘汤：仲景麻杏石甘汤，四药组成法度良，辛凉疏泄能清热，定喘烦咳效力彰。

注：《伤寒论》，麻黄四两去节，杏仁五十个去皮尖，甘草二两炙，石膏半升碎绵裹。以水七升，先煮麻黄，减二升，去上沫，内诸药，煮取二升，去滓，温服一升。

升麻葛根汤：痘疹升麻葛根汤，草芍四味共煎尝，麻疹初起宣不透，解肌透疹效力强。

注：《阎氏小儿方论》，治伤寒、瘟疫、风热、壮热、头痛、肢体痛、疱疹已发未发，并宜服之。干葛细锉、升麻、芍药、甘草锉炙各等分，为粗末，每服四钱，水一盏半，煎至一盏，量大小与之，温服无时。

竹叶柳蒡汤：竹叶柳蒡白虎基，蝉薄荆玄麦葛随，痧疹不透烦闷乱，热甚喘嗽此方施。

注：《先醒斋医学广笔记》，治痧疹发不出，喘嗽，烦闷，躁乱……蝉蜕一钱，牛蒡子炒研一钱五分，荆芥穗一钱，玄参二钱，甘草一钱，麦冬去心三钱，干葛一钱五分，薄荷叶一钱，知母蜜炙一钱，西河柳五钱，竹叶三十片。甚者加石膏五钱，冬米一撮。

## 二、涌吐之剂

瓜蒂散：瓜蒂散中赤小豆，或入参芦郁金凑，专吐宿食与风痰，香豉调入功效最。

注：《伤寒论》，瓜蒂熬黄一分，赤小豆一分。两味各别捣筛，为散已，合治之，取一钱匕，以香豉一合，用热汤七合，煮作稀糜，去滓，取汁和散，温顿服之，不吐者少少加，得快吐乃止。

救急稀涎散：稀涎皂角与白矾，直中痰潮此斩关。更有通关辛皂末，吹来得嚏保生还。

注：《证类本草》引《孙尚药方》，治卒中风，昏昏若醉，形体昏闷，四肢不收，或倒或不倒，或口角似㖞微有涎出，斯须不治，便为大病，此风涎潮于上膈，痹气不通。猪牙皂角四挺，须肥实不蛀，削去黑皮；晋矾一两，光明通莹者，为细末，再研为散，可服半钱，重者三字匕，温水调灌下。通关散，出自《丹溪心法附余》，治卒中风邪，昏闷不醒，牙关紧闭，汤水不下。细辛洗去土叶、猪牙皂角去子各一钱，为末，每用少许搐鼻，候喷嚏服药。

参芦饮：参芦饮是丹溪方，新加竹沥效更彰，虚弱之人痰壅盛，此方吐后自安康。

注：《丹溪心法》，凡药能升动其气者，皆能吐……人参芦……皆自吐之法，不用手探，但药但汤皆可吐；人参芦煎汤，吐虚病。参芦、竹沥，研末，水调下一二钱，服后以物微探吐之。

盐汤探吐法：盐汤探吐千金方，干霍乱证急宜尝，若是食厥和痰厥，服用及时效亦彰。

注：《备急千金要方》，治霍乱蛊毒，宿食不消，积冷，心腹烦满，鬼气方。极咸盐汤三升，热饮一升，刺口令吐宿食使尽，不吐更服，吐讫复饮，三吐乃住静止，此法大胜诸治，俗人以为田舍浅近之法，鄙而不用，守死而已，凡有此病，即须先用之。

桐油饯：桐油饯能治癫狂，鸡翎轻蘸搅喉良，喉风痰壅声如锯，吐后漱以甘草汤。

注：《外科正宗》，桐油饯兮桐油饯，治的喉风如神见，探吐顽痰日照霜，回生起死真堪美。治喉风、喉闭，其症先两日胸膈气急，呼吸短促，蓦

然咽喉肿痛,手足厥冷,气闭不通,顷刻不治。先用温汤半碗,加入桐油三四匙搅匀,用鸡翎蘸油探入喉中,连探四五次,其痰涌出,再探再吐,以人苏醒声高为度,后服清咽利膈之药。

## 三、泻下之剂

大承气汤:大承气汤朴实黄,芒硝化入须端详,痞满燥实坚腹痛,泄热救阴急下良。

注:《伤寒论》,大黄四两酒洗,厚朴半斤去皮炙,枳实五枚炙,芒硝三合。以水一斗,先煮二物,取五升,去滓,内大黄,更煮取二升,去滓,内芒硝,更上微火一两沸,分温再服,得下余勿服。

小承气汤:小承气汤朴实黄,谵语痞硬上焦强,伍入羌活名三化,中风实闭效可夸。

注:《伤寒论》,大黄四两,厚朴二两去皮炙,枳实三枚大者炙。以水四升,煮取一升二合,去滓,分温二服,初服汤当更衣,不尔者尽饮之,若更衣者勿服之。三化汤,出自《素问病机气宜保命集》,中风外有六经之形证,先以加减续命汤随证治之,内有便溺之阻格,复以三化汤主之。厚朴、大黄、枳实、羌活各等分,锉如麻豆大,每服三两,水三升,煎至一升半,终日服之,以微利为度,无时。

调胃承气汤:调胃承气硝黄草,甘缓微和把胃保,不用朴实伤上焦,中焦燥实服最好。

注:《伤寒论》,大黄四两去皮清酒洗,甘草二两炙,芒硝半升。以水三升,煮二物至一升,去滓,内芒硝,更上微火一两沸,温顿服之,以调胃气。

木香槟榔丸:木香槟榔青陈皮,枳壳连柏莪术随,大黄二丑兼香附,制作水丸量服之,食积瘀滞能推荡,痢疾初起用之宜。

注:《丹溪心法》引张子和方,攻里……若后重窘迫,用木香槟榔丸。木香、槟榔、青皮、陈皮、莪术、枳壳、黄连、黄柏、大黄各半两,牵牛子末、香附各二两,为末,水丸梧子大,每服五六十丸,煎水下,量虚实与之。《心印绀珠经》多三棱、黄芩、当归,分两不同。

大陷胸汤:大陷胸汤治结胸,心下硬痛便难当,伤寒下早邪入里,硝黄甘遂急须攻。

注：《伤寒论》，大黄去皮六两，芒硝一升，甘遂一钱匕。以水六升，先煮大黄取二升，去滓，内芒硝煮一两沸，内甘遂末，温服一升，得快利止后服。

舟车丸：舟车二丑槟大黄，遂戟芫花与木香，青陈轻粉共煎服，燥实阳水却相当。

注：《景岳全书》名河间舟车丸，治一切水湿蛊腹，痰饮癖积，气血壅满，不得宣通，风热郁痹，走注疼痛，及妇人血逆气滞等证。牵牛子头末四两，甘遂面裹煨、芫花、大戟俱醋炒各一两，大黄二两，青皮、陈皮、木香、槟榔各五钱，轻粉一钱，取虫加芫莛半两。为末，水糊丸如小豆大，空心温水下，初服五丸，日三服，以快利为度。

三物备急丸：三物备急最骁勇，大黄巴豆干姜温，食停肠胃难消胀，冷热诸邪此方攻。

注：《金匮要略》，大黄一两，干姜一两，巴豆一两去皮心熬、外研如脂。先捣大黄、干姜为末，研巴豆内中，合治一千杵，用为散，蜜和丸亦佳，密器中贮之，勿令泄，服大豆许三四丸，或不下捧头起灌令下咽，须臾当瘥，如未瘥更与三丸，当腹中鸣即吐下便瘥。

温脾汤：温脾汤用姜附草，人参大黄共煎熬，寒热积滞阳虚弱，温通并用法精巧。

注：《备急千金要方》，治下久赤白连年不止，及霍乱，脾胃冷实不消。大黄四两，人参、甘草、干姜各二两，附子一枚大者。㕮咀，以水八升，煮取二升半，分三服，临熟下大黄。

大黄附子汤：大黄附子金匮方，胁下寒凝痛莫当，共合细辛三味药，功专温下妙非常。

注：《金匮要略》，大黄三两，附子三枚炮，细辛二两。以水五升，煮取二升，分温三服，若强人煮取二升半，分温三服。

麻子仁丸：方名麻仁治脾约，小承气内麻杏芍，土燥津亡大便秘，通幽养液蜜丸嚼，血虚苁蓉当归配，气机失宣枳桔入。

注：《伤寒论》，麻子仁二升，芍药半斤，枳实炙半斤，大黄去皮一斤，厚朴炙去皮一尺，杏仁去皮尖、熬、别作脂一升。蜜和丸如梧桐子大，饮服十丸，日三服，渐加，以知为度。

黄龙汤：黄龙汤用大承气，增入参归草枣桔，生姜十味共煎剂，攻补兼施从此扩。

## 中医学基础歌诀

注：《伤寒六书》，治有患心下硬痛，下利纯清水，谵语发渴，身热。庸医不识此证，但见下利，便呼为漏底伤寒，而便用热药止之，就如抱薪救火，误人死者多矣。殊不知此因热邪传里，胃中燥屎结实，此利非内寒而利，乃日逐自饮汤药而利也，宜急下之，名曰结热利证。身有热者，宜用此汤。大黄、芒硝、枳实、厚朴、甘草、人参、当归，年老气血虚者去芒硝，水二盅，姜三片，枣子二枚，煎之后再加桔梗，热服为度。

承气养营汤：承气养营小承基，归芍知母与生地，肠燥津枯大便秘，增水行舟功彰最。

注：《温疫论》吴氏承气养荣汤，有血虚而屡下不通者，属妇人产后、痈疽溃后，或平素阴虚及亡血，其脉必兼涩，四物、六味、生脉及吴氏诸养荣方、麻仁丸选用，仍须蜜煎猪胆汁导之……知母、当归、芍药、生地黄、大黄、枳实、厚朴，加姜煎。

增液承气汤：增液承气地麦玄，加入硝黄共煎餐，热结耗津大便秘，煮熬服下润肠宽。

注：《温病条辨》，阳明温病，下之不通……津液不足，无水舟停者，间服增液，再不下者，增液承气汤主之。增液汤加大黄三钱，芒硝一钱五分。水八杯，煮取三杯，先取一杯，不知再服。增液汤，见补养剂补阴类。

枳实导滞丸：枳实导滞用大黄，芩连苓术神曲伴，泽泻蒸饼糊丸壮，湿热积滞功能强，若还后重兼气滞，木香导滞加槟榔。

注：《内外伤辨惑论》，治伤湿热之物，不得施化，而作痞满，闷乱不安。大黄一两，枳实麸炒、神曲炒各五钱，茯苓去皮、黄芩去腐、黄连拣净、白术各三钱，泽泻二钱。为细末，汤浸蒸饼为丸，如梧桐子大，每服五十至七十丸，温水送下，食远，量虚实加减服之。

芍药汤：洁古治痢芍药汤，槟归芩连与大黄，木香油桂和甘草，理气行瘀无后殃。

注：《素问病机气宜保命集》，下血调气，《经》曰溲而便脓血，气行则血止，行血则便脓自愈，调气则后重自除。芍药一两，当归半两，黄连半两，槟榔二钱，木香，甘草二钱炙，大黄三钱，黄芩半两，官桂一钱半。哎咀，每服半两，水二盏，煎至一盏，食后温服清。如血痢则渐加大黄，如汗后脏毒加黄柏半两，依前服。

二丑消水汤：水臌原来有奇方，重用二丑泄水王，昆布海藻散热积，槟榔去胀寒用姜，水道不利邪实在，甘遂芒硝胶囊装。

注：张亮经验方，牵子、昆布、海藻、槟榔、干姜、甘遂、芒硝。

## 四、表里与和解之剂

### （一）表里之剂

大柴胡汤：大柴胡汤表里行，少阳邪热结阳明，生军枳实黄芩夏，白芍姜枣营卫平。

注：《伤寒论》，柴胡半斤，黄芩三两，芍药三两，半夏半斤洗，枳实四枚炙，大黄二两，生姜五两切，大枣十二枚擘。以水一斗二升，煮取六升，去滓再煎，温服一升，日三服。

防风通圣散：防风通圣硝黄草，荆薄麻芍栀桔翘，芎归膏术芩滑石，表里双解效法超。

注：《黄帝素问宣明论方》，防风、川芎、当归、芍药、大黄、薄荷叶、麻黄、连翘、芒硝各半两，石膏、黄芩、桔梗各一两，滑石三两，甘草二两，荆芥、白术、栀子各一分。为末，每服二钱，水一大盏，生姜三片，煎至六分，温服。

水解散：延年水解桂麻黄，芩芍甘草与大黄，发表清中兼解毒，天行瘟疫可煎尝。

注：《外台秘要》引《延年秘录》方，疗天行，头痛壮热一二日，水解散方。麻黄四两去节，大黄三两，黄芩三两，桂心二两，甘草二两炙，芍药二两。捣筛为散，患者以生熟汤浴讫，以暖水和服方寸匕，覆取汗，或利则便瘥。丁强人服二方寸匕。

凉膈散：凉膈散用硝黄草，栀芩翘薄竹叶熬，表里壮热胸烦躁，唇焦便干用蜜调。

注：《太平惠民和剂局方》，治大人、小儿腑脏积热，烦躁多渴，面热头昏，唇焦咽燥，舌肿喉闭，目赤鼻结硬，鼻衄，颔颊结硬，口舌生疮，痰实不利，涕唾稠黏，睡卧不宁，谵语狂妄，肠胃燥涩，便溺秘结，一切风壅，并宜服之。川大黄、朴硝、甘草燂各二十两，栀子仁、薄荷去梗、黄芩各十两，连翘二斤半。为粗末，每服二钱，水一盏，入竹叶七片，蜜少许，煎至七分，去滓，食后温服；小儿可服半钱，更随岁数加减服之，得利下住服。

葛根芩连汤：葛根黄芩黄连汤，甘草加入治二阳，解表清里兼和胃，喘汗自利保安康。

注：《伤寒论》，葛根半斤，甘草炙二两，黄芩三两，黄连三两。以水八升，先煮葛根，减二升，内诸药，煮取二升，去滓，分温再服。

三黄石膏汤：三黄石膏芩柏连，栀子麻黄豆豉全，细茶姜枣热煎服，表里三焦热盛宣。

注：《伤寒六书》，此汤治阳毒发斑，身黄如涂朱，眼珠如火，狂叫欲走，六脉洪大，燥渴欲死，鼻干面赤，齿黄；过经不解，已成坏证，表里皆热，欲发其汗，病热不退，又复下之，大便遂频，小便不利；亦有错治温证而成此证者，又八九日，已经汗下后脉洪数，身壮热，拘急沉重，欲治其内，由表未解，欲发其表，则里证又急，趑趄不能措手，待毙而已。殊不知热在三焦，闭塞经络，津液荣卫不通，遂成此证。又治汗下后三焦生热，脉洪，谵语不休，昼夜喘息，鼻时加衄，身目俱黄，狂叫欲走者，通用此汤治之，有神，人所不识。石膏一两半，黄连、黄柏、黄芩各七钱，栀子三十个，麻黄五分，香豉二合。水二盅，姜三片，枣一枚，槌法，入细茶一撮，煎之热服。

升降散：升降散用蝉蚕姜，川军黄酒蜂蜜襄，温邪入里头热痛，抽搐便秘用之良。

注：《伤寒瘟疫条辨》，温病亦杂气中之一也，表里三焦大热，其证治不可名状者，此方主之。白僵蚕酒炒二钱，全蝉蜕去土一钱，广姜黄去皮三分，川大黄四钱。称准为细末，合研匀。病轻者，分四次服，每服重一钱八分二厘五毫，用黄酒一盅，蜂蜜五钱，调匀冷服，中病即止；病重者，分三次服，每服重二钱四分三厘三毫，黄酒半盅，蜜七钱五分，调匀冷服；最重者，分二次服，每服重三钱六分五厘，黄酒二盅，蜜一两，调匀冷服；一时无黄酒，稀熬酒亦可，断不可用蒸酒。

（二）和解之剂

小柴胡汤：小柴芩半人参草，仲景此方加姜枣，少阳百病和解剂，热宜清胆用芩蒿。

注：《伤寒论》，柴胡半斤，黄芩三两，人参三两，半夏半升洗，甘草三两炙，生姜三两切，大枣十二枚擘。以水一斗二升，煮取六升，去滓，再煎取三升，温服一升，日三服。

半夏泻心汤：半夏泻心人参草，芩连干姜与大枣，专治心下痞满证，呕泻肠鸣一齐消。

注：《伤寒论》，半夏半升洗，黄芩、干姜、人参、甘草炙各三两，黄连一两，大枣十二枚擘。以水一斗，煮取六升，去滓，再煎取三升，温服一升，日三服。生姜泻心汤即本方减干姜二两加生姜四两；甘草泻心汤即本方加甘草一两。

达原饮：达原饮子朴槟芩，白芍知甘草果仁，邪伏膜原瘟疫证，疏邪宣壅急先行，若邪化为三阳证，柴葛羌防加之灵，入里转成腑实证，硝黄承气莫消停，青皮常山入饮内，专攻热邪表里中。

注：《温疫论》，时疫之温气发，则为亢阳，故宜下宜清之证多……所以时疫初起，方用达原饮……半表半里发热，脉多弦，胸胁满，或热或止，或口苦咽干，目眩耳聋，或目赤，或喜呕心烦，或兼见表里证……时疫见证，纯表纯里者少，表里夹杂者多，表里夹杂，吴氏达原饮为主……槟榔二钱，厚朴一钱，草果仁五分，知母一钱，黄芩一钱，芍药一钱，甘草五分。白水煎。

逍遥散：逍遥理脾且清肝，血虚骨蒸烦嗽痰，归芍苓术柴薄草，肝热加味丹栀添，肝郁胁痛芎陈附，热加吴萸炒黄连。

注：《太平惠民和剂局方》，治血虚劳倦，五心烦热，肢体疼痛，头目昏重，心忪颊赤，口燥咽干，发热盗汗，减食嗜卧，及血热相搏，月水不调，脐腹胀痛，寒热如疟；又疗室女血弱阴虚，荣卫不和，痰嗽潮热，肌体羸瘦，渐成骨蒸。甘草微炙赤半两，当归去苗锉微炒、茯苓去皮白者、芍药白、白术、柴胡去苗各一两。为粗末，每服二钱，水一大盏，烧生姜一块切破，薄荷少许，同煎至七分，去滓热服，不拘时候。

四逆散：四逆散为阳厥方，少阴传热四肢凉，枳实柴草白芍药，平阳回厥服此方。

注：《伤寒论》，甘草炙、枳实破水渍炙干、柴胡、芍药各十分，捣筛，白饮和服方寸匕，日三服。

痛泻要方：痛泻要方陈皮芍，防风白术共煎溶，补土培木理肝脾，此治勿能当伤食。

注：《景岳全书》引刘草窗方，原名白术芍药散，治痛泻要方。白术土炒三两，白芍炒二两，陈皮炒一两半，防风二两。或煎或丸或散皆可用，久泻者加炒升麻六钱。

蒿芩清胆汤：蒿芩清胆二陈基，枳壳竹茹碧玉随，少阳热重寒轻证，胸痞呕吐总能医。

注：《通俗伤寒论》，和解胆经法，青蒿脑一钱半至二钱，淡竹茹三钱，仙半夏一钱半，赤茯苓三钱，青子芩一钱半至三钱，生枳壳一钱半，陈广皮一钱半，碧玉散包三钱。水煎服……此为和解胆经之良方，凡胸痞作呕，寒热如疟者，投无不效。碧玉散即六一散加青黛，出自《伤寒直格》，滑石、青黛、甘草，见祛暑剂六一散。

柴胡白虎汤：柴胡白虎经验方，和解清降效非常，花粉石膏知母入，荷叶黄芩皆清凉。

注：《通俗伤寒论》，和解偏重清降法，川柴胡一钱，生石膏八钱研，天花粉三钱，生粳米三钱，青子芩一钱半，知母四钱，生甘草八分，鲜荷叶一片。水煎服……为和解少阳阳明、寒轻热重、火来就燥之良方。

黄芩汤：黄芩汤用甘草芍，治痢祖方从此扩，加入姜夏平呕吐，单用草芍可散逆。

注：《伤寒论》，黄芩三两，甘草二两炙，芍药二两，大枣十二枚擘。以水一斗，煮取三升，去滓，温服一升，日再，夜一服。小半夏汤，出自《金匮要略》，半夏一升，生姜半升，以水七升，煮取一升半，分温再服。芍药甘草汤，出自《伤寒论》，芍药、甘草各四两炙，以水三升，煮取一升五合，去滓，分温再服。

升阳益胃汤：升阳益胃六君芪，柴胡白芍姜枣随，防风泽连羌独活，胃虚气弱风寒驱。

注：《内外伤辨惑论》，脾胃虚则怠惰嗜卧，四肢不收，时值秋燥令行，湿热少退，体重节痛，口干舌干，饮食无味，大便不调，小便频数，不欲食，食不消；兼见肺病，洒淅恶寒，惨惨不乐，面色恶而不和，乃阳气不伸故也。当升阳益气，名之曰升阳益胃汤。黄芪二两，半夏洗（脉涩者用）、人参去芦、甘草炙各一两，独活、防风、白芍药、羌活各五钱，陈皮四钱，茯苓（小便利、不渴者勿用）、柴胡、泽泻（不淋勿用）、白术各三钱，黄连一钱。咬咀，每服秤三钱，水三盏，生姜五片枣二枚，煎至一盏，去滓温服，早饭后，或加至五钱。

## 五、清热与泻火之剂

白虎汤：白虎汤用生石膏，知草粳米四味调，肺胃实热均能解，寒温燥火须此消；汗出脉虚人参补，头痛身重苍术饶，桂枝白虎治温疟，清热诸方此最超。

注：《伤寒论》，石膏一斤碎，知母六两，甘草二两炙，粳米六合。以水一斗，煮米熟汤成，去滓，温服一升，日三服。白虎加人参汤，出自《伤寒论》，知母六两，石膏碎绵裹一斤，粳米六合，甘草炙二两，人参三两。以水一斗，煮米熟汤成，去滓，温服一升，日三服。白虎加苍术汤，出自《类证活人书》，知母六两，石膏一斤，甘草二两炙，苍术、粳米各三两。锉如麻豆大，每服五钱，水一盏半，煎至八九分，去滓，取六分清汁，温服。白虎加桂枝汤，出自《金匮要略》，知母六两，甘草二两炙，石膏一斤，粳米二合，桂枝三两去皮。锉，每五钱，水一盏半，煎至八分，去滓，温服，汗出愈。

竹叶石膏汤：竹叶石膏汤除烦，参草米麦姜夏添，大病去后余热在，暑邪伤气能保全。

注：《伤寒论》，竹叶二把，石膏一斤，半夏半升洗，麦门冬一升去心，人参二两，甘草二两炙，粳米半升。以水一斗，煮取六升，去滓，内粳米，煮米熟汤成，去滓，温服一升，日三服。

栀子豉汤：栀豉汤治阳明表，虚烦懊憹此方调，前证兼呕伍生姜，若还少气加甘草，又有枳实栀子汤，下后心烦腹满饱，枳实栀豉劳复宜，食复再加大黄扫。

注：《伤寒论》，栀子十四个擘，香豉绵裹四合。以水四升，先煮栀子，得二升半，内豉，煮取一升半，去滓，分为二服，温进一服，得吐者止后服。枳实栀子汤，出自《伤寒论》，枳实三枚炙，栀子十四个擘，豉绵裹一升。以清浆水七升，空煮取四升，内枳实、栀子，煮取二升，下豉，更煮五六沸，去滓，温分再服，覆令微似汗；有宿食者，内大黄如博棋子五六枚，服之愈。

玉女煎：玉女煎中生石膏，地麦知母牛膝全，功善滋阴清虚热，牙痛胃火立煎餐。

注：《景岳全书》，治水亏火盛，六脉浮洪滑大，少阴不足，阳明有余，

烦热干渴，头痛牙疼，失血等证。生石膏三五钱，熟地三五钱或一两，麦冬二钱，知母、牛膝各一钱半。以水一盅半，煎七分，温服或冷服。

清瘟败毒饮：清瘟败毒白虎基，犀角地黄汤共济，芩连栀翘玄桔竹，清解热毒功最奇。

注：《疫疹一得》，乾隆戊子年，吾邑疫疹流行，一人得病，传染一家，轻者十生八九，重者十存一二……天地有如是之疠气，人即有如是之疠疾，缘戊子岁少阴君火司天，大运主之，五六月间，又少阴君火，加以少阳相火，小运主之，二之气与三之气合行其令……予因运气，而悟疫证乃胃受外来之淫热……癸丑京师多疫……服他药不效者，俱皆霍然，故笔之于书，名曰清瘟败毒饮……治一切火热，表里俱盛，狂躁烦心，口干咽痛，大热干呕，错语不眠，吐血衄血，热盛发斑，不论始终，以此为主。生石膏大剂六至八两、中剂二至四两、小剂八钱至一两二钱，小生地大剂六钱至一两、中剂三至五钱、小剂二至四钱，乌犀角大剂六至八钱、中剂三至五钱、小剂二至四钱，真川连大剂四至六钱、中剂二至四钱、小剂一钱至一钱半，栀子、桔梗、黄芩、知母、赤芍、玄参、连翘、甘草、丹皮、鲜竹叶，先煮石膏数十沸，后下诸药，犀角磨汁和服。

清营汤：清营凉血吴氏方，热入心包舌质绛，犀丹连玄银翘地，麦竹煎服血不殃。

注：《温病条辨》，脉虚夜寐不安，烦渴舌赤，时有谵语，目常开不闭，或喜闭不开，暑入手厥阴也；手厥阴暑温，清营汤主之；舌白滑者，不可与也。清营汤方，咸寒苦甘法，犀角三钱、生地五钱、玄参三钱、竹叶心一钱、麦冬三钱、丹参二钱、黄连一钱五分、银花三钱、连翘连心用二钱，以水八杯，煮取三杯，日三服。

犀角地黄汤：犀角地黄芍药丹，血升胃热火邪干，斑黄阳毒皆敢治，或益柴芩总伐肝。

注：《备急千金要方》，治伤寒及温病应发汗而不汗之，内蓄血者及鼻衄吐血不尽，内余瘀血，面黄大便黑，消瘀血方。犀角一两，生地黄八两，芍药三两，牡丹皮二两。㕮咀，以水九升煮取三升，分三服。喜妄如狂者加大黄二两、黄芩三两；其人脉大来迟，腹不满自言满者，为无热，但依方不须加也。

化斑汤：化斑汤中白虎依，加入玄参犀角奇，或入银丹大生地，温邪斑毒一齐洗。

注：《温病条辨》，太阴温病，不可发汗，发汗而汗不出者，必发斑疹，汗出过多者，必神昏谵语；发斑者，化斑汤主之。化斑汤方，石膏一两，知母四钱，生甘草三钱，玄参三钱，犀角二钱磨冲，白粳米一合。水八杯，煮取三杯，日三服，渣再煮一盅，夜一服。

透疹汤：温病透疹银翘草，紫草牛蝉薄荷消，地芍大青荷叶煎，清肺凉营栀芩调。

注：《中医麻疹病辨治》，金银花、连翘、紫草、牛蒡子、蝉蜕、薄荷、生地、赤芍、大青叶、荷叶、栀子、黄芩、甘草。

黄连解毒汤：黄连解毒栀柏芩，三焦实热一齐清，躁狂大热呕不寐，心烦吐衄服皆灵。

注：《外台秘要》引崔氏方，前军督护刘车者，得时疾三日已汗解，因饮酒复剧，苦烦干呕，口燥呻吟，错语不得卧，余思作此黄连解毒汤方。黄连三两，黄芩、黄柏各二两，栀子十四枚擘。切，以水六升，煮取二升，分二服，一服目明，再服进粥，于此渐瘥，余以疗凡大热盛，烦呕呻吟，错语不得眠皆佳。

神犀丹：神犀丹治瘟疫毒，银翘紫芩板蓝入，金菖地玄天花豉，清热凉血专解毒。

注：《医效秘传》，时毒疠气，必应司天，癸丑太阴湿土气化运行，后天太阳寒水，湿寒合德，挟中运之火，流行气交，阳光不治，疫气乃行，故凡人之脾胃虚者，乃应其疠气，邪从口鼻皮毛而入……若壮热旬日不解，神昏谵语，斑疹，当察其舌，绛干光圆硬，津涸液枯，寒从火化，邪已入营矣，用神犀丹。犀尖六两，生地一斤熬膏，香豉八两熬膏，连翘十两，黄芩六两，板蓝根九两，金银花一斤，金汁十两，玄参七两，花粉四两，石菖蒲六两，紫草四两。用生地、香豉、金汁捣丸，每丸重三钱，开水送下。

普济消毒饮：普济消毒芩连草，板蓝桔薄升柴翘，玄参陈勃蚕牛子，大头瘟疫喉肿消。

注：《东垣试效方》，夫身半以上天之气也，身半以下地之气也，此邪热客于心肺之间，上攻头目而为肿盛，以承气汤下之，泄胃中之实热，是诛罚无过，殊不知适其所至为故……黄芩、黄连各半两，人参三钱，橘红去白、玄参、生甘草各二钱，连翘、牛蒡子、板蓝根、马勃各一钱，白僵蚕炒七分，升麻七分，柴胡二钱，桔梗二钱。为细末，服饵如前法，或加防风、薄荷、川芎、当归身，咀咀，如麻豆大，每服秤五钱，水二盏，煎至一盏，

去滓，稍热，时时服之，食后如大便硬，加酒煨大黄一钱或二钱以利之，肿势甚者，宜砭刺之。

泻心汤：泻心汤是仲景方，并用芩连及大黄，热迫血行或吐衄，火平血静自安康。

注：《金匮要略》，大黄二两，黄连、黄芩各一两。以水三升，煮取一升，顿服之。

银翘解喉煎：银翘解喉薄玄射，草膏菊贝大青叶，桔梗寸冬丹牛栀，温邪喉痛此方医。

注：《中医麻疹病辨治》，金银花、连翘、薄荷、玄参、射干、甘草、川贝母、丹皮、生石膏、菊花、大青叶、桔梗、牛蒡子、麦冬、栀子。

导赤散：导赤散用生地黄，草梢竹叶木通商，小肠湿热因心火，淋痛难当口舌疮。

注：《小儿药证直诀》，治小儿心热，视其睡，口中气温，或合面睡，及上窜咬牙，皆心热也；心气热则心胸亦热，欲言不能，而有就冷之意，故合面睡。生地黄、生甘草、木通各等分，为末，每服三钱，水一盏，入竹叶同煎至五分，食后温服。

龙胆泻肝汤：龙胆泻肝栀芩柴，生地车前泽泻偕，木通当归甘草配，肝经湿热力能排。

注：《医方集解》，治肝胆经实火湿热，胁痛耳聋，胆溢口苦，筋痿阴汗，阴肿阴痛，白浊溲血。龙胆草酒炒、黄芩炒、栀子酒炒、泽泻、木通、车前子、当归酒洗、生地黄酒炒、柴胡、甘草生用。此足厥阴、少阳药也。

白头翁汤：白头翁汤治热痢，黄柏黄连与秦皮，性寒味苦坚阴法，厥阴湿热称良剂。

注：《伤寒论》，白头翁二两，黄柏三两，黄连三两，秦皮三两。以水七升，煮取二升，去滓，温服一升，不愈更服一升。

左金丸：左金吴萸配黄连，肝郁胁痛吞吐酸，再加芍药名戊己，热邪痢痛服即安。

注：《丹溪心法》，气从左边起者，乃肝火也……治肝火，一名回令丸，黄连六两，吴茱萸一两或半两，为末，水丸或蒸饼为丸，白汤下五十丸……戊己丸，治胃经受热，泻痢不止，黄连、吴茱萸去梗炒、白芍各五两，为末，面糊丸梧子大，每三十丸，米饮下……回令丸，泻肝火，行湿为之反佐，开痞结，治肝邪，可助补脾药。黄连六两，茱萸一两，为末，粥丸，一

方名左金丸，治肺火，茱萸或半两，水丸，白汤下。

三消饮：三消之病各有方，上消冬梅黄芩汤，中消人参白虎剂，下消麦味地黄汤。

注：上消宜《伤寒论》黄芩汤，黄芩三两，芍药二两，甘草炙二两，大枣擘十二枚。以水一斗，煮取三升，去滓，温服一升，日二服，夜一服。中消宜《伤寒论》白虎加人参汤，知母六两，石膏一斤碎绵裹，甘草炙二两，粳米六合，人参三两。以水一斗，煮米熟，汤成去滓，温服一升，每日三次。下消宜《医部全录》麦味地黄汤，熟地黄酒蒸、山茱萸酒浸去核取净肉各八钱，丹皮、泽泻各二钱，白茯神去皮木、山药蒸各四钱，五味子去梗、麦冬去心各五钱。为细末，炼蜜为丸，每日七十丸，空心白汤送下，冬天酒下亦宜。

清胃散：清胃散用升麻连，当归生地牡丹全，益以石膏平胃热，口疮吐衄及牙宣。

注：《兰室秘藏》，治因服补胃热药，致使上下牙痛疼不可忍，牵引头脑，满面发热，大痛。足阳明之别络入脑，喜寒恶热，乃是手阳明经中热盛而作也，其齿喜冷恶热。当归身、择细黄连（如连不好更加二分，夏月倍之）、生地黄酒制各三分，牡丹皮五分，升麻一钱。为细末，都作一服，水一盏半，煎至一盏，去滓，带冷服之。

甘露饮：甘露二冬二地均，芩枳枇杷与茵陈，石斛甘草平胃热，口烂龈糜吐衄宁。

注：《太平惠民和剂局方》，治丈夫、妇人、小儿胃中客热，牙宣口气，齿龈肿烂，时出脓血，目睑垂重，常欲合闭，或即饥烦，不欲饮食，及赤目肿痛，不任凉药，口舌生疮，咽喉肿痛，疮疹已发未发皆可服；又疗脾胃受湿，瘀热在里，或醉饱房劳，湿热相搏，致生疸病，身面皆黄，肢体微肿，胸满气短，大便不调，小便黄涩，或时身热，并皆治之。枇杷叶刷去毛、干熟地黄去土、天门冬去心焙、枳壳去瓤麸炒、山茵陈去梗、生干地黄、麦门冬去心焙、石斛去芦、甘草炙、黄芩，等分为末，每服二钱，水一盏，煎至七分，去滓温服，食后临卧，小儿一服分两服，仍量岁数，加减与之。

冬地三黄汤：冬地三黄芩柏连，玄参甘草共相添，芦根汁与银花露，温病阴亏湿热痊。

注：《温病条辨》，阳明温病，无汗，实证未剧，不可下，小便不利者，

甘苦合化，冬地三黄汤主之。冬地三黄汤方，甘苦合化阴气法，麦冬八钱，黄连一钱，芦根汁半酒杯冲，玄参四钱，黄柏一钱，银花露半酒杯冲，细生地四钱，黄芩一钱，生甘草三钱。水八杯，煮取三杯，分三次服，以小便得利为度。

泻白散：泻白专治肺火蒸，桑皮地骨降而清，更须甘草和粳米，培土生金妙如神。

注：《小儿药证直诀》，治小儿肺盛气急喘嗽。地骨皮、桑白皮炒各一两，甘草炙一钱。锉散，入粳米一撮，水二小盏，煎七分，食前服。

秦艽鳖甲散：秦艽鳖甲治虚劳，地骨银柴及青蒿，当归知母乌梅合，止嗽除蒸敛汗高。

注：《卫生宝鉴》，治骨蒸壮热，肌肉消瘦，唇红颊赤，气粗，四肢困倦，夜有盗汗。柴胡、鳖甲去裙酥炙用九肋者、地骨皮各一两，秦艽、当归、知母各半两。为粗末，每服五钱，水一盏，青蒿五叶，乌梅一个，煎至七分，去滓温服，空心临卧各一服。

清骨散：清骨散中用鳖甲，银柴胡连地骨皮，秦艽青蒿知母草，专退骨蒸劳热宜。

注：《证治准绳》，专退骨蒸劳热。银柴胡一钱五分，胡黄连、秦艽、鳖甲醋炙、地骨皮、青蒿、知母各一钱，甘草五分，水二盅，煎八分，食远服。

安宫牛黄丸：安宫牛黄犀角稍，麝雄芩连梅栀饶，郁金朱箔珍珠末，开窍清心宝中宝。

注：《温病条辨》，太阴温病，不可发汗，发汗而汗不出者，必发斑疹，汗出过多者，必神昏谵语……神昏谵语者，清宫汤主之，牛黄丸、紫雪丹、局方至宝丹亦主之。安宫牛黄丸方，牛黄一两，郁金一两，犀角一两，黄连一两，朱砂一两，梅片二钱五分，麝香二钱五分，珍珠五钱，山栀一两，雄黄一两，金箔衣、黄芩各一两。为极细末，炼老蜜为丸，每丸一钱，金箔为衣，蜡护；脉虚者人参汤下，脉实者金银花、薄荷汤下，每服一丸；兼治飞尸猝厥，五痫中恶，大人、小儿痉厥之因于热者；大人病重体实者，日再服，甚至日三服，小儿服半丸，不知，再服半丸。

至宝丹：至宝朱麝安息香，雄黄犀角与牛黄，金银二箔兼龙脑，琥珀玳瑁共入良。

注：《太平惠民和剂局方》，疗卒中急风不语，中恶气绝，中诸物毒暗

风，中热疫毒，阴阳二毒，山岚瘴气水毒，蛊毒水毒，产后血晕，口鼻血出，恶血攻心，烦躁气喘，吐逆，难产闷难，死胎不下；以上诸疾，并用童子小便一合，生姜自然汁三五滴入于小便内温过，化下三至五丸，神效；又疗心肺积热，伏热呕吐，邪气攻心，大肠风秘，神魂恍惚，头目昏眩，睡眠不安，唇口干燥，伤寒狂语，并皆疗之。生乌犀屑研、朱砂研飞、雄黄研飞、生玳瑁屑研、琥珀研各一两，麝香研、龙脑研各一分，金箔半入药半为衣、银箔各五十片，牛黄研半两，安息香一两半。为末，以无灰酒搅澄飞过，滤去沙土，约得净数一两，慢火熬成膏。将生乌犀、生玳瑁为细末，入余药研匀，将安息香膏重汤煮，凝成后，入诸药中和收成剂，盛不津器中，并旋圆如桐子大，用人参汤化下三至五丸，小儿每二岁服二丸，人参汤化下。

紫雪散：紫雪朱羚犀朴硝，磁寒膏滑与火硝，木丁沉射升玄草，赤金伍入治热超。

注：《外台秘要》，疗脚气毒遍内外，烦热，口中生疮，狂易叫走，及解诸石草热药毒发，邪热猝黄等，瘴疫毒疠，猝死温疟，五尸五疰，心腹诸疾，绞刺切痛，蛊毒鬼魅，野道热毒，小儿惊痫，百病最良方。黄金一百两，石膏、寒水石、滑石、磁石各三斤，犀角屑、羚羊角屑各五两，青木香、沉香各五两，玄参、升麻各一斤，甘草炙八两，丁香一两，朴硝精者十斤制，硝石四升精制，麝香研五分，朱砂飞研三两。以水一斛，先煮五种金石药，得四斗，去滓后内八物，煮取一斗五升，去滓，取硝石四升，芒硝亦可，用朴硝精者十斤投汁中，微火上煎，柳木篦搅勿住手，有七升，投入木盆中，半日欲凝，内成研朱砂三两，细研麝香五分，内中搅调，寒之二日成霜雪紫色。患者强壮者一服二分，当利热毒，老弱人或热毒微者，一服一分，以意节之，合得一剂。

行军散：诸葛行军痧胀方，珠麝冰硼雄牛黄，金箔火硝研细面，窍闭神昏立服消。

注：《霍乱论》，治霍乱痧胀，山岚瘴疠，及暑热秽恶诸邪，直干包络，头目昏晕，不省人事，危急等证，并治口疮喉痛，点目去风热障翳，搐鼻，辟时疫之气。西牛黄、麝香、珍珠、冰片、硼砂各一钱，明雄黄飞净八钱，火硝三分，飞金二十页。各研极细如粉，再合研匀，瓷瓶密收，以蜡封之，每服三五分，凉开水调下。

抱龙丸：抱龙星麝竺雄黄，加入辰砂痰热尝。牛黄抱龙牛黄入，清心解

中医学基础歌诀

毒功效强。琥珀抱龙参枳草，苓薯金箔檀香调。

注：《小儿药证直诀》，治伤风瘟疫，身热昏睡，气粗风热，痰塞壅嗽，惊风潮搐，及蛊毒中暑，沐浴后并可服；壮实小儿，宜时与服之。天竺黄一两，雄黄水飞一钱，辰砂、麝香各别研半两，天南星四两（腊月酿牛胆中，阴干百日，如无，只将生者去皮脐，锉炒干用）。为细末，煮甘草水和丸，皂子大，温水化下服之。百日小儿，每丸分作三四服，五岁一二丸；大人三五丸。伏暑用盐少许，嚼一二丸，新水送下；腊月中，雪水煮甘草和药尤佳。一法用浆水或新水浸天南星三日，候透软煮三五沸，取出乘软切去皮，只取白软者，薄切焙干炒黄色，取末八两，以甘草二两半，拍破，用水二碗浸一宿，慢火煮至半碗，去滓，旋旋洒入天南星末，慢研之，令甘草水尽，入余药。牛黄抱龙丸，载于《古今医方集成》，牛黄、琥珀各二钱五分，西黄五分，胆星一两，赤茯苓五钱，全蝎、辰砂各一钱五分，白僵蚕三钱，天竺黄三钱五分，麝香二分。各取净粉，胆星烊化打丸，每丸潮重四分，金箔为衣，每服一二丸，钩藤泡汤送下。琥珀抱龙丸，出自《育婴家秘》，理小儿诸惊，四时感冒风寒，湿痰邪热至烦躁不宁，痰嗽气急及疮疹欲出发搐，并宜可服，真琥珀、天竺黄、檀香细锉、人参去芦、白茯苓各一两半，粉甘草去节三两，枳壳麸炒、枳实麸炒各一两，朱砂飞五钱，胆南星一两，山药去黑皮一斤，金箔百片。取见成药末一两，同在乳钵内，研极细、杵，仍和前末用，上为末和匀，取新汲井水为丸，如豌豆样大粒，阴干，每服用薄荷汤化下。

紫金锭：紫金锭中麝朱雄，慈戟续随五倍同，别名太乙玉枢丹，解毒逐秽治惊风。

注：《片玉心书》，小儿生痈毒肿疖者，旨因气血凝而热乘之，内服解毒汤，外用点药，如已溃者，内服大补汤，外用紫金锭涂之……头上生软疖，脓水不干者，用紫金锭搽之，自愈……凡小儿不论痈毒疮疖，及无名恶疮，破伤血出，与诸虫咬螫者，并用紫金锭水磨化，内服外涂，效不可言。山慈菇三两，五倍子三两，大戟一两半，续随子肉一两，麝香三钱，雄黄、朱砂各一两。为末，糯米糊作锭子，磨水搽。又名玉枢丹。

# 六、消导之剂

平胃散：平胃散用苍术朴，陈皮甘草四味药，除湿宽中驱瘴疠，调胃诸方从此扩。快膈枳术痰苓半，伤食二芽加神曲，肉积山楂面莱菔，滞热芩连柏可入。

注：《太平惠民和剂局方》，治脾胃不和，不思饮食，心腹胁肋胀满刺痛，口苦无味，胸满短气，呕哕恶心，噫气吞酸，面色萎黄，肌体瘦弱，怠惰嗜卧，体重节痛，常多自利，或发霍乱，及五噎八痞，膈气反胃，并宜服。苍术去粗皮米泔水浸二日五斤，厚朴去粗皮姜汁制炒香、陈皮去白各三斤二两，甘草锉炒三十两。为细末，每服二钱，以水一盏，入姜二片，干枣两枚，同煎至七分，去姜枣，带热服，空心食前；入盐一捻，沸汤点服亦得。

保和丸：保和丸中二陈汤，神曲楂翘菔子加，炊饼为丸白汤下，亦可方中用麦芽。大安丸内加白术，消食化滞称良方。

注：《丹溪心法》，治一切食积。山楂六两，神曲二两，半夏、茯苓各三两，陈皮、连翘、莱菔子各一两。为末，炊饼丸如梧桐子大，每服七八十丸，食远白汤下……大安丸，脾经消导之药，山楂二两，神曲炒、半夏、茯苓各一两，陈皮、莱菔子、连翘各半两，白术二两。为末，粥糊丸服。

健脾丸：健脾丸内四君居，香连陈薯砂蔻宜，三仙消食共成剂，脾虚气弱消补施。

注：《证治准绳》，治一应脾胃不和，饮食劳倦。白术炒二两半，木香另研、黄连酒炒、甘草各七钱半，白茯苓去皮二两，人参一钱五分，神曲炒、陈皮、砂仁、麦芽炒、山楂取肉、山药、肉豆蔻面裹纸包槌去油各一两，为细末，蒸饼为丸如绿豆大，每服五十丸，空心服，一日二次，陈米汤下。

枳实消痞丸：枳实消痞四君全，枳朴二姜麦半连，蒸饼为丸消积满，清热破滞补虚兼。

注：《兰室秘藏》名失笑丸，治右关脉弦，心下虚痞，恶食懒倦，开胃进饮食。干生姜一钱，炙甘草、麦芽曲、白茯苓、白术各二钱，半夏曲、人参各三钱，厚朴炙四钱，枳实、黄连各五钱。为细末，汤浸蒸饼为丸，梧桐子大，每服五七十丸，白汤下，食远服。平陈，即平胃散合二陈汤。

中满分消丸：中满分消用二陈，参术猪苓泽二姜，芩连枳朴砂知母，痰湿气胀用之康。

注：《兰室秘藏》，治中满热胀、鼓胀、气胀、水胀，此非寒胀类。白术、人参、炙甘草、猪苓去黑皮、姜黄各一钱，茯苓去皮、干生姜、砂仁各

二钱，泽泻、陈皮各三钱，知母炒四钱，黄芩去腐炒（夏用一两二钱）、黄连净炒、半夏汤洗七次、枳实炒各五钱，厚朴姜制一两。除茯苓、泽泻、生姜外共为极细末，入三味和匀，汤浸蒸饼为丸，如梧桐子大，每服一百丸，焙热白汤下，食远服，量患者大小加减。

丁香烂饭丸：导滞丁香烂饭丸，食伤冷积胀难宽，木香香附皮棱术，砂智甘松炙草全。

注：《内外伤辨惑论》，治饮食所伤。丁香、京三棱、莪术炮、木香各一钱，甘草炙、甘松去土、缩砂仁、丁香皮、益智仁各三钱，香附子五钱。为细末，汤浸蒸饼为丸，如绿豆大，每服三十丸，白汤送下，或细嚼亦可，不拘时候。

消积保中丸：消积保中用二陈，青槟莪棱术漆逢，二香砂芥连菔子，三仙阿魏栀子能。

注：《杂病源流犀烛》，凡痞块，左为血积，右为食积，中为痰饮，此言诚然，夫左关肝胆之位，主藏血液，右关脾胃之位，主藏饮食，中间为水谷出入之道路，所以左为血积，右为食积，中为痰饮，其理昭然，观丹溪之言，亦可知痞所由成矣，然虽有痰饮血食之异质，左右与中之殊位，总能闭塞气分，故名曰痞，医者当审其病机以治之，宜连梦丸、消块丸、开怀散、消积保中丸……白术三两，陈皮去白二两，半夏、茯苓、醋香附、莱菔子、白芥子、姜黄连、姜栀子、神曲各一两，槟榔七钱，醋三棱、醋莪术各八钱，麦芽六钱，干漆五钱，青皮香油炒、砂仁各四钱，木香、阿魏各三钱。姜汁酒糊和丸，白汤下四五十丸。

广茂溃坚汤：广茂溃坚治积聚，芩连柴草青陈曲，益智蔻朴升泽泻，红花半归吴茱萸。

注：《兰室秘藏》，治中满腹胀，内有积聚，坚硬如石，其形如盘，令人不能坐卧，大小便涩滞，上喘气促，面色萎黄，通身虚肿。莪术、红花、升麻、吴茱萸各二分，生甘草、柴胡、泽泻、神曲、青皮、陈皮各三分，厚朴生用、黄芩、黄连、益智仁、草豆蔻仁、当归梢各五分，半夏七分，如渴加葛根四分。锉如麻豆大，水二大盏，煎至一盏，稍热服，食远，忌酒醋湿面，服二服之后，中满减半，只有积不消，再服后药。

化散诸积方：诸般积聚亦须群，何病还须何药方，酒积葛花神曲蔻，茶须椒壳吴黄姜，食宜谷麦鸡金曲，肉赖山楂阿魏康，蛋积豆豉姜橘蔻，面求菔子炒焦香，紫苏姜橘消鱼积，狗肉宜求杏仁霜。种种不能详细记，须数药病两相当。

# 七、补养之剂

## (一) 补气类

**独参汤**：独参补气得嘉名，血脱脉微可返魂，一味人参浓煎汁，功专虚脱立还生。

注：《十药神书》，止血后，虚弱无动作者，此药补之。大拣人参十两，咬咀，水二盏，枣五枚，煎一盏，不拘时细细服之，服后药除根。《正体类要》，治一切失血，与疮疡溃后，气血俱虚，恶寒发热，作渴烦躁者，宜用此药补气，盖血生于气，阳生阴长之理也，用人参二两，枣十枚，水煎服。

**参附汤**：参附汤是救急方，补气回阳效力彰，正气大亏阳暴脱，喘汗厥逆立服祥。

注：《正体类要》，治金疮杖疮，失血过多，或脓瘀大泄，阳随阴走，上气喘急，自汗盗汗，气短头晕等症。人参四钱，附子三钱炮去皮脐。水煎服，阳气脱陷者倍用之。

**保元汤**：一切气虚保元汤，芪外参内草中央，加桂能生命门气，衰弱躯体服安康。

注：《博爱心鉴》，治虚损劳怯，元气不足，倦怠乏力，少气畏寒，以及小儿痘疮，阳虚顶陷，血虚浆清，难以收敛。人参二钱，黄芪三钱，肉桂春夏三分、秋冬六七分，甘草一钱。用水一盏半，生姜一片，煎至五分，不拘时服。人参益内，甘草和中，实表宜用黄芪，助阳须凭官桂，前三味得三才之道体，后一味扶一命之巅危。

**四君子汤**：四君子汤补气方，参术茯苓甘草藏，伍以夏陈名六君，祛痰补气阳虚尝，除去半夏名异功，或加香砂胃寒方。

注：《太平惠民和剂局方》，治荣卫气虚，脏腑怯弱，心腹胀满，全不思食，肠鸣泄泻，呕哕吐逆，大宜服之。人参去芦、甘草炙、茯苓去皮、白术各等分，为细末，每服二钱，水一盏，煎至七分，通口服，不拘时，入盐少许，白汤点亦得。常服温和脾胃，进益饮食，辟寒邪瘴雾气。异功散，即四君子汤加陈皮，出自《小儿药证直诀》，温中和气，治吐泻不思乳食。凡小儿虚冷病，先与数服，以助其气。人参切去顶、茯苓去皮、白术、陈皮

中医学基础歌诀

锉、甘草各等分,为细末,每服二钱,水一盏,生姜五片,枣两个,同煎至七分,食前,温量多少与之。六君子汤,即四君子汤加陈皮、半夏,出自《妇人大全良方》;加陈皮、半夏、香附、砂仁,为香砂六君子汤,出自《医方集解》,治虚寒胃痛,或腹痛泄泻。

补中益气汤:补中益气参术芪,升柴当归草陈皮,劳倦内伤功独擅,亦治阳虚外感宜。

注:《脾胃论》,脾胃气虚,则下流于肾,阴火得以乘其土位,故脾证始得,则气高而喘,身热而烦,其脉洪大而头痛,或渴不止,其皮肤不任风寒而生寒热;盖阴火上冲,则气高而喘,为烦热,为头痛,为渴而脉洪;脾胃之气下流,使谷气不得升浮,是春生之令不行,则无阳以护其营卫,则不任风寒,乃生寒热,此皆脾胃之气不足所致也……惟当以辛甘温之剂,补其中而升其阳,甘寒以泻其火则愈矣;《经》曰劳者温之,损者温之,又云温能除大热,大忌苦寒之药损其脾胃;脾胃之证,始得则热中,今立治始得之证。黄芪(病甚、劳役热甚者一钱)、甘草炙各五分,人参去芦(有嗽去之)三分,当归身酒焙干或晒干(以和血脉)二分,陈皮不去白(以导气又能益元气,得诸甘药乃可,若独用泻脾胃)二分或三分,升麻(引胃气上腾而复其本位,便是行春升之令)二分或三分,柴胡(引清气,行少阳之气上升)二分或三分,白术(除胃中热,利腰脐间血)三分。㕮咀,都作一服,水二盏,煎至一盏,量气弱气盛,临病斟酌水盏大小,去渣,食远,稍热服。

(二)补血类

当归补血汤:当归补血有奇功,归少芪多力最雄,证象白虎烦渴甚,脉大而虚服此灵。

注:《内外伤辨惑论》,治肌热,燥热,困渴引饮,目赤面红,昼夜不息,其脉洪大而虚,重按全无,《黄帝内经》(简称《内经》)曰脉虚血虚,又云血虚发热,证象白虎,惟脉不长实为辨耳,误服白虎汤必死,此病得之饥困劳役。黄芪一两,当归酒洗二钱。㕮咀,都作一服,水二盏,煎至一盏,去滓温服,空心食前。

芎归汤:一切血病芎归汤,产后胎前必用方,气虚难产参倍入,交骨难开龟发良。

注:《严氏济生方》,治一切失血过多,眩晕不苏。川芎、当归去芦酒

浸各等分，㕮咀，每服三钱，水一盏半，煎至七分，去滓温服，不拘时候。加败龟板一具、梳发一团，名开骨散。

四物汤：四物地芍与归芎，血家百病此方统。八珍合入四君子，气血双补功独崇。再加黄芪紫油桂，十全大补补方雄。人参养营十全内，再添五味去川芎，陈皮远志加姜枣，气血两虚用有功。

注：《太平惠民和剂局方》，调益荣卫，滋养气血，治冲任虚损，月水不调，脐腹疼痛，崩中漏下，血瘕块硬，发歇疼痛，妊娠宿冷，将理失宜，胎动不安，血下不止，及产后乘虚，风寒内搏，恶露不下，结生瘕聚，少腹坚痛，时作寒热。当归去芦酒浸炒、川芎、白芍、熟干地黄酒洒蒸各等分，为粗末，每服三钱，水一盏半，煎至八分，去渣热服，空心食前。八珍汤，即四物汤合四君子汤，出自《正体类要》，治伤损等症，失血过多，或因克伐，血气耗损，恶寒发热，烦躁作渴等症，人参、白术、白茯苓、当归、川芎、白芍药、熟地黄各一钱，甘草五分炙，姜枣水煎服。十全大补汤，即八珍汤加黄芪去芦、肉桂去粗皮不见火，出自《太平惠民和剂局方》，治男子、妇人诸虚不足，五劳七伤，不进饮食，久病虚损，时发潮热，气攻骨脊，拘急疼痛，夜梦遗精，面色萎黄，脚膝无力，一切病后气不如旧，忧愁思虑伤动血气，喘嗽中满，脾肾气弱，五心烦闷，并皆治之；此药性温不热，平补有效，养气育神，醒脾止渴，顺正辟邪，温暖脾肾，其效不可具述。人参养荣汤，即十全大补汤去川芎，加五味子、陈皮、远志。

五福饮：五福饮用归地参，白术甘草姜汤盟，五脏亏损均可补，王道之方景岳称。

注：《景岳全书》，凡五脏气血亏损者，此能兼治之，足称王道之最。人参随宜，熟地随宜，当归二三钱，白术炒一钱半，炙甘草一钱。水二盅，煎七分，食远温服，或加生姜三五片。

（三）补五脏类

天王补心丹：天王补心柏枣仁，二冬生地与归身，三参桔梗朱砂味，远志茯神共补心。

注：《摄生秘剖》，治心血不足，神志不宁，津液枯竭，健忘怔忡，大便不利，口舌生疮等症。生地黄四两酒洗，人参去芦、丹参微炒、玄参微炒、白茯苓去皮、五味子烘、远志去心炒、桔梗各五钱，当归身酒洗、天门冬去心、麦门冬去心、柏子仁炒、酸枣仁各二两。为末，炼蜜丸如梧桐子

中医学基础歌诀

大，朱砂三五钱为衣，空心白滚汤下三钱，或圆眼汤佳。

柏子养心丸：柏子养心参草芪，苓桂归芎半夏曲，枣仁远志北五味，心神不宁怔忡医。

注：《北京市中药成方选集》，治心血不足，精神恍惚，怔忡惊悸，失眠健忘。柏子仁二钱五分，黄芪一两，茯苓二两，酸枣仁炒二钱五分，川芎一两，当归一两，半夏曲一两，甘草一钱，人参去芦二钱五分，肉桂去粗皮二钱五分，五味子炙二钱五分，远志炙二钱五分。为细粉，炼蜜为丸，重三钱，朱砂为衣，每服一丸，日服两次，温开水送下。

定心汤：定心汤治怔忡虚，元肉枣仁山茱萸，龙牡乳没柏子配，心悸脉结也可医。

注：《医学衷中参西录》，治心虚怔忡。龙眼肉一两，酸枣仁五钱炒捣，萸肉五钱去净核，柏子仁四钱炒捣，生龙骨四钱捣细，生牡蛎四钱捣细，生明乳香一钱，生明没药一钱。水煎服。

补肝汤：补肝汤用四物先，枣仁木瓜甘草全，圣愈汤方用四物，阳生阴长用参芪。

注：《医学六要》补肝汤，治筋缓不能自收持，目暗䀮䀮无所见。生地、当归、白芍、枣仁、川芎、木瓜、炙甘草，水煎服；《兰室秘藏》圣愈汤，治诸恶疮血出多而心烦不安，不得睡眠，亡血故也，以此药主之。生地黄、熟地黄、川芎、人参各三分，当归身、黄芪各五分。㕮咀，如麻豆大，都作一服，水二大盏，煎至一盏，去滓，稍热无时服。

一贯煎：一贯煎中用地黄，沙参杞果麦冬尝，当归川楝水煎服，肝肾阴虚服此方。

注：《柳州医话》，用北沙参、麦冬、地黄、当归、枸杞子、川楝子六味……可统治胁痛、吞酸、吐酸、疝瘕、一切肝病。北沙参三钱，麦冬三钱，当归身三钱，生地黄六钱至一两五钱，枸杞子三至六钱，川楝子一钱半。水煎，去滓，温服。

补肝散：补肝散用四物汤，柴草丹皮石斛藏，肝血不足胁肋痛，补血调肝用此方。

注：《证治汇补》，治瘰疬。生地、熟地、当归、白芍药、石斛、丹皮、柴胡、甘草，水煎服。

调经种玉汤：调经种玉四物先，香附吴萸与牡丹，血衰气盛难受孕，陈皮茯苓元胡添。

· 65 ·

注：《济阴纲目》，凡妇人无子，多因七情所伤，致使血衰气盛，经水不调，或前或后，或多或少，或色淡如水，或紫如血块，或崩漏带下，或肚腹疼痛，或子宫虚冷，不能受孕，宜进此药，百发百中，效可通神。当归酒洗、川芎、吴茱萸炒各四钱，熟地黄酒洗、香附子炒各六钱，白芍药酒炒、白茯苓去皮、陈皮、牡丹皮、元胡各三钱。锉，作四剂，每一剂加生姜三片，水一碗半，煎一碗，空心温服；渣再煎，临卧服；待经至之日服起，一日一剂，药尽经止，则当交媾，即成孕矣，纵不成孕，经当对期，俟经来再服四剂，必孕无疑；若过期而经水色淡，加官桂、炒干姜、熟艾各二钱；若先期三五日，色紫，加条芩三钱。

参苓白术散：参苓白术扁豆陈，山药莲草砂薏仁，桔梗上浮兼保肺，枣汤调服益脾神。

注：《太平惠民和剂局方》，治脾胃虚弱，饮食不进，多因少力，中满痞噫，心忪气喘，呕吐泄泻及伤寒咳噫。此药中和不热，久服养气育神，醒脾悦色，顺正辟邪。莲子肉去皮、薏苡仁、缩砂仁、桔梗炒令深黄色各一斤，白扁豆姜汁浸去皮微炒一斤半，白茯苓、人参去芦、甘草炒、白术、山药各二斤。为细末，每服二钱，枣汤调下，小儿量岁数加减。《医方集解》加陈皮，名茯苓白术散。

保胎资生丸：资生丸内四君全，薏芡山楂扁莲连，藿麦桔泻陈薯蔻，脾虚湿热补清安。

注：《先醒斋医学广笔记》，妊娠三月，阳明脉养胎，阳明脉衰，胎无所养，故胎堕也，服资生丸。人参人乳浸饭上蒸烘干三两，白术三两，白茯苓细末水澄蒸、晒干入人乳再蒸晒干一两半，广陈皮去白略蒸二两，山楂肉蒸二两，甘草去皮蜜炙五钱，怀山药切片炒一两半，川黄连如法炒七次三钱，薏苡仁炒三次一两半，白扁豆炒一两半，白豆蔻仁不可见火三钱五分，藿香叶不见火五钱，莲肉去心炒一两半，泽泻切片炒三钱半，桔梗米泔浸去芦蒸五钱，芡实粉炒黄一两五钱，麦芽炒研磨取净面一两。细末炼蜜丸如弹子大，每丸重二钱，用白汤或清米汤、橘皮汤、炒砂仁汤嚼化下。

归脾汤：归脾汤中参术芪，归草茯神远志随，枣仁木香龙眼肉，煎入姜枣益心脾，劳倦伤脾瘀不寐，脾不统血此方医。

注：《严氏济生方》，治思虑过度，劳伤心脾，健忘怔忡。白术、茯神去木、黄芪去芦、龙眼肉、酸枣仁炒去壳各一两，人参、木香不见火各半两，甘草炙二钱半，当归、远志蜜炙各一钱。㕮咀，每服四钱，水一盏半，

生姜五片,枣子一枚,煎至七分,去滓温服,不拘时候。

内补黄芪汤:内补黄芪用八珍,去术加桂麦冬远,补气补血生津液,生肌长肉也安神。

注:《外科发挥》,治溃疡作痛,倦怠少食,无睡自汗,口干或发热,久不愈。黄芪盐水拌炒、麦门冬去心、熟地黄酒拌、人参、茯苓各一钱,甘草炙、白芍药炒、远志去心炒、川芎、官桂、当归酒拌各五分。作一剂,水一盅,姜三片,枣一枚,煎八分,食远服。

补肺汤:补肺汤内参芪桑,地麦五味紫菀尝,干咳无痰肺虚热,补土生金效法彰。

注:《妇人大全良方》,治劳嗽。桑白皮、熟地黄各二两,人参去芦、紫菀、黄芪、川五味子各一两。为细末,每服二钱,水一盏,煎至七分,入蜜少许,食后温服。

人参蛤蚧散:人参蛤蚧治虚痨,喘咳痰血烦热潮,桑皮二母杏苓草,若非虚热慎勿调。

注:《卫生宝鉴》,治三二年间肺气上喘咳嗽,咯唾脓血,满面生疮,遍身黄肿。蛤蚧一对全者河水浸五宿逐日换水洗去腥酥炙黄色、杏仁去皮尖炒、甘草炙各五两,知母、桑白皮、人参、茯苓去皮、贝母各二两。为末,净瓷合子内盛,每日用如茶点服,永除神效。

百合固金汤:百合固金二地黄,玄参贝母桔甘藏,麦冬芍药当归配,喘咳痰血肺受殃。

注:《医方集解》引赵蕺庵方,治肺伤咽痛,喘嗽痰血。生地黄二钱,熟地黄三钱,麦冬一钱半,百合、芍药炒、当归、贝母、生甘草各一钱,玄参、桔梗各八分。此手太阴、足少阴药也。

四阴煎:景岳妙立四阴煎,保肺清金治火炎,生地白芍麦冬草,沙参百合茯苓添。

注:《景岳全书》,此保肺清金之剂,故曰四阴,治阴虚劳损,相火炽盛,津枯烦渴,咳嗽吐衄多热等证。生地二三钱,麦冬二钱,白芍药二钱,百合二钱,沙参二钱,生甘草一钱,茯苓一钱半。水二盅,煎七分,食远服。

人参固本丸:人参固本治虚劳,天冬麦冬润肺燥,生熟二地滋肾水,参扶脾胃助中焦。

注:《简易方》引《叶氏录验方》,生地黄洗、熟地黄洗再蒸、天门冬

去皮、麦门冬去心各一两，人参半两。研末，炼白蜜和丸，如梧桐子大，每服三十丸，空心，温酒或盐汤热汤送下。《医方集解》此手太阴、足少阴药也。《饲鹤亭集方》治肺痨虚热，真阴亏损，咳嗽失血，自汗盗汗，水泛为痰。

生脉散：生脉虚烦最神奇，麦冬五味人参齐，中暑汗出元气损，肺弱气喘虚脱宜。

注：《医学启源》，麦门冬，气寒，味微苦甘，治肺中伏火，脉气欲绝，加五味子、人参二味，为生脉散，补肺中元气不足，须用之。《内外伤辨惑论》，夫脾胃虚弱之人，遇六七月霖雨，诸物皆润，人汗沾衣，身重短气，更逢湿旺助热为邪，西北二方寒清绝矣，人重感之，则骨乏无力，其形如梦寐间，蒙蒙如烟雾中，不知身所有也。圣人立法，夏月宜补者，补天真元气，非补热火也，夏食寒者是也，故以人参之甘补气，麦门冬苦寒泄热补水之源，五味子之酸清肃燥金，名曰生脉散，孙真人云五月常服五味子以补五脏之气，亦此意也。《景岳全书》引《医录》生脉散，治热伤元气，肢体倦怠，气短口渴，汗出不止，或金为火制，水失所生，而致咳嗽喘促，肢体痿弱，脚软眼黑等症，人参五钱，麦门冬、五味子各三钱，水煎服。《遵生八笺》，三伏时，用门冬、五味子、人参泡汤代茶，谓之参麦散，消渴生津。

（四）安神类

酸枣仁汤：枣仁先煮煎成汤，茯神知母佐之良，川芎甘草相调剂，服后安然入睡乡。

注：《金匮要略》，酸枣仁二升，甘草一两，知母二两，茯苓二两，川芎二两。以水八升，煮酸枣仁得六升，内诸药，煮取三升，分温三服。

朱砂安神丸：安神丸用地草归，黄连蜜丸朱砂衣，烦乱懊恼神不静，怔忡不寐此方施。

注：《医学发明》，脾胃气虚不能升浮，为阴火伤其升发之气，营血大亏，营气不营，阴火炽盛，是血中伏火日渐煎熬，血气日减，心包与心主血，血减则心无所养，致使心乱而烦，病名曰悗；悗者，心惑而烦闷不安也，故加辛温甘温之剂生阳，阳生则阴长，或曰甘温何能生血？云：仲景之法，血虚以人参补之，阳旺则能生阴血，更加当归和之，又宜加黄柏以救肾水，能泻阴中之伏火，如烦犹不止，少加生地黄，补肾水，水旺而心火自降，如气浮心乱，以朱砂安神丸镇固之则愈。朱砂半两另研水飞阴干秤，黄

中医学基础歌诀

连去须拣净酒洗秤六钱,炙甘草五钱半,生地黄二钱半,当归去芦二钱半。为细末,另研朱砂,水飞如尘,阴干为衣,汤浸蒸饼为丸,如黍米大,每服十五丸,津唾咽之,食后。

健脑丸:健脑丸中丹人参,五味益智菖龙齿,赭石胆星苁蓉志,柏子菊花天竺随,枸杞天麻薯琥珀,当归酸枣正相宜。

注:《卫生部颁布药品标准·中药成方》,健脑益智,养心安神,用于用脑过度,记忆衰退,神经衰弱,头晕目眩,惊悸失眠,心烦易倦,畏寒体虚,身亏腰痛及老年痴呆等症。当归、天竺黄、肉苁蓉盐炙、龙齿煅、山药、琥珀、五味子酒蒸、天麻、柏子仁炒、丹参、益智仁盐炒、人参、远志甘草水炙、菊花、九节菖蒲、赭石、胆南星、酸枣仁炒、枸杞子,研碎制水丸,每10粒重1.5克,一次5粒,一日2~3次,饭后口服。

状元丸:宁神定志状元丹,善治健忘日诵千,参归神枣柏远志,菖麦玄朱用桂圆,生地金箔猪心血,胸藏万卷不费难。

注:《万病回春》,专补心生血,宁神定志,清火化痰,台阁勤政,劳心灯窗,读书辛苦,并健忘怔忡不寐及不善记而多忘者,服之能日诵千言,胸藏万卷,神效。人参二钱,白茯神去皮木、当归酒洗、酸枣仁炒各三钱,麦门冬去心、远志去心、龙眼肉、生地黄酒洗、玄参、朱砂、石菖蒲去毛(一寸九节者佳)各三钱,柏子仁去油二钱。为细末,猪心血为丸,如绿豆大,金箔为衣,每服二三十丸,糯米汤送下。

孔圣枕中丹:孔圣枕中治善忘,龙龟远志九节菖,等分为末酒调下,益智聪明常服良。

注:《备急千金要方》名孔子大圣智枕中方,龟板、龙骨、远志、菖蒲,等分,治下筛,酒服方寸匕,日三,常服令人大聪。

(五) 补阴类

地黄丸:六味地黄入肾肝,山药萸丹泽苓丸。加入知柏名八味,阴虚火旺可煎餐。若加麦味长寿丹,养阴润肺消渴痊。杞菊加入本方内,养肝明目滋水源。归芍加给六味汤,滋血润燥莫可言。

注:《小儿药证直诀》,治肾怯失音,囟开不合,神不足,目中白睛多,面色㿠白。熟地黄八钱,山茱萸、干山药各四钱,泽泻、牡丹皮、茯苓去皮各三钱。为末,炼蜜丸,如梧桐子大,空心温水化下三丸。知柏地黄丸,又名知柏八味丸,即六味地黄丸加知母、黄柏,出自《医宗金鉴》,治阴虚火

旺；麦味地黄丸，又名八仙长寿丸，即六味地黄丸加麦冬、五味子，出自《医级》，治肺肾阴虚咳喘；杞菊地黄丸，即六味地黄丸加枸杞子、菊花，出自《医级》，治肝肾阴虚诸症。

左归饮：左归饮治肾水衰，萸地薯杞草苓偕。烦热玄麦血滞丹，阴虚不宁女贞全，上虚下实牛膝味，血虚血燥当归添。

注：《景岳全书》，此壮水之剂也，凡命门之阴衰阳盛者，宜此方加减主之。熟地二三钱或加至一二两，山药二钱，枸杞二钱，炙甘草二钱，茯苓一钱半，山茱萸一二钱（畏酸者少用之）。水二盅，煎七分，食远服；肺热而烦者，加麦冬二钱；血滞者，加丹皮二钱；心热而躁者，加玄参二钱……阴虚不宁者，加女贞子二钱；上实下虚者，加牛膝二钱以导之；血虚二燥滞者，加当归二钱。

增液汤：鞠通立下增液汤，津枯便闭热邪伤，麦冬生地玄参等，增水行舟法度良。

注：《温病条辨》，阳明温病，无上焦证，数日不大便，当下之，若其人阴素虚，不可行承气者，增液汤主之。增液汤方，咸寒苦甘法，玄参一两，麦冬连心八钱，细生地八钱。水八杯，煮取三杯，口干则与饮令尽，不便再作服。

益胃汤：益胃汤功养胃阴，冰糖玉竹辽沙参，麦冬生地同煎服，温病必须顾虑津。

注：《温病条辨》，阳明温病，下后汗出，当复其阴，益胃汤主之。益胃汤方甘凉法，沙参三钱，麦冬五钱，冰糖一钱，细生地五钱，玉竹炒香一钱五分。水五杯，煮取二杯，分二次服，渣再煮一杯服。

养阴清肺汤：养阴清肺气热伤，增液汤中草芍加，丹薄贝母共煎入，阴热白喉此方佳。

注：《重楼玉钥》，喉间起白如腐一症……惟小儿尤甚，且多传染，一经误治，遂至不救……缘此症发于肺肾，凡本质不足者，或遇燥气流行，或多食辛热之物，感触而发，初起者发热，或不发热，鼻干唇燥，或咳或不咳，鼻通者轻，鼻塞者重，音声清亮气息调匀易治，若音哑气急即属不治……经治之法，不外肺肾，总要养阴清肺，兼辛凉而散为主。大生地二钱，麦冬一钱二分，生甘草五分，玄参一钱半，贝母八分去心，丹皮八分，薄荷五分，炒白芍八分。水煎服。

首乌延寿丹：首乌延寿用豨莶，菟丝双桑女贞全，白蜜忍冬杜牛地，金樱旱莲芝麻餐，此丹效果凭提炼，不寒不燥寿延年。

注：《世补斋医书》，凡夕肥今瘦，不耐烦劳，手足畏冷，腰膝酸软，筋络拘挛，健忘不寐，口流涎沫，泾溲频数，阳痿不举，其脉沉小者，皆阴竭而血不充，热甚而水易沸，阳蓄于内，不达于外……惟董文敏所传延寿丹一方最为无弊。何首乌七十二两，豨莶草十六两，菟丝子十六两，杜仲八两，牛膝八两，女贞子八两，霜桑叶八两，忍冬藤四两，生地四两，桑椹膏一斤，黑芝麻膏一斤，金樱子一斤，墨旱莲膏一斤。酌加炼熟白蜜捣丸。

大补阴丸：大补阴丸治水亏，阴虚火亢力能医，地黄知柏兼滋降，龟板潜镇方丹溪。再加归芍干姜橘，牛膝虎胫锁阳随，丸以九蒸羯羊肉，虎潜治痿效神奇。

注：《丹溪心法》名大补丸，降阴火，补肾水。黄柏炒褐色、知母酒浸炒各四两，熟地酒蒸、龟板酥炙各六两。为末，猪脊髓蜜丸，服七十丸，空心盐白汤下……补阴丸，黄柏半斤盐酒炒，知母酒浸炒、熟地黄各三两，龟板四两酒浸炙，白芍炒、陈皮、牛膝各二两，锁阳、当归各一两半，虎骨一两酒浸酥炙。为末，酒煮羊肉和丸，每服五十丸，盐汤下；冬，加干姜半两。

滋阴大补丸：滋阴丸中六味方，去苓减丹膝茴添，杞杜远味苁蓉戟，菖蒲枣肉蜜为丸。

注：《医方考》，熟地黄二两，川牛膝、山药各一两五钱，山茱萸肉、杜仲姜汁炒去丝、白茯苓、巴戟天去心、五味子炒、小茴香炒、肉苁蓉、远志去心各一两，石菖蒲、枸杞子各五钱，红枣肉为丸。此阴阳平补之剂也。地黄、牛膝、杜仲、山萸、五味、枸杞，滋阴药也；巴戟、苁蓉、茴香、远志、石蒲、山药、茯苓、红枣，养阳药也；滋阴者润而不寒，养阳者温而不热，丹溪翁立方之稳，大都如此，中年之人，服之殊当。

（六）补阳类

金匮肾气丸：金匮肾气壮肾阳，六味丸中桂附添，腰膝无力小便频，引火归元命门藏，济生加入车牛膝，二便通调肿胀痊，若加鹿茸蒸五味，丸名十补助肾阳。

注：《金匮要略》，干地黄八两，山药四两，山茱萸四两，泽泻三两，茯苓三两，牡丹皮三两，桂枝一两，附子一两炮。末之，炼蜜和丸，梧子大，酒下十五丸，加至二十五丸，日再服。济生肾气丸，出自《严氏济生

方》，即金匮肾气丸加川牛膝、车前子，治肾虚腰重脚重，小便不利。附子炮二两，白茯苓去皮、泽泻、山茱萸取肉、山药炒、车前子酒蒸、牡丹皮去木各一两，官桂不见火、川牛膝去芦酒浸、熟地黄各半两。为细末，炼蜜为丸，如梧桐子大，每服七十丸，空心米饮下。十补丸，出自《严氏济生方》，即金匮肾气丸加鹿茸、五味子，治肾脏虚弱，面色黧黑，足冷足肿，耳鸣耳聋，肢体羸瘦，足膝软弱，小便不利，腰脊疼痛，但是肾虚之症皆可服之，附子炮去皮脐、五味子各二两，山茱萸取肉、山药锉炒、牡丹皮去木、鹿茸去毛酒蒸、熟地黄洗酒蒸、肉桂去皮不见火、白茯苓去皮、泽泻各一两。为细末，炼蜜为丸，如梧桐子大，每服七十丸，空心，盐酒盐汤任下。

右归丸：右归专治命火衰，熟地薯蓣杜杞斋，鹿胶归菟附子桂，温肾助阳命火来。

注：《景岳全书》，治元阳不足，或先天禀衰，或劳伤过度，以致命门火衰，不能生土，而为脾胃虚寒，饮食少进，或呕恶膨胀，或翻胃噎膈，或怯寒畏冷，或脐腹多痛，或大便不实，泻痢频作，或小水自遗，虚淋寒疝，或寒侵溪谷而肢节痹痛，或寒在下焦而水邪浮肿，总之，真阳不足者，必神疲气怯，或心跳不宁，或四肢不收，或眼见邪祟，或阳衰无子等症，俱速宜益火之源，以培右肾之元阳，二神气自强矣，此方主之。大怀熟八两，山药炒四两，山茱萸微炒三两，枸杞微炒四两，鹿角胶炒珠四两，菟丝子制四两，杜仲姜汁炒四两，当归三两（便溏勿用），肉桂二两渐可加至四两，制附子自二两渐可加至五六两。将熟地蒸烂杵膏，加炼蜜丸，如弹子大，每嚼服二三丸，以滚白汤送下。

大造丸：河车大造膝苁蓉，天冬二地杜柏临，五味锁阳杞当归，真元虚弱此方宗。

注：《绛雪园古方选注》，紫河车一具（用米泔水浸逾时轻轻摆开，换水洗洁，净白如杨妃色者佳，用竹器盛于长流水内浸一刻取生气，提回再入川椒汤内一过，以铅罐封固，隔汤煮一伏，取出，先倾汁入药，用石臼木椎捣极匀入后药），熟地（以生地五两，砂仁一两二钱，茯苓切块四两，绢袋盛入瓦罐，酒煮七次，去砂、苓，晒干）二两，生地一两五钱，淡天门冬七钱（去心，清水浸五日，晒干），当归七钱，枸杞子一两五钱，牛膝七钱酒拌蒸，五味子七钱，淡苁蓉七钱（去甲，切片，浸去白膜，以淡为度，晒干），黄柏七钱盐水炒，锁阳七钱酒净，生杜仲一两另磨去绵。为末，河

车捣，量加炼蜜为丸，每服三钱，清晨百滚汤送下。大造者，其功之大，有如再造，故名。括苍吴球宗丹溪之旨，创立大造丸，世咸遵之。第药品配合，未臻玄奥，余即参丹溪潜阴之法，而为损益焉，上能金水相生，下可肝肾同治，潜阴固阳，功倍原方。

龟鹿二仙胶：龟鹿二仙最守真，补人三宝精气神，人参枸杞龟鹿胶，益寿延年是佳珍。

注：《医方考》，鹿角血取者十斤，龟板五斤，枸杞子三十两，人参十五两。用铅坛如法熬胶，将鹿角锯截，刮净，水浸，桑柴火熬炼成胶，再将人参、枸杞熬膏和入，初服酒化钱半，渐加至三钱，空心下。精极者，梦泄遗精，瘦削少气，目视不明，此方主之。精气神，有身之三宝也，师曰精生气、气生神。是以精极则无以生气，故令瘦削少气，气少则无以生神，故令目视不明。龟鹿禀阴气之最完者，其角与板，又其身聚气之最胜者，故取其胶以补阴精，用血气之属剂而补之，所谓补以类也；人参善于固气，气固则精不遗；枸杞善于滋阴，阴滋则火不泻。此药行则精日生，气日壮，神日旺矣。

斑龙丸：斑龙丸用鹿胶霜，苓柏菟脂熟地黄，等分为丸酒化服，玉龙关下补元阳。

注：《医学正传》引《青囊集方》，治真阴虚损，老人虚人常服，延年益寿。鹿角胶炒成珠子、鹿角霜、菟丝子酒浸研细、柏子仁取仁洗净、熟地黄各半斤，白茯苓、补骨脂各四两。磨为细末，酒煮米糊为丸，或以鹿角胶入好酒烊化为丸，如梧桐子大，每服五十丸，空心姜盐汤下。昔蜀中有一老人货此药于市，自云寿三百八十岁矣，每歌曰尾闾不禁沧海竭，九转金丹都谩说，唯有斑龙顶上珠，能补玉堂关下阙，当时有学其道者，传得此方。

七宝美髯丹：七宝美髯用首乌，菟丝茯苓怀牛膝，枸杞补骨当归配，专益肝肾精血虚。

注：《医方集解》引邵应节方，治气血不足，羸弱周痹，肾虚无子，消渴淋沥，遗精崩带，痈疮痔肿等症。何首乌大者赤白各一斤（去皮，切片，黑豆拌，九蒸九晒），白茯苓乳拌、牛膝酒浸（同首乌第七次蒸至第九次）、当归酒洗、枸杞酒浸、菟丝子酒浸蒸各半斤，补骨脂黑芝麻拌炒四两净。蜜丸，盐汤或酒下，并忌铁器，此足少阴、厥阴药也。

还少丹：还少温调脾肾寒，萸薯苓地杜牛餐，苁蓉楮实茴巴远，枸杞菖蒲味蜜丸。

注：《医方集解》引《杨氏家藏方》，治脾肾虚寒，血气羸乏，不思饮食，发热盗汗，遗精白浊，肌体瘦弱，牙齿浮痛等症。熟地黄二两，山药、牛膝酒浸、枸杞酒浸各一两半，山茱肉、茯苓乳拌、杜仲姜汁炒断丝、远志去心、五味子炒、楮实酒蒸、小茴香炒、巴戟天酒浸、肉苁蓉酒浸各一两，石菖蒲五钱。加枣肉蜜丸，盐汤或酒下。一方茯苓换茯神，加川续断，名打老儿丸。此手足少阴、足太阴药也。

王母桃：王母桃治脾肾衰，地术首乌杞戟偕，炼蜜为丸龙眼大，服后生精命不衰。

注：《景岳全书》，培补脾肾，功力最胜。白术（用冬术腿片味甘者佳，苦者勿用。以米泔浸一宿，切片，炒）、大怀熟蒸捣各等分，何首乌九蒸、巴戟甘草汤浸剥炒、枸杞子三味减半。为末，炼蜜捣丸，龙眼大，每用三四丸，饥时嚼服，滚汤送下。

蟠桃果：蟠桃果内芡实莲，枣肉胡桃熟地添，遗精早泄阳痿证，大小茴香猪肾全。

注：《景岳全书》，治遗精虚弱，补脾滋肾最佳。芡实一斤炒，莲肉去心一斤，胶枣肉一斤，熟地一斤，胡桃肉去皮二斤。猪腰六个，掺大茴香蒸极熟，去筋膜，同前药末捣成饼，每日服二个，空心食前用滚白汤或好酒一二盏送下。

凤髓膏：凤髓膏用参苓桃，山药杏酥白蜜调，脾肾虚弱滋补剂，此膏须按规矩熬。

注：《证治汇补》引《医宗金鉴》方，人参四两，山药四两，白茯苓去皮四两，胡桃肉四两，杏仁去皮尖四两，酥油四两，白沙蜜一斤。将人参三味为细末，次将胡桃、杏仁捣一处，再将油、蜜化开，瓷器内搅匀，竹叶封固，大锅内五七分水煮沸成膏，每服三钱，好酒下。

补天大造丸：补天大造紫河车，长寿丸纳虎鹿苁，天冬归菟牛膝龟，补骨杜仲枸杞盟，诸虚百损皆可治，五劳七伤养血精，炼蜜为丸梧子大，加入人参更有功。

注：《证治汇补》，补诸虚百损，五劳七伤，阴精干涸，阳事痿弱，能生精养血，益气安神，顺畅三焦，培填五脏，聪耳明目，益智宁神，乌须黑发，固齿牢牙，润肌肤，壮筋骨，除腰痛，健步履，却诸疾，不寒不燥，诚补养之圣药也。紫河车一具（长流水洗净，用乌铅匣，拌蜂蜜八两藏入匣中，仍将匣口烙没，隔水煮一炷香，候冷开出，石臼中捣烂，拌入诸药末中

捶千下，烘脆重磨），嫩鹿茸酥炙二两，虎胫骨酥炙二两，大龟板酥炙二两，怀生地九蒸九晒八两，怀山药四两，泽泻去毛三两，白茯苓去皮、乳汁拌、晒干三次三两，牡丹皮去骨酒洗三两，山茱萸酒洗去核四两，天门冬去心三两，麦门冬去心三两，辽五味三两，枸杞子四两，补骨脂盐酒炒二两，当归身酒洗四两，菟丝子酒煮三两，怀牛膝去芦酒洗三两，川杜仲去皮酒炒三两，肉苁蓉酒浸三两。磨细末，入炼蜜为丸，如梧桐子大，每服百丸，空心温酒下，盐汤亦可，加人参尤捷。

三才大补膏：三才大补天地人，生地枸杞与麦冬，牛膝首乌法精炼，滋润肺肾益脾宫。

注：《古今医鉴》引刘太府方，生地黄一斤，熟地黄一斤，天门冬四两，麦门冬四两，人参四两，甘枸杞四两，牛膝四两，何首乌八两。哎咀，勿犯铁器，同入大砂锅内，用水二十碗，煎至七碗，取汁别贮；药渣如前再煮九次，共得汁七十碗，滤渣极净；别用中等砂锅，入汁七碗，慢火煎熬，耗汁一碗，方添一碗，六十三碗皆添尽，则汁已浓矣，盖只得汁六碗；却用山白蜜去蜡，可一斤半，同前药入砂锅内，重汤煮汁，滴水不散，则成膏矣。瓷罐盛之，埋土中七日，取出，如前再煮一昼夜，再埋一宿，乃分贮小罂内封固，自煎至煮，但用桑柴火，药本寻常，妙在火候。不拘时以醇酒调服，味美而功多。若惩忿窒欲之人，又深居简出，时服此膏，亦可以善其天年矣。天地人，指天冬、熟地、人参。

延龄益寿丹：真人延寿补心血，壮阳生精乌髭发，二冬辰砂与二地，补骨核桃杜牛杞，知柏茯苓茯神远，椒乳小茴盐巴戟，黄精首乌当归芎，旱莲菖蒲蜜为丸，空心盐汤或酒下，返老还童延寿龄。

注：《摄生众妙方》引季全真方，能存精固气，通达二十四经脉、三百六十骨节，灌注一身毛窍，使肾水满而养精，精能养气，气能满而养神，神能满而养身，服之半月，精满气盈，元气壮胜，武火下降，相火自灭，阳消阴长，滋益肾水，能补丹田，滑泽皮肤，百战百胜；男人精冷、绝阳而补兴，妇人胎寒、绝阴而补孕，服之一月，白发返黑，面如童颜，此道不可述尽。何首乌四两（竹刀去皮，切片，用黑豆九蒸九晒后，用人乳拌一次），当归一两酒洗净，知母二两炒去毛，川芎一两，杜仲（去粗皮，姜汁炒去丝）二两，白茯苓一两去皮，青盐一两，茯神一两去皮心，远志一两去芦心甘草煎水浸半日，川椒一两（去目出汗，留红皮，去白肉），牛膝酒洗一两，朱砂一两研碎打零炒，蜜一斤炼过镜光止，姜汁二两，黄柏二两（去

皮，酒浸，日晒夜浸），补骨脂酒洗、小茴香去土盐水洗炒黄各一两，天门冬去心一两，麦门冬去心一两，核桃肉四两去油炒黄，旱莲四两水煎五滚，石菖蒲盐洗将炒一两，生地黄酒洗一两，熟地黄酒洗一两，石乳去油一两，川巴戟酒洗净一两，山精四两（用米泔水三两，碗浸半日，竹刀刮去粗皮，烂的不要，要选好的，切碎，捣烂，放砂锅内，水三碗煎至锅内汁干取出。砂锅内浸，要换米泔水一二次，然后酒煎成膏，同旱莲汁、姜汁拌诸药末）。炼蜜为丸，如梧桐子大，每服七十九，早晚盐汤任下，不饮酒白汤送下，一月见效。

神仙既济丹：神仙既济补虚劳，添精益髓壮阳宝，巴戟苓茴石菖蒲，天冬二地薯萸参，知柏杞菊麦味丸，杜牛远菟苁蓉添，地橘龙归栀枣蜜，空心盐汤运数钱，不寒不热滋温补，延年益寿此方餐。

注：《古今医鉴》引少保刘公方，专补诸虚百损，五劳七伤，滋肾水，降心火，补脾土，添精髓，益气和血，壮筋骨，润肌肤，聪耳明目，开心益智，强阴壮阳，延年益寿；此药性气温而不热，清而不寒，久服则坎离相济，阴阳协和，火不炎而神自清，水不渗而精自固，此平补之圣药也。山药酒蒸三两，牛膝酒洗三两，杜仲酥炙二两，巴戟汤泡二两，五味子二两，白茯苓二两，枸杞酒洗二两，小茴盐水炒二两，苁蓉酒洗二两，山茱萸酒蒸去核晒干二两，石菖蒲去毛二两，远志甘草水泡去骨晒干二两，黄柏酒炒四两，知母去毛酒炒二两，生地酒蒸二两，熟地酒蒸二两，麦冬去心二两，人参去芦二两，菟丝子酒煮烂捣成饼焙干二两。甘菊酒洗二两，山栀子炒黑二两，广橘红一两，天冬汤泡二两，当归酒洗二两，龙骨火过二两。为末，炼蜜和枣肉为丸，如梧桐子大，每服七八十九，空心淡盐汤送下。《北京市中药成方选集》，杜仲炭二十两，熟地二十两，小茴香炒二十两，天冬二十两，盐知母二十两，茯苓二十两，菊花二十两，九菖蒲二十两，菟丝子二十两，麦冬二十两，当归二十两，栀子炒二十两，生地二十两，远志炙二十两，苁蓉炙二十两，人参去芦二十两，巴戟肉二十两，龙骨煅二十两，五味子炙二十两，山茱萸炙二十两，山药三十两，枸杞子二十两，牛膝三十两，陈皮十两，盐黄柏四十两。为细末，炼蜜为丸，每丸重三钱，每服一丸，温开水送下，一日两次。

## 八、祛风之剂

小续命汤：小续命汤千金方，邪中经络此方良，麻杏桂心通营卫，参草芎芍气血宣，风淫防风湿淫己，黄芩热淫附子寒，春夏石膏知母入，秋冬桂附寒倍姜。

注：《备急千金要方》，治卒中风欲死，身体缓急，口目不正，舌强不能语，奄奄忽忽，神情闷乱，诸风服之皆验，不令人虚方。麻黄、防己、人参、黄芩、桂心、甘草、芍药、川芎、杏仁各一两，附子一枚，防风一两半，生姜五两。㕮咀，以水一斗二升，先煮麻黄三沸去沫，内诸药，煮取三升，分三服，甚良，不瘥更合三四剂，必佳，取汗随人风轻重虚实也。

大秦艽汤：大秦艽汤用八珍，去参羌独芷细辛，石膏防芩生姜引，中风瘫痪服多灵。

注：《素问病机气宜保命集》，中风外无六经之形证，内无便溺之阻格，知血弱不能养筋，故手足不能运动，舌强不能言语，宜养血而筋自荣，大秦艽汤主之。秦艽三两，甘草二两，川芎二两，当归二两，白芍二两，细辛半两，川羌活、防风、黄芩各一两，石膏二两，吴白芷一两，白术一两，生地黄一两，熟地黄一两，白茯苓一两，川独活二两。锉，每服一两，水煎去滓，温服无时，如遇天阴加生姜煎，如心下痞每两加枳实一钱同煎。

资寿解语汤：资寿解语用羌防，羚羊天麻桂附姜，竹沥枣仁甘草配，中风不语细端详。

注：《杂病源流犀烛》，暴喑维何？其人平素肾必虚，又为厉风所伤，故语言謇涩而喑痖，其所以与中风语涩异者，以此必足胫枯细缓弱，或耳聋，或腰背相引痛，经所谓肾气内夺，则舌喑足废者是也，宜肾沥汤、地黄饮子、清神解语汤、资寿解语汤……羚羊角、桂枝各一钱，羌活、甘草各七分半，防风、附子、枣仁、天麻各五分，竹沥五匙，姜汁一匙。此方专治风中心脾，舌强不语。心之别脉，系于舌本，脾脉亦挟咽，连舌本，散舌下也。

通窍汤：通窍羌防藁芷芎，苍葛二麻草椒辛，伤风感冒流清涕，鼻塞声重一扫清。

注：《万病回春》，治感冒风寒，鼻塞声重流清涕。防风、羌活、藁本、升麻、干葛、川芎、苍术、白芷各一钱，麻黄、川椒、细辛、甘草各三分。

上锉一剂，姜三片，葱白三根，水煎热服。

川芎茶调散：川芎茶调用荆防，辛芷薄荷甘草羌，目昏鼻塞风攻上，偏正头痛服安康。

注：《太平惠民和剂局方》，治丈夫、妇人诸风上攻，头目昏重，偏正头疼，鼻塞声重；伤风壮热，肢体烦疼，肌肉蠕动，膈热痰盛；妇人血风攻注，太阳穴疼，但是感风气，悉皆治之。薄荷不见火八两，川芎、荆芥去梗各四两，细辛去芦一两，防风去芦一两半，白芷、羌活、甘草熰各二两。为细末，每服二钱，食后清茶调下，常服清头目。

清震汤：古法河间清震汤，苍术升麻荷叶佳，雷头风病头鸣响，壮热憎寒面目胀。

注：《医方集解》引刘河间方，治雷头风，头面疙瘩肿痛，憎寒壮热，状如伤寒。升麻、苍术五钱，荷叶一枚。此足阳明经药也。

消风养血汤：消风养血芎归防，蔓菊荆芷芍麻黄，草石决明桃红配，时行赤眼效力彰。

注：《医方考》，荆芥、蔓荆子、菊花、白芷、麻黄去节、桃仁去皮尖、红花酒炒、防风、川芎各五分，当归酒洗、草决明、石决明、白芍药酒炒、甘草各一钱。眼痛赤肿者，此方主之。痛者邪气实也，赤者风热伤血也，肿者，风热注之也。是方也，荆芥、菊花、蔓荆、白芷、麻黄、防风、川芎可以消风，亦可以去热，风热去则赤肿去矣；桃仁、红花、当归、芍药、草石决明可以消瘀，可以养血，亦可以和肝，瘀消则不痛，养血和肝则复明。乃甘草者，和诸药而调目气也。

活络丹：活络丹中胆南星，二乌乳没佐地龙，酒丸酒下能通络，风血痰涎寒闭攻。

注：《太平惠民和剂局方》，治丈夫元脏气虚，妇人脾血久冷，诸般风邪湿毒之气，留滞经络，流注脚手，筋脉挛拳，或发赤肿，行步艰辛，腰腿沉重，脚心吊痛，及上冲腹胁膨胀，胸膈痞闷，不思饮食，冲心闷乱，及一切痛风走注，浑身疼痛。川乌炮去皮脐、草乌炮去皮脐、地龙去土、天南星炮各六两，乳香研、没药研各二两二钱。为细末，入研药和匀，酒面糊为丸，如梧桐子大，每服二十丸，空心，日午冷酒送下，荆芥茶下亦得。

独活寄生汤：独活寄生八珍选，辛防芄桂牛膝全，补气活血祛风湿，寒痹顽麻屈能展。

注：《太平惠民和剂局方》，治肾气虚弱，腰背疼痛，此病因卧冷湿地

中医学基础歌诀

当风所得，不时速治，流入脚膝，为偏枯冷痹，缓弱疼重；或腰痛脚重、挛痹，宜急服此。独活三两，桑寄生、当归酒浸焙干、白芍药、熟地黄酒浸蒸、牛膝去芦酒浸、细辛去苗、白茯苓去皮、防风去芦、秦艽去土、人参、桂心不见火、川芎、杜仲制炒断丝、甘草炙各二两。锉散，每服四大钱，水一盏半，煎七分，去滓，空心服。去寄生，加黄芪、续断，名三痹汤，出自《妇人大全良方》，治血气凝滞，手足拘挛、风痹、气痹等疾皆疗。川续断、杜仲去皮切姜汁炒、防风、桂心、华阴细辛、人参、白茯苓、当归、白芍药、甘草各一两，秦艽、生地黄、川芎、川独活各半两，黄芪、川牛膝各一两。㕮咀为末，每服五钱，水二盏，姜三片，枣一枚，煎至一盏，去滓热服，无时候，但腹稍空服。

蠲痹汤：蠲痹汤治风气痹，羌防草芍共归芪，姜黄姜枣同煎服，体痛筋挛手足痿。

注：《杨氏家藏方》，治风湿相搏，身体烦疼，项臂痛重，举动艰难，及手足冷痹，腰腿沉重，筋脉无力。当归去土酒浸一宿、羌活去芦头、姜黄、白芍药、黄芪蜜炙、防风去芦头各一两半，甘草半两炙。㕮咀，每服半两，水二盏，生姜五片，同煎至一盏，去滓温服，不拘时候。

三生饮：三生饮用乌附星，理气化痰木香增，参汁对调宗薛氏，卒中痰迷皆服灵。

注：《太平惠民和剂局方》，治卒中，昏不知人，口眼㖞斜，半身不遂，咽喉作声，痰气上壅；无问外感风寒，内伤喜怒，或六脉沉伏，或指下浮盛，并宜服之；兼治痰厥、气厥，及气虚眩晕，大有神效。南星生用一两，木香一分，川乌生去皮、附子生去皮各半两。㕮咀，每服半两，水二大盏，姜十五片，煎至八分，去滓，温服，不拘时候。川乌、附子、南星均生用，故名三生。薛己《内科摘要》："夫前饮乃行经络、治寒痰之药，有斩关夺旗之功，每服必用人参两许，驾驱其邪而补助真气。否则无益，适足以取败矣。观先哲用芪附、参附等汤，其义可见。"

五虎追风散：五虎追风星蝉麻，僵蚕全虫引朱砂，连服三剂黄酒下，破伤风症一扫光。

注：《中医杂志》史传恩家传方，蝉蜕30克，制南星6克，天麻6克，全蝎7~9个，僵蚕炒7~9个。水煎服，另用朱砂1.5克，研细，以黄酒60毫升，冲服；服后五心出汗即有效，但出汗与否，应于第二日再服，连服3日。

丑宝丸：太医院传丑宝丸，清火豁痰魂魄安，牛胆雄琥黄香礞，蝉蚕猪辰犀芩添，天麻菖蒲薄荷引，疯痉癫痫常服安。

注：《古今医鉴》引太医院传方，此方治痫专攻之剂，祛风清火，顺气豁痰，益志除惊，安魂定魄，一切怔忡痛痉，难状之疾，并皆调治。牛黄五钱，琥珀一钱，辰砂一钱为衣，雄黄一钱，胆星一两，礞石五钱火煅，沉香一钱五分，犀角一钱五分，黄芩二两炒，大黄二两酒蒸，天麻五钱姜炒，石菖蒲一两，僵蚕七钱姜炒，蝉蜕五钱去足，猪心二具用血。为末，竹沥、猪心血和丸，如绿豆大，每服六七十丸，临卧薄荷汤下。

羚羊角散：羚羊角散芎归草，独活防风五加枣，杏薏茯神木香入，中风子痫可能保。

注：《严氏济生方》，治妊娠中风，头项强直，筋脉挛急，语言謇涩，痰涎不消，或发搐不省人事，名曰子痫，亦宜服之。羚羊角镑、川独活去芦、酸枣仁炒去壳、五加皮去木各半钱，薏苡仁炒、防风去芦、当归去芦酒浸、川芎、茯神去木、杏仁去皮尖各四分，木香不见火、甘草炙各二分半。㕮咀，每服四钱，水一盏，生姜五片，煎至七分，去滓温服，不拘时候。

羚角钩藤汤：俞氏羚角钩藤汤，桑菊茯神生地黄，川贝竹茹同芍草，凉肝息风效卓彰。

注：《通俗伤寒论》，凉息肝风法，羚角片一钱半先煎，霜桑叶二钱，京川贝四钱去心，鲜生地五钱，双钩藤三钱后入，滁菊花三钱，茯神木三钱，生白芍三钱，生甘草八分，淡竹茹五钱鲜制刮与羚羊角先煎代水。肝风上翔，症必头晕胀痛，耳鸣心悸，手足躁扰，甚则瘛疭，狂乱痉厥，与夫孕妇子痫，产后惊风，病皆危险……此为凉肝息风、增液舒筋之良方；然惟便通者，但用甘咸静镇、酸泄清通，始能奏效；便闭者，必须犀连承气急泻肝火以息风，庶可救危于俄顷。

镇肝熄风汤：镇肝熄风经验方，龙牡龟牛茵陈昌，赭石玄草楝冬麦，类中内风治可夸。

注：《医学衷中参西录》，治内中风证，亦名类中风，即西人所谓脑充血证，其脉弦长有力，即西医所谓血压过高，或上盛下虚，头目时常眩晕，或脑中时常作疼发热，或目胀耳鸣，或心中烦热，或时常噫气，或肢体渐觉不利，或口眼渐形㖞斜，或面色如醉，甚或眩晕，至于颠仆，昏不知人，移时始醒，或醒后不能复原，精神短少，或肢体痿废，或成偏枯。怀牛膝一两，生赭石轧细一两，生龙骨捣碎五钱，生牡蛎捣碎五钱，生龟板捣碎五

钱，生杭芍五钱，玄参五钱，天冬五钱，川楝子捣碎二钱，生麦芽二钱，茵陈二钱，甘草一钱半。水煎服。

阿胶鸡子黄汤：俞氏阿胶鸡子黄，地芍钩藤牡蛎藏，决明络石草茯神，滋阴镇痉息风彰。

注：《通俗伤寒论》，滋阴息风法，陈阿胶二钱烊冲，生白芍三钱，石决明五钱杵，双钩藤二钱，大生地四钱，清炙草六分，生牡蛎四钱杵，络石藤三钱，茯神木四钱，鸡子黄二枚先煎代水。血虚生风者，非真有风也，实因血不养筋，筋脉拘挛，伸缩不能自如，故手足瘛疭，类似风动，故名曰内虚暗风，通称肝风，温热病末路多见此症者，以热伤血液故也……此为养血滋阴。柔肝息风之良方。

加减复脉汤：阳脱阴竭复脉汤，地芍麦草阿胶麻，一甲去麻加牡蛎，二甲复脉牡鳖加，三甲龟牡鳖甲入，滋阴养肝潜镇良。

注：《温病条辨》，热邪深入，或在少阴，或在厥阴，均宜复脉，加减复脉汤方，甘润存津法。炙甘草六钱，干地黄六钱，生白芍六钱，麦冬不去心五钱，阿胶三钱，麻仁三钱。水八杯，煮取八分三杯，分三次服，剧者加甘草至一两，地黄、白芍八钱，麦冬七钱，日三夜一服；下焦温病，但大便溏者，即与一甲复脉汤，一甲复脉汤方即于加减复脉汤内，去麻仁，加牡蛎一两；热邪深入下焦，脉沉数，舌干齿黑，手指但觉蠕动，急防痉厥，二甲复脉汤主之，二甲复脉汤方，咸寒甘润法，即于加减复脉汤内，加生牡蛎五钱，生鳖甲八钱；下焦温病，热深厥甚，脉细促，心中憺憺大动，甚则心中痛者，三甲复脉汤主之，三甲复脉汤方，即于二甲复脉汤内，加生龟板一两。《温病条辨》三甲复脉汤，由《伤寒论》炙甘草汤衍化而成。炙甘草六钱，干地黄六钱，生白芍六钱，麦冬不去心五钱，阿胶三钱，生牡蛎五钱，生鳖甲八钱，生龟板一两。水煎服。

大定风珠：定风珠用三甲汤，再加五味鸡子黄，滋阴补液肝风息，共奏生津揉肝康。

注：《温病条辨》，热邪久羁，吸烁真阴，或因误表，或因妄攻，神倦瘛疭，脉气虚弱，舌绛苔少，时时欲脱者，大定风珠主之，大定风珠方，酸甘咸法。生白芍六钱，阿胶三钱，生龟板四钱，干地黄六钱，麻仁二钱，五味子二钱，生牡蛎四钱，麦冬连心六钱，炙甘草四钱，鸡子黄生二枚，鳖甲生四钱。水八杯，煮取三杯，去滓，再入鸡子黄，搅令相得，分三次服；喘加人参，自汗者加龙骨、人参、小麦，悸者加茯神、人参、小麦。

## 九、祛寒温中之剂

当归四逆汤：仲景当归四逆汤，桂枝汤内辛通加，久寒吴萸生姜入，发表温中肝病康。

注：《伤寒论》，当归三两，桂枝三两去皮，芍药三两，细辛三两，甘草二两炙，通草二两，大枣二十五枚擘。以水八升，煮取三升，去滓，温服一升，日三服。

小建中汤：小建中用桂枝汤，煎倍芍药入饴糖，中虚腹痛肝邪急，再增黄芪补力强。

注：《伤寒论》，芍药六两，桂枝三两去皮，甘草二两炙，生姜三两切，大枣十二枚擘，饴糖一升。以水七升，煮取三升，去滓，内饴，更上微火消解，温服一升，日三服。黄芪建中汤，出自《金匮要略》，即小建中汤加黄芪一两半，芍药三两。

大建中汤：大建中汤参与姜，蜀椒煎好入饴糖，胸中寒气冲皮起，呕吐频仍痛莫当。

注：《金匮要略》，蜀椒二合汗，干姜四两，人参二两。以水四升，煮取二升，去滓，内胶饴一升，微火煎取一升半，分温再服，如一炊顷，可饮粥二升，后更服，当一日食糜，温覆之。

四逆汤：四逆汤用姜附草，阴寒吐利痛莫少，脉微欲绝阳将竭，救逆回阳此方超，气虚加入人参味，治证同前功倍高。

注：《伤寒论》，附子一枚生用去皮破八片，干姜一两半，甘草炙二两。以水三升，煮取一升二合，去滓，分温再服，强人可大附子一枚，干姜三两。

理中汤：理中汤暖胃中阳，参术炙草与炮姜，呕利腹痛阴寒盛，可加附子更回阳。

注：《伤寒论》，人参、干姜、甘草炙、白术各三两，捣筛，蜜和为丸，如鸡子黄许大，以沸汤数合和一丸，研碎，温服之，日三服，夜二服；腹中未热，益至三四丸，然不及汤；汤法，以四物依两数切，用水八升，煮取三升，去滓，温服一升，日三服，服汤后如食顷，饮热粥一升许，微自温，勿发揭衣被。附子理中汤，出自《三因极一病证方论》，大附子炮去皮脐、人参、干姜炮、甘草炙、白术各等分，锉散，每服四大钱，水一盏半，煎至七

分，去滓服，不拘时候。

厚朴温中汤：厚朴温中陈草苓，干姜草蔻木香匀，生姜和胃兼除痛，胀满阴寒用却灵。

注：《内外伤辨惑论》，治脾胃虚寒，心腹胀满，及秋冬客寒犯胃，时作疼痛。厚朴姜制、陈皮去白各一两，甘草炙、草豆蔻仁、茯苓去皮、木香各五钱，干姜七分。为粗散，每服五钱匕，水二盏，生姜三片，煎至一盏，去滓温服，食前。

真武汤：真武汤壮肾中阳，芍药茯苓术附姜，少阴腹痛寒水气，悸眩瞤惕保安康。

注：《伤寒论》，茯苓三两，芍药三两，白术二两，生姜三两切，附子一枚炮去皮破八片。以水八升，煮取三升，去滓，温服七合，日三服。

附子汤：附子汤里用人参，真武除姜本方成，少阴背寒身体痛，手足不温服安宁。

注：《伤寒论》，附子二枚炮去皮破八片，茯苓三两，人参二两，白术四两，芍药三两。以水八升，煮取三升，去滓，温服一升，日三服。

回阳救急汤：回阳救急用六君，桂附干姜五味群，加麝三厘增减用，三阴寒厥此方统。

注：《伤寒六书》，治寒邪直中阴经真寒证，初病起，无身热，无头疼，只恶寒，四肢厥冷，战栗腹疼，吐泻不渴，引衣自盖，蜷卧沉重，或手指甲唇青，或口吐涎沫，或至无脉，或脉来沉迟而无力者，宜用。熟附子、干姜、人参、甘草、白术、肉桂、陈皮、五味子、茯苓、半夏，水二盏，姜三片，煎之，临服入麝三厘调服；中病以手足温和即止，不得多服，多则反加别病矣。

吴茱萸汤：吴茱萸汤人参枣，重用生姜暖胃好，阳明寒呕少阴利，厥阴头痛皆能保。

注：《伤寒论》，吴茱萸一升洗，人参三两，生姜六两切，大枣十二枚擘。以水七升，煮取二升，去滓，温服七合，日三服。

四神丸：四神故纸吴茱萸，肉蔻五味四般需，捣丸须用姜和枣，五更肾泻火衰宜。

注：《证治准绳》，治脾胃虚弱，大便不实，饮食不思，或泄泻腹痛等症。肉豆蔻二两，补骨脂四两，五味子二两，吴茱萸浸炒一两。为末，生姜八两，红枣一百枚，煮熟取枣肉，和末丸如桐子大，每服五七十丸，空心或

食前白汤送下。

黑锡丹：局方黑锡用铅硫，茴木沉香补骨脂，肉蔻川楝阳起石，芦巴桂附肾寒收。

注：《太平惠民和剂局方》引丹阳慈济大师受神仙桑君方，治脾元久冷，上实下虚，胸中痰饮，或上攻头目彻痛，目瞪昏眩，及奔豚气上冲，胸腹连两胁，膨胀刺痛不可忍，气欲绝者；及阴阳气上下不升降，饮食不进，面黄羸瘦，肢体浮肿，五种水气，脚气上攻；及牙龈肿痛，满口生疮，齿欲落者，兼治脾寒心痛，冷汗不止；或猝暴中风，痰潮上膈，言语艰涩，神昏气乱，喉中痰声，状似瘫痪，曾用风药吊吐不出者，宜用此药百粒，煎姜枣汤灌之，咽下风涎，即时苏省，风涎自利；或触冒寒邪，霍乱吐泻，手足逆冷，唇口青黑；及男子阳痿，脚膝酸软，行步乏力，脐腹虚鸣，大便久滑；及妇人血海久冷，白带自下，岁久无子，血气攻注头面四肢，并宜服之；兼疗膈胃烦壅，痰饮虚喘，百药不愈者；常服克化饮食，养精神，生阳逐阴，消磨冷滞，除湿破癖，不动真气，使五脏安宁，六腑调畅，百病不侵。沉香磅、附子炮去皮脐、胡芦巴酒浸炒、阳起石研细水飞、补骨脂酒浸炒、茴香舶上者炒、肉豆蔻面裹煨、金铃子蒸去皮核、木香各一两，肉桂去皮只需半两，黑锡去滓净、硫黄透明者结砂子各二两。用黑盏或新铁铫内，如常法结黑锡、硫黄砂子，地上出火毒，研令极细，余药并杵罗为细末，都一处和匀入研，自朝至暮，以黑光色为度，酒糊丸如桐子大，阴干入布袋内，擦令光莹，每服三四十粒，空心姜盐汤或枣汤下，妇人艾醋汤下。

# 十、祛暑之剂

香薷散：三物香薷豆朴先，热甚四物加黄连，或增苓草名五物，清暑和脾两法兼，再合香苏陈煎服，二香名称出先贤，内外感伤均可治，临床加减莫执偏。

注：《太平惠民和剂局方》，治脏腑冷热不调，饮食不节，或食腥鲙、生冷过度，或起居不节，或露卧湿地，或当风取凉，而风冷之气，归于三焦，传于脾胃，脾胃得冷，不能消化水谷，致令真邪相干，肠胃虚弱，因饮食变乱于肠胃之间，便致吐利，心腹疼痛，霍乱气逆；有心痛而先吐者，有腹痛而先利者，有吐利俱发者，有发热头痛，体疼而复吐利虚烦者，或但吐利心腹刺痛者，或转筋拘急疼痛，或但呕而无物出，或四肢逆冷而脉欲绝，

中医学基础歌诀

或烦闷昏塞而欲死者,此药悉能主之。白扁豆微炒、厚朴去粗皮姜汁炙熟各半斤,香薷去土一斤。为粗末,每三钱,水一盏,入酒一分,煎七分,去滓,水中沉冷,连吃二服,立有神效,随病不拘时。《活人书》方不用白扁豆,加黄连四两锉碎,以生姜汁同研匀,炒令黄色,曰黄连香薷散。香薷汤,出自《太平惠民和剂局方》,宽中和气,调荣卫,治饮食不节,饥饱失时,或冷物过多,或硬物壅驻,或食毕便睡,或惊忧恚怒,或劳役动气,便欲饮食,致令脾胃不和,三脘痞滞;内感风冷,外受寒邪,憎寒壮热,遍体疼痛,胸膈满闷,霍乱呕吐,脾疼翻胃;中酒不醒;四时伤寒头痛,并进三服,得汗即瘥;常服益脾温胃,散宿痰停饮,能进食,辟风寒暑湿雾露之气。白扁豆炒、茯神、厚朴去粗皮锉姜汁炒各一两,香薷去土二两,甘草炙半两。为细末,每服二钱,沸汤点服,入盐点亦得,不拘时。二香散,《普济方》中以香薷散、香苏散等分,治夏月得病头疼身热。

新加香薷饮:新加香薷鞠通方,银翘厚朴共相彰,再加新鲜扁豆花,暑邪侵肺服此良。

注:《温病条辨》,手太阴暑温,如上条证,但汗不出者,新加香薷饮主之;证如上条,指形似伤寒,右脉洪大,左手反小,面赤口渴而言;新加香薷饮方,辛温复辛凉法。香薷二钱,银花三钱,鲜扁豆花三钱,厚朴二钱,连翘二钱。水五杯,煮取二杯,先服一杯,得汗止后服,不汗再服,服尽不汗,再作服。

甘露消毒丹:甘露消毒叶氏方,茵陈藿射木通菖,芩翘贝蔻滑石薄,暑疫湿温煎服良。

注:《温热经纬》一名普济解毒丹。飞滑石十五两,绵茵陈十一两,淡黄芩十两,石菖蒲六两,川贝母、木通各五两,藿香、射干、连翘、薄荷、白豆蔻各四两。晒燥生研细末,每服三钱,开水调服,日二次,或以神曲糊丸如弹子大,开水化服。此治湿温时疫之主方也……湿温疫疠之病,而为发热倦怠,胸闷腹胀,肢酸咽肿,斑疹身黄,颐肿口渴,溺赤便闭,吐泻疟痢,淋浊疮疡等症,但看患者舌苔淡白,或厚腻或干黄者,是暑湿热疫之邪,尚在气分,悉以此丹治之立效,并主水土不服诸病。

清暑益气汤:清暑益气麦味参,苍葛青陈黄柏添,归芪曲泻升草术,生姜大枣共煎餐。

注:《脾胃论》,此湿热成痿,令人骨乏无力,故治痿独取于阳明,时当长夏,湿热大胜,蒸蒸而炽,人感之多四肢困倦,精神短少,懒于动作,

胸满气促，肢节沉疼；或气高而喘，身热而烦，心下膨痞，小便黄而数，大便溏而频，或痢出黄如糜，或如泔色；或渴或不渴，不思饮食，自汗体重；或汗少者，血先病而气不病也，其脉中得洪缓，若血气相搏，必加之以迟，迟，病虽互换少瘥，其天暑湿令则一也；宜以清燥之剂治之。黄芪（汗少减五分）、苍术泔浸去皮、升麻各一钱，人参去芦、泽泻、炒曲、陈皮、白术各五分，麦门冬去心、当归身、炙甘草各三分，青皮去白二分半，黄柏酒洗去皮二分或三分，葛根二分，五味子九枚。同㕮咀，都作一服，水二大盏，煎至一盏，去渣，大温服，食远。剂之多少，临病斟酌。

六和汤：六和汤用四君子，藿朴扁豆木瓜依，和中利湿杏砂夏，湿伤倦怠勿服迟。

注：《医方考》，砂仁、半夏、杏仁、人参、白术、甘草、藿香、木瓜、厚朴、扁豆、赤茯苓。夏月病患霍乱转筋，呕吐泄泻，寒热交作，倦怠嗜卧，伏暑烦闷，小便赤涩，或利或渴，中酒胎产，皆可服之。六和者，和六腑也，脾胃者，六腑之总司，故凡六腑不和之病，先于脾胃而调之，此知务之医也。香能开胃窍，故用藿、砂；辛能散逆气，故用半、杏；淡能利湿热，故用茯、瓜；甘能调脾胃，故用扁、术；补可以去弱，故用参、草；苦可以下气，故用厚朴。夫开胃散逆则呕吐除，利湿调脾则二便治，补虚去弱则胃气复而诸疾平。盖脾胃一治，则水精四布，五经并行，虽百骸九窍，皆太平矣，况于六腑乎？

六合定中丸：六合定中治暑湿，食物伤中呕痛难，枳桔苓草楂曲扁，谷芽厚朴木瓜宣。

注：《成方便读》，枳壳、桔梗、茯苓、甘草、山楂炭、厚朴、扁豆、谷芽、神曲炒、木瓜。治暑湿伤中，食滞交阻，而为霍乱一证。

薷苓汤：薷苓汤法最详明，四味香薷扁四苓，暑食两伤泄泻作，清心利便表邪轻。

注：《古今医统大全》，治夏月暑泻，欲成痢疾。香薷、黄连姜汁炒、厚朴姜炒、扁豆炒、猪苓、泽泻、白术、茯苓各等分，㕮咀，每服五六钱，水一盏半，姜三片，煎七分服。五苓散去桂枝为四苓散；四苓散合黄连香薷饮加扁豆，名薷苓汤。四味香薷饮，出自《医学心悟》，治风寒闭暑之证，头痛发热，烦心口渴，或呕吐泄泻，发为霍乱，或两足转筋；凡闭暑而不能发越者，非香薷不可，香薷乃消暑之要药。香薷、扁豆、厚朴姜汁炒各一钱五分，甘草炙五分。水煎服。黄连香薷饮，出自《丹溪心法》，中暑是阴

证……脉弦实，黄连香薷饮……香薷一斤，厚朴姜炒制八两，黄连四两。咬咀，每二三钱，水煎服。

桂苓甘露散：桂苓甘露散河间，暑湿伤中烦渴连，三石汤与五苓散，上中下焦清利安。

注：《黄帝素问宣明论方》一名桂苓白术散，一方甘草一两半，治伤寒中暑，冒风饮食，中外一切所伤，传受湿热内甚，头痛口干，吐泻烦渴，不利间小便赤涩，大便急痛，湿热霍乱吐下，腹满痛闷，及小儿吐泻惊风。茯苓一两去皮，甘草二两炙，白术半两，泽泻一两，桂半两去皮，石膏二两，寒水石二两，滑石四两，猪苓半两。为末，每服三钱，温汤调下，新水亦得，生姜汤尤良，小儿每服一钱。三石，指滑石、石膏、寒水石。五苓散，见祛湿剂。

清暑益气汤：新订清暑益气汤，洋参麦斛知草黄，竹叶西瓜加粳米，主治暑湿气津伤。

注：《温热经纬》，汪曰桢按，梦隐（王士雄）所定清暑益气方，西洋参、石斛、麦冬、黄连、竹叶、荷梗、知母、甘草、粳米、西瓜翠衣，较东垣之方为妥，然临证尚宜加减斟酌。

六一散：六一滑石同甘草，解肌行水兼清燥，益元碧玉鸡苏散，朱黛薄荷依法调。温清更有干姜入，玉泉须易生石膏。

注：六一散出自《伤寒直格》，益元散，一名天水散，一名太白散。治身热、呕吐、泄泻、肠澼、下痢赤白；治淋闭、癃闭疼痛、利小腑，偏主石淋，荡胸中积聚寒热，大益精气，通九窍、六腑津液，去留结，消蓄水，止渴利中，除烦热、心燥，治腹胀痛闷，补益五脏，大养脾肾之气，理内伤、阴痿，安魂定魄，补五劳七伤，一切虚损；主痫瘛、惊悸、健忘，止烦满、短气、脏伤咳嗽，疗饮食不下，肌肉疼痛；治口疮、牙齿疳蚀，明耳目，壮筋骨，通经脉，和气血，消水谷，保真元，解百药、酒、食邪热毒，耐劳役、饥渴、寒热，辟中外诸邪所伤，久服强志、轻身、驻颜、益寿，及解中暑、伤寒、疫疠、饥饱劳损、忧愁思虑、恚怒惊恐、传染，并汗后遗热、劳复诸疾，兼解两感伤寒，能遍身结滞宣通，和气而愈；及妇人下乳、催生，并产后损液血虚，阴虚热甚，一切诸症，并宜服之。滑石六两白腻好者，甘草一两。为细末，每服三钱，蜜少许，温水调下，或无蜜亦可，每日三服，或欲冷饮者，新井泉调下亦得……加青黛令轻碧色，名碧玉散；加薄荷叶一分，名鸡苏散。

清暑和中散：清暑和中利湿方，四苓六一车前砂，四味香薷枳橘香，草果小茴木通畅。

注：《古今医鉴》引介石伯传方，治中暑诸症。黄连酒炒一两，香薷净穗二两，厚朴一两，白扁豆炒四钱，猪苓一两五钱，泽泻一两五钱，白术七钱，赤茯苓去皮七钱，木通去皮一两，滑石一两五钱，枳壳炒一两，车前子炒一两，陈皮去白七钱，砂仁炒一两，木香三钱，草果仁一两五钱，甘草炙三钱，小茴香炒五钱。四苓散，见祛暑剂薷苓汤；六一散，见祛暑剂；四味香薷饮，见祛暑剂薷苓汤。

## 十一、祛湿之剂

五苓散：五苓散是利水方，桂枝茯苓白术襄，泽泻猪苓同加入，水蓄膀胱服用良。

注：《伤寒论》，猪苓十八铢去皮，泽泻一两六铢，白术十八铢，茯苓十八铢，桂枝半两去皮。捣为散，以白饮和服方寸匕，日三服，多饮暖水，汗出愈，如法将息。

猪苓汤：猪苓汤内用茯苓，滑石阿胶泽泻行，育阴利湿功偏擅，阴虚水停服之灵。

注：《伤寒论》，猪苓去皮、茯苓、泽泻、阿胶、滑石碎各一两，以水四升，先煮四味，取二升，去滓，内阿胶烊消，温服七合，日三服。

八正散：八正散中木通草，大黄栀萹瞿滑饶，车前灯草空心服，淋浊尿血一齐扫。

注：《太平惠民和剂局方》，治大人、小儿心经邪热，一切蕴毒，咽干口燥，大渴引饮，心忪面热，烦躁不宁，目赤睛疼，唇焦鼻衄，口舌生疮，咽喉肿痛；又治小便赤涩，或癃闭不通，及热淋、血淋，并宜服之。车前子、瞿麦、萹蓄、滑石、栀子仁、甘草炙、木通、大黄面裹煨去面切焙各一斤，为散，每服二钱，水一盏，入灯心煎至七分，去滓温服，食后临卧，小儿量力少少与之。

五皮散：五皮散用治皮水，陈苓姜桑大腹奇，或用五加易桑皮，脾虚腹胀此方施。

注：《华氏中藏经》，治男子、妇人脾胃停滞，头面四肢悉肿，心腹胀满，上气促急，胸膈烦闷，痰涎上壅，饮食不下，行步气奔，状如水病。生

中医学基础歌诀

姜皮、桑白皮、陈皮、大腹皮、茯苓皮各等分，为粗末，每服三钱，水一盏半，煎至八分，去滓，不计时候温服。

防己黄芪汤：防己黄芪金匮方，白术甘草枣生姜，此疗风水与诸湿，汗出恶风身重尝。

注：《金匮要略》，防己一两，甘草半两炒，白术七钱半，黄芪一两一分去芦。锉麻豆大，每抄五钱匕，生姜四片，大枣一枚，水盏半，煎八分，去滓温服，良久再服。服后当如虫行皮中，以腰下如冰，后坐被上，又以一被绕腰以下，温令微汗，瘥。

三仁汤：三仁杏蔻薏苡仁，滑石朴夏竹白通，水用甘澜扬百遍，湿温初期此法遵。

注：《温病条辨》，头痛恶寒，身重疼痛，舌白不渴，脉弦细而濡，面色淡黄，胸闷不饥，午后身热，状若阴虚，病难速已，名曰湿温；汗之则神昏耳聋，甚则目瞑不欲言，下之则洞泄，润之则病深不解，长夏、深秋、冬日同法，三仁汤主之。三仁汤方，杏仁五钱，飞滑石六钱，白通草二钱，白蔻仁二钱，竹叶二钱，厚朴二钱，生薏苡仁六钱，半夏五钱。甘澜水八碗，煮取三碗，每服一碗，日三服。

茵陈蒿汤：茵陈蒿汤治黄疸，阴阳寒热仔细看。阳黄栀子大黄入，阴黄附子干姜添。

注：《伤寒论》，茵陈蒿六两，栀子十四枚擘，大黄二两去皮。以水一斗二升，先煎茵陈减六升，内二味煮取三升，去滓，分三服，小便当利，尿如皂荚汁状，色正赤，一宿腹减，黄从小便去也。

萆薢分清饮：萆薢分清石菖蒲，益智甘草台乌药，益以茯苓盐煎服，通心固肾浊精消。

注：《丹溪心法》，治真元不足，下焦虚寒，小便白浊，频数无度，漩白如油，光彩不定，漩脚澄下，凝如膏糊。益智、川萆薢、石菖蒲、乌药等分，锉，每服五钱，水煎，入盐一捻，食前服；一方加茯苓、甘草。

藿香正气散：藿香正气大腹苏，二陈汤内加桔芷，白术厚朴姜枣煎，伤湿外感呕瘴驱。

注：《太平惠民和剂局方》，治伤寒头疼，憎寒壮热，上喘咳嗽，五劳七伤，八般风痰，五般膈气，心腹冷痛，反胃呕恶，气泄霍乱，脏腑虚鸣，山岚瘴疟，遍身虚肿；妇人产前产后血气刺痛；小儿疳伤，并宜治之。大腹皮、白芷、紫苏、茯苓去皮各一两，半夏曲、白术、陈皮去白、厚朴去粗皮

姜汁炙、苦桔梗各二两，藿香去土三两，甘草炙二两半。为细末，每服二钱，水一盏，姜三片、枣一枚，同煎至七分，热服，如欲出汗，衣被盖，再煎并服。

肾着汤：肾着汤内用干姜，苓术甘草四味尝，伤湿身重腰冷痛，亦名甘草茯苓汤。

注：《金匮要略》名甘草干姜茯苓白术汤，甘草、白术各二两，干姜、茯苓各四两。以水五升，煮取三升，分温三服，腰中即温。

苓桂术甘汤：苓桂术甘蠲饮剂，调中降逆利脾气，胸胁支满眩晕倒，上逆心悸饮化去。

注：《金匮要略》，茯苓四两，桂枝、白术各三两，甘草二两。以水六升，煮取三升，分温三服，小便则利。

实脾散：实脾苓术与木瓜，姜草木香大腹藏，草蔻附子川厚朴，虚寒阴水效可夸。

注：《严氏济生方》，水肿为病，皆由真阳怯少，劳伤脾胃，脾胃既寒，积寒化水，盖脾者土也，肾者水也……治疗之法，先实脾土，脾实则能舍水，土得其政，面色纯黄，江河通流，肾水行矣，肿满自消；次温肾水，骨髓坚固，气血乃从，极阴不能化水成冰，中焦温和，阴水泮流，然后肿满自消而形自盛，骨肉相保，巨气乃平……阴水为病，脉来沉迟，色多青白，不烦不渴，小便涩少而清，大腑多泄，此阴水也，则宜温暖之剂，实脾散……治阴水，先实脾土。厚朴去皮姜制炒、白术、木瓜去瓤、木香不见火、草果仁、大腹子、附子炮去皮脐、白茯苓去皮、干姜炮各一两、甘草炙半两。㕮咀，每服四钱，水一盏半，生姜五片，枣子一枚，煎至七分，去滓温服，不拘时候。

疏凿饮子：疏凿商陆及槟榔，苓皮椒目大腹良，木通赤豆秦艽泻，煎入姜皮阳水尝。

注：《严氏济生方》，治水气，通身洪肿，喘呼气急，烦躁多渴，大小便不利，服热药不得者。泽泻、赤小豆炒、商陆、羌活去芦、大腹皮、椒目、木通、秦艽去芦、槟榔、茯苓皮，等分㕮咀，每服四钱，水一盏半，生姜五片，煎至七分，去滓温服，不拘时候。

鸡鸣散：鸡鸣散是奇妙方，苏叶吴萸桔梗姜，瓜橘槟榔煎冷服，浮肿脚气效卓彰。

注：《证治准绳》，治脚气疼痛，不问男女皆可服，如人感风湿，流注

脚足，痛不可忍，筋脉浮肿，宜服之。槟榔七枚，陈皮去白、木瓜各一两，吴茱萸、紫苏叶各三钱，桔梗去芦、生姜和皮各半两。㕮咀，隔宿用水三大碗，慢火煎至一碗半，去滓，再入水二碗，取一小碗，两次药汁相和，安置床头，次日五更分作三五服，只是冷服，冬月略温服亦得。

羌活胜湿汤：羌活胜湿独活芎，草蔓藁本与防风，湿气在表头腰重，发汗开阳有奇功。

注：《内外伤辨惑论》，脊痛项强，腰似折，项似拔，此足太阳经不通行，以羌活胜湿汤主之。羌活、独活各一钱，藁本、防风、甘草炙、川芎各五分，蔓荆子三分。㕮咀，都作一服，水二盏，煎至一盏，去滓大温服，食后。

铁砂丸：铁砂丸子治黄疸，肝脾肿大效非凡，苍附茵陈四苓散，青陈棱术牛膝餐，瓜果槟当枳神曲，效果宏伟入砂矾。

注：《古今医鉴》引思恒方，治黄疸腹内有块。苍术三两米泔制炒，香附三两醋炒，白术一两，猪苓一两，泽泻一两，茯苓一两，茵陈一两五钱，牛膝一两，槟榔一两，木瓜一两，草果一两，砂仁一两，枳壳一两五钱麸炒，青皮一两，陈皮一两五钱，三棱一两醋炒，莪术一两醋炒，当归一两，神曲二两，青矾三两麸炒黑。为末，醋糊为丸，如梧桐子大，每服九十丸，温酒送下，醋汤亦可。

## 十二、润燥之剂

杏苏散：杏苏散是鞠通方，金燥微寒肺受殃，枳桔二陈姜枣引，前胡降气下痰良。

注：《温病条辨》，燥伤本脏，头微痛，恶寒，咳嗽稀痰，鼻塞，嗌塞，脉弦，无汗，杏苏散主之。杏苏散方，苏叶、半夏、茯苓、前胡、苦桔梗、枳壳、生姜、大枣去核、陈皮、杏仁、甘草，水煎服。

桑杏汤：桑杏汤方大贝宜，沙参栀豉与梨皮，燥伤气分脉数大，辛凉清润病可医。

注：《温病条辨》，秋感燥气，右脉数大，伤手太阴气分者，桑杏汤主之。桑杏汤方，辛凉法。桑叶一钱，杏仁一钱五分，沙参二钱，象贝一钱，香豉一钱，栀皮一钱，梨皮一钱。水二杯，煮取一杯，顿服之，重者再作服。

清燥救肺汤：喻氏清燥救肺汤，肺气虚燥郁咳方，参草麦膏生气液，杏枇降逆功效良，胡麻桑叶阿润燥，血枯须加生地黄，热盛黄连羚犀角，痰多贝母瓜蒌霜。

注：《医门法律》，治诸气膹郁，诸痿喘呕。桑叶（经霜者得金气而柔润不凋，取之为君，去枝梗净叶）三钱，石膏（禀清肃之气极清肺热）二钱五分，甘草（和胃生金）一钱，人参（生胃之津养肺之气）七分，胡麻仁炒研一钱，真阿胶八分，麦门冬去心一钱二分，杏仁泡去皮尖炒黄七分，枇杷叶（刷去毛蜜涂炙黄一片）。水一碗，煎六分，频频二三次滚热服，痰多加贝母、瓜蒌，血枯加生地黄，热甚加犀角、羚羊角，或加牛黄。

琼玉膏：琼玉膏中生地黄，参苓白蜜炼膏尝，肺枯干咳虚劳症，金水相滋效倍彰。

注：《洪氏集验方》名铁瓮先生神仙秘法琼玉膏，新罗人参二十四两春一千下为末，生地黄一秤十六斤九月采捣，雪白茯苓四十九两木春千下为末，白沙蜜十斤。人参、茯苓为细末，蜜用生绢滤过，地黄取自然汁，捣时不得用铁器，取汁尽去滓用，药一处拌和匀，入银石器或好瓷器内封用，如器物小，分两处物盛；用净纸二三十重封闭，入汤内，以桑木柴火煮六日，如连夜火即三日夜；取出用蜡纸数重包瓶口，入井内，去火毒一伏时；取出再入旧汤内，煮一日，出水气；取出开封，取三匙，作三盏，祭天地百神，焚香设拜，至诚端心；每晨朝，以二匙温酒化服，不饮者，白汤化之。此膏填精补髓，肠化为筋，万神具足，五脏盈溢，髓实血满，发白变黑，返老还童，行如奔马，日进数食，或终日不食亦不饥，关通强记，日诵万言，神识高迈，夜无梦想；人年二十七岁以前，服此一料，可寿三百六十岁；四十五岁以前服者，可寿二百四十岁；六十三岁以前服者，可寿百廿岁；六十四岁以上服之，可寿至百岁；服之十剂，绝嗜欲，修阴功，成地仙矣；一料分五处，可救五人痈疾；分十处，可救十人瘵瘵；修合之时，沐浴志诚，勿轻示人。

沙参麦冬汤：沙参麦冬汤草桑，玉竹花粉扁豆匡，秋燥耗伤肺胃液，干咳地骨见舌光。

注：《温病条辨》，燥伤肺胃阴分，或热或咳者，沙参麦冬汤主之。沙参麦冬汤，甘寒法。沙参三钱，玉竹二钱，生甘草一钱，冬桑叶一钱五分，麦冬三钱，生扁豆一钱五分，花粉一钱五分。水五杯，煮取二杯，日再服。久热久咳者，加地骨皮三钱。

甘麦大枣汤：甘草小麦大枣汤，妇人脏躁服之康，朱神远味炒栀子，烦躁不寐枣仁加。

注：《金匮要略》，甘草三两，小麦一升，大枣十枚。以水六升，煮取三升，温分三服，亦补脾气。

五仁橘皮汤：橘皮五仁俞氏方，桃杏松柏郁李仁，老年便秘虚弱症，行气通便能润肠。

注：《通俗伤寒论》，滑肠通便法，甜杏仁三钱研细，松子仁三钱，郁李净仁四钱杵，原桃仁二钱杵，柏子仁二钱杵，广陈皮一钱半蜜炙……此为润燥滑肠，体虚便闭之良方。先将五仁研为膏，入陈皮末研匀，炼蜜为丸，梧桐子大，每服三十至五十丸，空腹米饮送下。

地黄饮：地黄饮内参草芪，二冬二地枇杷叶，枳斛泽泻疏利道，消渴烦躁此方宜。

注：《沈氏尊生书》，有消渴、咽干、面赤、烦躁者，宜地黄饮……熟地、生地、天冬、麦冬、人参、枇杷叶、枳壳、石斛、泽泻、黄芪、甘草。

麦门冬汤：麦门冬汤半夏参，枣草粳米水煎熬，咽喉不利因虚火，养胃除烦逆气消。

注：《金匮要略》，麦门冬七升，半夏一升，人参三两，甘草二两，粳米三合，大枣十二枚。以水一斗二升，煮取六升，温服一升，日三夜一服。

黄连阿胶汤：黄连阿胶鸡子黄，芍药黄芩自合良。另加当归甘草木，可治久痢阴分伤。

注：《伤寒论》，黄连四两，黄芩二两，芍药二两，鸡子黄二枚，阿胶三两。以水六升，先煮三物取二升，去滓，内胶烊尽，小冷，内鸡子黄，搅令相得，温服七合，日三服。

炙甘草汤：炙甘草汤生地黄，麻仁参麦枣生姜，桂枝酒引阿胶等，邪少虚多脉结尝。

注：《伤寒论》，甘草四两炙，生姜三两切，人参二两，生地黄一斤，桂枝三两去皮，阿胶二两，麦门冬半升去心，麻仁半升，大枣三十枚擘。以清酒七升，水八升，先煮八味取三升，去滓，内胶烊消尽，温服一升，日三服，一名复脉汤。

## 十三、理气之剂

越鞠丸：越鞠丸治诸郁证，苍芎附曲栀子共，痰食湿火分途治，气血郁滞宣散通。

注：《丹溪心法》，气血冲和，万病不生，一有怫郁，诸病生焉；故人身诸病，多生于郁；苍术、川芎，总解诸郁，随证加入诸药；凡郁皆在中焦，以苍术、川芎开提其气以升之……郁者，结聚而不得发越也，当升者不得升，当降者不得降，当变化者不得变化也，此为传化失常，六郁之病见矣；气郁者，胸胁痛，脉沉涩；湿郁者，周身走痛，或关节痛，遇阴寒则发，脉沉细；痰郁者，动则喘，寸口脉沉滑；热郁者，瞀闷，小便赤，脉沉数；血郁者，四肢无力，能食便红，脉沉；食郁者，嗳酸，腹饱不能食，人迎脉平和，气口脉紧盛者是……越鞠丸，解诸郁，又名芎术丸，苍术、香附、川芎、神曲、栀子各等分，为末，水丸如绿豆大。

六郁汤：开郁总司六郁汤，越鞠丸内川贝良，陈翘枳壳苏苓草，气血痰食瘀热消。

注：《古今医鉴》，开诸郁之总司也。香附童便浸炒、苍术米泔浸炒、神曲炒、山栀仁炒黑、连翘、陈皮、川芎、贝母去心、枳壳炒、白茯苓、苏梗各一钱，甘草半钱。锉一剂，水煎服。

半夏厚朴汤：半夏厚朴气祖方，苓枣紫苏共生姜，开郁化痰降呕逆，梅核气病用此方。

注：《金匮要略》，半夏一升，厚朴三两，茯苓四两，生姜五两，干苏叶二两。以水七升，煮取四升，分温四服，日三夜一服。

天台乌药散：天台乌药茴木香，川楝槟榔巴豆姜，再用青皮为细末，酒下寒结滞疝尝。

注：《医学发明》，天台乌药、木香、茴香炒、青皮去白、良姜炒各半两，槟榔二个，川楝子十个，巴豆七十粒。先将巴豆微打破，同楝子用麸炒候黑色，豆麸不用，外为细末，每服一钱，温酒送下，疼甚者，炒生姜热酒下亦得。

启膈散：启膈散用沙丹参，贝苓荷蒂共郁金，杵头糠与砂仁壳，膈症初期早服灵。

注：《医学心悟》，凡噎膈症，不出胃脘干槁四字，槁在上脘者，水饮

可行，食物难入，槁在下脘者，食虽可入，久而复出，夫胃既槁矣，而复以燥药投之，不愈益其燥乎？是以大、小半夏汤，在噎膈门为禁剂，予尝用启膈散开关，更佐以四君子汤调理脾胃……通噎膈，开关之剂，屡效。沙参三钱，丹参三钱，茯苓一钱，川贝母去心一钱五分，郁金五分，砂仁壳四分，荷叶蒂二个，杵头糠五分。水煎服。虚者，加人参；前症若兼虫积，加胡黄连、芜荑，甚则用河间雄黄散吐之；若兼血积，加桃仁、红花，或另以生韭汁饮之；若兼痰积，加广橘红；若兼食积，加莱菔子、麦芽、山楂。

乌药顺气散：乌药顺气芎芷姜，橘红枳桔与麻黄，僵蚕炙草姜枣引，气伤厥逆此方详。

注：《医方考》，麻黄去节、陈皮去白、乌药各一钱，枳壳去瓤麸炒二两，炙甘草、白芷、桔梗各一两，川芎洗去土、白僵蚕炒、干姜炒黑各半两。中风，遍身麻痹，语言謇涩，口眼㖞斜，喉中气急有痰者，此方主之；遍身麻痹，表气不顺也，故治以麻黄、川芎；语言謇涩，里气不顺也，故治以乌药、陈枳；口眼㖞斜，面部之气不顺也，故治以白芷、僵蚕；喉中气急，甘草可缓；肺气上逆，桔梗可下；痰之为物，寒则结滞，热则流行，佐以干姜，行其滞也。此治标之剂也，然必邪实初病之人方可用之，若气虚久病，则勿与之也，宜以补剂兼之。

疏肝流气饮：疏肝流气治肝郁，苏枳通草广郁金，香附元胡青皮手，乌药当归胁痛宁。

注：《简明医彀》流气散，脏腑虚弱，气血不调，或兼外邪，成形作痛，攻注上下。当归、元胡、川芎、乌药、肉桂、桃仁、木香、赤芍药、枳壳、莪术、青皮，等分为末，每服二钱，酒调下；《疡科心得集》疏肝流气饮，治肝郁不舒，乳痛、乳痰诸证。柴胡、薄荷、郁金、当归、丹皮、黄芩、白芍、山栀、夏枯草，水煎服。

四磨饮：四磨饮治七情伤，气逆填胸喘急尝。乌药槟沉人参等，浓磨煎服效可夸。

注：《严氏济生方》，治七情伤感，上气喘息，妨闷不食。人参、槟榔、沉香、天台乌药，各浓磨水，和作七分盏，煎三五沸，放温服。原名四磨汤，《成方便读》改称四磨饮。

大七气汤：大七气汤青陈皮，棱术益智草桔随，肉桂藿香香附子，气腹膨胀偏寒宜。

注：《医碥》，京三棱、蓬莪术、青皮去白、陈皮去白、藿香叶、桔梗

去芦、肉桂不见火、益智仁各一两半，甘草炙七钱半，香附炒去毛一两半。㕮咀，每服五钱，水二盏，煎一盏，食前温服。

橘皮竹茹汤：橘皮竹茹治呕逆，参草姜枣共煎服。严氏济生橘皮汤，再加苓夏枇杷麦。

注：《金匮要略》，陈皮二升，竹茹二升，大枣三十个，生姜半斤，甘草五两，人参一两。以水一斗，煮取三升，温服一升，日三服。严氏济生橘皮竹茹汤，出自《严氏济生方》，治胃热多渴，呕哕不食，赤茯苓去皮、陈皮去白、枇杷叶拭去毛、麦门冬去心、青竹茹、半夏汤泡七次各一两，人参、甘草炙各半两。㕮咀，每服四钱，水一盏半，姜五片，煎至八分，去滓温服，不拘时候。

丁香柿蒂汤：丁香柿蒂胃寒宜，呃逆频仍取用医，须入人参扶正气，生姜散结自神奇。

注：《症因脉治》，治畏寒呃逆，脉迟者。丁香、柿蒂、人参、生姜，水煎服。

仙传翻胃方：纯阳降笔传妙方，二陈藿朴参枇杷，苏子丁蔻良姜桂，槟芥沉香杵头糠。

注：《古今医鉴》引吕纯阳降笔传治翻胃方，藿香一钱，陈皮一钱，半夏八分，赤茯苓一钱，人参一钱，白豆蔻一钱，苏子炒一钱，厚朴制八分，槟榔八分，枇杷叶蜜炙一钱，白芥子炒八分，沉香一钱，良姜三分，官桂二分，丁香皮二分，杵头糠一撮。上锉一剂，生姜三片，枣一枚，水二盏，煎八分服。

苏子降气汤：苏子降气橘半归，草枣前朴桂姜随，下虚上盛痰多喘，或加沉香效更奇。

注：《备急千金要方》原名紫苏子汤，治脚弱上气，昔宋湘东王在南州患脚气困笃，服此汤大得力方。紫苏子一升，前胡、厚朴、甘草、当归各一两，半夏一升，陈皮三两，大枣二十枚，生姜一斤，桂心四两。㕮咀，以水一斗三升，煮取二升半，分为五服，日三夜二。《太平惠民和剂局方》去陈皮，治男女虚阳上攻，气不升降，上盛下虚，膈壅痰多，咽喉不利，咳嗽，虚烦引饮，头目昏眩，腰疼脚弱，肢体倦怠，腹肚疠刺，冷热气泄，大便风秘，涩滞不通，肢体浮肿，有妨饮食。紫苏子、半夏汤洗七次各二两半，川当归去芦两半，甘草炙二两，前胡去芦、厚朴去粗皮姜汁拌炒各一两，肉桂去皮一两半。为细末，每服二大钱，水一盏半，入生姜二片，枣子一个，苏

中医学基础歌诀

叶五片，同煎至八分，去滓热服，不拘时候。常服清神顺气，和五脏，行滞气，进饮食，祛湿气。

苏合香丸：苏合香丸犀檀安，丁沉香附木香传，乳香冰麝诃砂术，气闭痰迷中恶安。

注：《太平惠民和剂局方》，疗传尸骨蒸，殗殜肺痿，疰忤鬼气，猝心痛，霍乱吐利，时气鬼魅瘴疟，赤白暴利，瘀血月闭，痃癖疔肿惊痫，鬼忤中人，小儿吐乳，大人狐狸等病。白术、青木香、乌犀屑、香附子炒去毛、朱砂研水飞、诃子煨去皮、白檀香、安息香（别为末，用无灰酒一升熬膏）、沉香、麝香研、丁香、荜茇各二两，龙脑研、苏合香油（入安息香膏内）各一两，薰陆香（乳香）别研一两。为细末，入研药匀，用安息香膏并炼白蜜和剂，每服旋丸如梧桐子大，早服取井华水，温冷任意，化服四丸，老人、小儿可服一丸，温酒化服亦得，并空心服之；用蜡纸裹一丸如弹子大，绯绢袋盛，当心带之，一切邪神不敢近。

定喘汤：定喘白果与麻黄，款冬半夏桑皮襄，杏苏黄芩甘草共，肺寒膈热此方良。

注：《摄生众妙方》，白果二十一枚去壳砸碎炒黄色，麻黄三钱，苏子二钱，甘草一钱，款冬花三钱，杏仁一钱五分去皮尖，桑白皮三钱蜜炙，黄芩一钱五分微炒，法制半夏三钱（如无用甘草汤泡七次去脐用）。水三盅，煎二盅，作二服，每服一盅，不用姜，不拘时，徐徐服。《成方便读》治肺虚感寒，气逆膈热，而成哮喘等证。

胃特灵：胃特灵是经验方，砂仁桂蔻术沉香。山药姜榔鸡内金，吐酸胃痛用苏打。

注：张亮经验方，砂仁、肉桂、草豆蔻、白术、沉香、山药、高良姜、槟榔、鸡内金，加苏打粉。

人参定喘汤：定喘参草桑姜麻，米壳阿胶五味夏，多年气喘能治愈，始信良医有妙方。

注：《太平惠民和剂局方》，治丈夫、妇人远年日近肺气咳嗽，上喘气急，喉中涎声，胸满气逆，坐卧不安，饮食不下，及治肺感寒邪，咳嗽声重，语音不出，鼻塞头昏，并皆治之。人参切片、麻黄去节、甘草炙、阿胶炒、半夏曲各一两，桑白皮、五味子各一两半，罂粟壳蜜刷炙二两。为粗末，入人参片拌匀，每服三大钱，水一盏半，入生姜三片，同煎至七分，去滓，食后，温服。又治小儿久病，肺气喘急，喉中涎声，胸膈不利，呕吐痰

· 97 ·

沫，更量岁数加减服。

导气汤：寒疝痛用导气汤，川楝小茴与木香，吴茱萸子长流水，散寒通气和小肠。

注：《沈氏尊生书》，阴疝疼痛宜导气汤……川楝子四钱，木香三钱，茴香二钱，吴茱萸一钱汤泡。长流水煎。

橘核丸：橘核丸方治七疝，桃红香茴与川楝，楂曲木香荔枝核，寒胜则把吴萸加。

注：《医学心悟》，疝者，少腹痛，引睾丸也；《经》云任脉为病，男子外结七疝……七疝者，一曰冲疝，气上冲心，二便不通也；二曰狐疝，卧则入腹，立则出腹也；三曰癞疝，阴囊肿大，如升如斗也；四曰厥疝，肝气上逆也；五曰瘕疝，腹有癥痞，痛而热，时下白浊也；六曰㿉疝，内裹脓血也；七曰㿗癃疝，内裹脓血，小便不通也。愚按厥疝即冲疝，㿗癃疝即㿉疝，其名有七，其实五者而已。疝之根起于各脏，而归并总在厥阴，以肝主筋，又主痛也。治疝之法非一，而分别不外气血，气则游走不定，血则凝聚不散也。橘核丸加减主之，通治七疝。橘核二两盐酒炒，小茴香、川楝子煨去肉、桃仁去皮尖及双仁者炒、香附醋炒、山楂子炒各一两，广木香、红花各五钱，以神曲三两打糊为丸，每服三钱。冲疝，用白茯苓一钱，松子仁三钱，煎汤送下；狐疝，用当归二钱，牛膝一钱五分，煎酒送下；癞疝，用白茯苓、陈皮、赤茯苓各一钱，煎汤送下；厥疝，治同冲疝；瘕疝，用丹参、白茯苓各一钱五分，煎汤送下；㿉疝，本方内加五灵脂一两醋炒，赤芍一两五钱酒炒，服时用牛膝一钱五分，当归尾三钱，煎酒送下；㿗癃疝，治法同上；此证若寒气深重，本方内加吴茱萸、肉桂心各五钱，甚则加附子一枚；若表寒束其内热，肢痛热辣或流白浊，本方内加黑山栀五钱，川草薢一两，吴茱萸三钱汤泡七次。吴萸散表寒，山栀清内热，二者并行，丹溪心法也。

疝气方：疝气方医少腹痛，寒凝血聚两相成，吴萸枳壳山楂炭，荔核山栀共研吞。

注：《医方集解》引朱丹溪方，治疝气疼痛。吴茱萸、枳壳、白栀子、棠球子与山楂俱炒用、荔枝核煅，等分为末，空心长流水下二钱，此足厥阴药也。

瓜蒌薤白白酒汤：瓜蒌薤白治胸痹，白酒为引温肺气，再加夏朴枳实桂，去酒开胸平冲逆。

注：《金匮要略》，瓜蒌实一枚捣，薤白半升，白酒七升。同煮，取二

升,分温再服。再加半夏半升,薤白改三两,白酒改一斗,为瓜蒌薤白半夏汤;加厚朴四两,枳实四枚,桂枝一两,不用白酒,为枳实薤白桂枝汤。

旋覆代赭汤:旋覆代赭用人参,半夏姜草大枣临,重以镇逆咸软痞,呕哕噫气力能医。

注:《伤寒论》,旋覆花三两,人参二两,生姜五两,代赭石一两,甘草三两炙,半夏半升洗,大枣十二枚擘。以水一斗,煮取六升,去滓,再煎取三升,温服一升,日三服。

清郁二陈汤:清郁二陈治吞酸,枳实越鞠与黄连,白芍生姜同煎服,嘈杂吞酸胸下宽。

注:《万病回春》,治酸水刺心及吞酸嘈杂。陈皮、半夏姜汁炒、茯苓各一钱,苍术制八分,川芎八分,香附一钱,神曲炒五钱,枳实麸炒八分,黄连炒、栀子炒各一钱,白芍炒七分,甘草三分。锉一剂,生姜三片,水煎服。二陈汤,见止嗽理痰剂;平胃散,见消导剂;越鞠丸,见理气剂;左金丸,见清热与泻火剂。

## 十四、理血之剂

通窍活血汤:通窍全凭好麝香,桃红大枣老葱姜,川芎黄酒赤芍药,表里通经第一方。

注:《医林改错》,所治症目,头发脱落、眼疼白珠红、糟鼻子、耳聋年久、白癜风、紫癜风、紫印脸、青记脸如墨、牙疳、出气臭、妇人干劳、男子劳病、交节病作、小儿疳症。赤芍一钱,川芎一钱,桃仁三钱研泥,红花三钱,老葱三根切碎,鲜姜三钱切碎,红枣七个去核,麝香五厘绢包。用黄酒半斤,将前七味煎一盅,去滓,将麝香入酒内再煎二沸,临卧服。

补阳还五汤:补阳还五赤芍芎,归尾通经佐地龙,四两黄芪虚者用,血中瘀滞桃红攻。

注:《医林改错》,治半身不遂,口眼㖞斜,语言謇涩,口角流涎,大便干燥,小便频数,遗尿不禁。黄芪四两生,归尾二钱,赤芍一钱半,地龙一钱去土,川芎一钱,桃仁一钱,红花一钱。水煎服。初得半身不遂,依本方加防风一钱,服四五剂后去之。如患者先有入耳之言,畏惧黄芪,只得迁就人情,用一二两,以后渐加至四两,至微效时,日服两剂,岂不是八两?两剂服五六日,每日仍服一剂。如已病三两个月,前医遵古方用寒凉药过

多，加附子四五钱；如用散风药过多，加党参四五钱，若未服，则不必加。此法虽良善之方，然病久气太亏，肩膀脱落二三指缝、胳膊曲而搬不直、脚孤拐骨向外倒，哑不能言一字，皆不能愈之症。虽不能愈，常服可保病不加重。若服此方愈后，药不可断，或隔三五日吃一剂，或七八日吃一剂，不吃恐将来得气厥之症，方内黄芪，不论何处所产，药力总是一样，皆可用。

血府逐瘀汤：血府当归生地桃，红花甘桔赤芍药，柴胡芎枳牛膝等，血化下行不作痨。

注：《医林改错》，所治症目，头疼、胸疼、胸不任物、胸任重物、天亮出汗、食自胸右下、心里热、瞀闷、急躁、衣睡梦多、呃逆、饮水即呛、不眠、小儿夜啼、心跳心忙、夜不安、俗言肝气病、干呕、晚发一阵热。当归三钱，生地三钱，桃仁四钱，红花三钱，枳壳二钱，赤芍二钱，柴胡一钱，甘草二钱，桔梗一钱半，川芎一钱半，牛膝三钱。水煎服。

温经汤：温经归芍桂萸芎，姜夏丹皮寸麦冬，参草扶脾阿益血，调经亦可治崩中。

注：《金匮要略》，吴茱萸三两，当归二两，芍药二两，川芎二两，人参二两，桂枝二两，阿胶二两，牡丹皮二两去心，生姜二两，甘草二两，半夏半升，麦冬去心一升。以水一斗，煮取三升，分温三服。

柏子仁丸：柏子仁丸熟地黄，牛膝续断泽兰芳，卷柏石韦通血脉，血虚经闭服之康。

注：《妇人大全良方》，若经候微少，渐渐不通，手足骨肉烦疼，日渐羸瘦，渐生潮热，其脉微数，此由阴虚血弱，阳往乘之，少水不能灭盛火，火逼水涸，亡津液，当养血益阴，慎无以毒药通之，宜柏子仁丸、泽兰汤。柏子仁炒别研、牛膝、卷柏各半两，泽兰叶、续断各二两，熟地黄三两。为细末，炼蜜丸如梧桐子大，空心，饮下三十丸。原方无石韦。

桃核承气汤：桃核承气仲景方，硝黄甘草桂枝藏，热结膀胱小腹胀，如狂蓄血最相当。

注：《伤寒论》，桃仁去皮尖五十枚，大黄四两，桂枝二两去皮，甘草二两炙，芒硝二两。以水七升，煮四物取二升半，去滓，内芒硝，更上火煎微沸，先食温服五合，日三服，当微利。

桂枝茯苓丸：桂枝茯苓调经方，丹芍桃仁共五样，等分炼蜜和丸服，活血化瘀癥块亡。

注：《金匮要略》，桂枝、茯苓、丹皮取心、桃仁去皮尖熬、芍药各等

中医学基础歌诀

分,末之,炼蜜和丸,如兔屎大,每日食前服一丸,不知,加至三丸。

膈下逐瘀汤:膈下逐瘀桃牡丹,赤芍乌药元胡甘,归芎灵脂红花壳,香附开郁血可安。

注:《医林改错》,所治症目,积块、小儿痞块、痛不移处、卧则腹坠、肾泻、久泻。灵脂二钱炒,当归三钱,川芎二钱,桃仁三钱研泥,丹皮二钱,赤芍二钱,乌药二钱,元胡一钱,甘草三钱,香附一钱半,红花三钱,枳壳一钱半。水煎服。

桃灵丹:桃灵丹治心绞痛,元胡乳没醋丸成,心腹绞痛醋汤下,肠痧痛断用盐引。

注:《万病回春》,治心腹痛疼及阴症,或绞肠痧等症。元胡一两,桃仁去皮五钱另研,五灵脂五钱,乳香五钱,没药七钱。各为细末,醋糊为丸,每服二三十丸,心疼,淡醋汤下;腹痛,干姜汤下,或用黄酒下。

大黄䗪虫丸:大黄䗪虫桃芩草,地黄干膝芍蛴螬,虻虫水蛭杏仁丸,古圣专治干血痨。

注:《金匮要略》,大黄十分蒸,黄芩二两,甘草三两,桃仁一升,杏仁一升,芍药四两,干地黄十两,干漆一两,虻虫一升,水蛭百枚,蛴螬一升,䗪虫半升。末之,炼蜜和丸小豆大,酒饮服五丸,日三服。

四生丸:四生丸用三种叶,侧柏艾荷生地协,等分生捣如泥煎,血热妄行吐衄息。

注:《妇人大全良方》,疗吐血,凡吐血、衄血,阳乘于阴,血热妄行,宜服此药。生荷叶、生艾叶、生柏叶、生地黄各等分,研,丸如鸡子大,每服一丸,水三盏,煎至一盏,去滓温服,无时候。

咳血方:咳血方中诃子收,瓜蒌海石山栀子,青黛蜜丸口嚼化,咳嗽痰血立服之。

注:《丹溪心法》,咳血者,嗽出痰内有血者是……俱是热证,但有虚实新旧之不同,或妄言为寒者,误也。青黛、瓜蒌仁、诃子、海石粉、山栀,为末,以蜜同姜汁丸,嚼化。青黛水飞、瓜蒌仁去油、海石去砂、栀子炒黑、诃子,为末,以蜜同姜汁丸,嚼化。

槐花散:槐花散方治肠风,侧柏芥炭枳壳同,为末等分米饮下,宽肠凉血逐风功。

注:《普济本事方》,槐花炒、柏叶杵焙、荆芥穗、枳壳麸炒各等分,细末,用清米饮调下二钱,空心食前服。

黄土汤：先便后血黄土汤，阿胶术附地黄襄，黄芩甘草灶心土，脾虚失统保安康。

注：《金匮要略》，甘草、干地黄、白术、附子炮、阿胶、黄芩各三两，灶心土半斤。以水八升，煮取三升，分温二服。

芎归胶艾汤：胶艾汤中四物先，阿胶艾叶甘草全，妇人良方单胶艾，胎动能安腹痛良。

注：《金匮要略》，川芎、阿胶、甘草各二两，艾叶、当归各三两，芍药四两，干地黄四两。以水五升，清酒三升，合煮取三升，去滓，内胶令消尽，温服一升，日三服，不瘥更作。胶艾汤，出自《妇人大全良方》，疗损动，母去血腹痛方。胶一斤炙，艾叶一莒，以水五升，煮取二升半，分三服。

十灰散：十灰散用大小蓟，茅柏棕丹茜荷焦，大黄栀子各炒黑，诸血妄行遏其危。

注：《十药神书》，治痨症，呕血、吐血、咯血、嗽血，先用此药止之。大蓟、小蓟、荷叶、扁柏叶、茅根、茜草根、山栀、大黄、牡丹皮、棕榈皮各等分，各烧灰存性，研极细末，用纸包，碗盖于地上一夕，出火毒，用时先将白藕捣汁或萝卜汁磨京墨半碗，调服五钱，食后服下，如病势轻，用此立效。

小蓟饮子：小蓟饮子藕蒲黄，木通滑石生地黄，归草黑栀淡竹叶，血淋热结服之康。

注：《严氏济生方》，治下焦结热血淋。生地黄洗四两，小蓟根、滑石、通草、蒲黄炒、淡竹叶、藕节、当归去芦酒浸、山栀子仁、甘草炙各半两。㕮咀，每服四钱，水一盏半，煎至八分，去滓温服，空心食前。

固经丸：固经丸用龟板君，黄柏樗皮香附群，黄芩芍药酒丸服，漏下崩中虚热清。

注：《医学入门》，黄芩、白芍、龟板各一两，椿根皮七钱，黄柏三钱，香附二钱半。为末，酒糊丸桐子大，每服五十丸，酒下。治经水过多。樗皮，即椿根皮。

# 十五、止嗽理痰之剂

二陈汤：二陈汤用半夏陈，益以茯苓甘草臣，利气调中兼祛湿，一切痰饮此方珍。风加南星白附子，热用芩连寒桂姜，气合四七郁香附，虚入参术湿入苍，燥芩旋海天冬芍，风消枳桔贝蒌霜。导痰汤内加星枳，顽痰胶固昆旋花。

注：《太平惠民和剂局方》，治痰饮为患，或呕吐恶心，或头眩心悸，或中脘不快，或发为寒热，或因食生冷，脾胃不和。半夏汤洗七次、橘红各五两，白茯苓三两，甘草炙一两半。㕮咀，每服四钱，用水一盏，生姜七片，乌梅一个，同煎六分，去滓热服，不拘时候。四七汤，是《金匮要略》半夏厚朴汤的别名，见理气剂。导痰汤出自《传信适用方》引清虚皇甫坦方，治痰厥头昏晕，半夏四两汤洗七次，天南星一两细切姜汁浸，枳实去瓤一两，橘红一两，赤茯苓一两。为粗末，每服三大钱，水两盏，姜十片，煎至一盏，去滓温服，食后。

温胆汤：温胆汤方基二陈，竹茹枳实立意深，痰多不寐魂难寄，再加神远丹枣仁。

注：《三因极一病证方论》，治大病后虚烦不得眠，此胆寒故也，此药主之，又治惊悸。半夏汤洗七次、竹茹、枳实麸炒去瓤各二两，陈皮三两，甘草一两炙，茯苓一两半。锉散，每服四大钱，水一盏半，姜五片，枣一枚，煎七分，去滓，食前服。

清热导痰汤：清热导痰用二陈，芩连枳桔南星参，土炒白术瓜蒌子，湿热痰迷一扫清。

注：《寿世保元》，内伤七情，痰迷心窍，神不守舍，神出舍空，空则痰生，以致憎寒壮热，头痛昏沉迷闷，上气喘急，口出涎沫，证类伤寒；兼治中风、痰厥、气厥，不省人事者。人参、白术去芦、茯苓去皮、陈皮去白、半夏姜制、南星姜制、枳实麸炒、桔梗、黄连、黄芩、瓜蒌仁、甘草，上锉，生姜煎，入竹沥、姜汁同服。

止嗽散：止嗽散中用桔梗，紫菀荆芥百部陈，白前甘草共为末，姜汤调下效如神。

注：《医学心悟》，肺体属金，譬若钟然，钟非叩不鸣；风寒暑湿燥火，六淫之邪，自外击之则鸣，劳欲情志饮食炙煿之火，自内攻之则亦鸣……治诸般咳嗽。桔梗炒、荆芥、紫菀蒸、百部蒸、白前蒸各二斤，甘草炒十二两，陈皮水洗去白一斤。共为末，每服三钱，开水调下，食后临卧服，初感风寒，生姜汤调下。

三子养亲汤：三子养亲痰盛方，芥苏莱菔共煎汤，大便素实加蜂蜜，有寒更可加生姜。

注：《韩氏医通》，白芥子、苏子、莱菔子，各洗净微炒，击碎，看何证多则以所主者为君，余次之，每剂不过三钱，用生绢小袋盛之，煮作汤饮，代茶水啜用，不宜煎熬太过，大便素实者临服加熟蜜少许，若冬寒加生姜三片。

润肺饮：润肺饮中知母苓，桔梗橘麦姜草呈，地黄贝母天花粉，润燥化痰咳嗽宁。

注：《医宗必读》，痰有五，饮亦有五，而治法因之而变……在肺经者名曰燥痰，又名气痰，脉涩面白，气上喘促，洒淅寒热，悲愁不乐，其痰涩而难出，利金汤、润肺饮。贝母糯米拌炒、天花粉各三钱，桔梗一钱，甘草五分，麦门冬去心、橘红去白、茯苓去皮各一钱半，知母酒炒七分，生地黄二钱半。水二盅，姜三片，煎至七分，食后服。

清气化痰丸：清气化痰星夏橘，芩苓杏枳瓜蒌实，竹沥姜汁糊为丸，气顺火消痰自失。

注：《医方考》，陈皮去白、杏仁去皮尖、枳实麸炒、黄芩酒炒、瓜蒌仁去油、茯苓各一两，胆南星、制半夏各一两半，姜汁为丸。此痰火通用之方也。气之不清，痰之故也，能治其痰，则气清矣。是方也，星、夏所以燥痰湿，杏、陈所以利痰滞，枳实所以攻痰积，黄芩所以消痰热，茯苓之用，渗痰湿也，瓜蒌者，则下气利痰云尔。

小陷胸汤：小陷胸汤半夏蒌，加入黄连涤痰稠，宽胸开结痛当用，不按自痛大陷求。

注：《伤寒论》，黄连一两，半夏半升洗，瓜蒌实大者一枚。以水六升，先煮瓜蒌取三升，去滓，内诸药，煮取二升，去滓，分温三服。

滚痰丸：前贤留下滚痰方，礞石黄芩及大黄，少佐沉香为引导，顽痰怪症服用康。

注：《丹溪心法》，头眩……头晕方，利痰，清热，降火，或滚痰丸亦可……耳聋皆属于热，少阳厥阴热多，当用开痰散风热，通圣散、滚痰丸之类……大黄半斤，黄芩半斤，青礞石一两，沉香五钱。为末，水丸桐子大。

控涎丹：三因妙用控涎丹，散结攻邪消顽痰，甘遂芥戟利脏腑，姜汤送下即时宽。

注：《三因极一病证方论》，凡人忽患胸背、手脚、颈项、腰胯隐痛不可忍，连筋骨牵引钓痛，坐卧不宁，时时走易不定……此乃是痰涎伏在心膈

上下，变为此疾，或令人头痛不可举，或神意昏倦多睡，或饮食无味，痰唾稠黏，夜间喉中如锯声，多流睡涎，手脚重，腿冷痹，气脉不通，误认为瘫痪，亦非也，凡有此疾，但以是药，不过数服，其疾如失。甘遂去心、大戟去皮、白芥子等分，为末，糊丸桐子大，食后临卧，淡姜汤下五、七至十丸，如痰猛气实，加数丸不妨。

理中化痰丸：理中化痰用人参，半夏干姜术茯苓，加入甘草和诸药，虚寒痰饮此方珍。

注：《明医杂著》，治脾胃虚寒，痰涎内停，呕吐少食，或大便不实，饮食难化，咳唾痰涎，此属中气虚弱，不能统涎归源也。人参、炒白术、干姜、甘草炙、茯苓、半夏姜制，为末，丸桐子大，每服四五十丸，白滚汤下。

青州白丸子：青州白丸半夏星，白附川乌俱用生，晒露糊丸姜薄引，风痰瘫痪小儿惊。

注：《太平惠民和剂局方》，治男子、妇人半身不遂，手足顽麻，口眼㖞斜，痰涎壅塞，及一切风，他药所不能疗者；小儿惊风，大人头风，洗头风，妇人血风，并宜服之。半夏白好者水浸洗过七两生用，川乌头去皮脐生用半两，南星生三两，白附子生二两。捣罗为细末，以生绢袋盛，用井花水摆，未出者更以手揉令出；如有滓，更研，再入绢袋摆尽为度，放瓷盆中，日中晒，夜露至晓，弃水，别用井花水搅，又晒，至来日早，再换新水搅；如此春五日、夏三日、秋七日、冬十日，去水晒干，候如玉片，碎研，以糯米粉煎粥清为丸，如绿豆大。初服五丸，加至十五丸，生姜汤下，不拘时候；如瘫缓风，以温酒下二十丸，日三服，至三日后，浴当有汗，便能舒展；服经三五日，呵欠是应；常服十粒已来，永无风痰隔壅之患。小儿惊风，薄荷汤下两三丸。

半夏白术天麻汤：半夏白术天麻汤，此方二陈入枣姜，痰饮头痛兼眩晕，热盛阴亏切莫尝。

注：《医学心悟》，痰厥头痛者，胸膈多痰，动则眩晕，半夏白术天麻汤主之；有湿痰壅遏者，书云头旋眼花，非天麻、半夏不除是也，半夏白术天麻汤主之。半夏一钱五分，天麻、茯苓、橘红各一钱，白术一钱或三钱，甘草五分，生姜一片，大枣二枚，水煎服。

白金丸：白金丸子治癫狂，心窍痰迷恶血伤，七两郁金川产者，明矾三两合成方。

注：《医方考》，白矾三两，郁金七两须四川蝉腹者为真。共为末，糊丸梧桐子大，每服五六十丸，温汤下。此病因忧郁得之，痰涎包络心窍，此药能祛郁痰。

高枕无忧散：高枕无忧温胆方，参草麦膏桂枣藏，病后虚烦加神远，胆怯不寐临卧尝。

注：《寿世保元》，心胆虚弱，昼夜不眠，百方无效，服此如神。人参五钱，软石膏三钱，陈皮、半夏姜炒、白茯苓去皮、枳实麸炒、竹茹、麦门冬去心、酸枣仁炒、甘草各一钱五分。上锉一剂，龙眼五个，水煎服。

# 十六、固涩之剂

牡蛎散：牡蛎散内用黄芪，浮麦麻黄根最宜，盗汗自汗阴阳虚，服后方知药神奇。

注：《太平惠民和剂局方》，治诸虚不足，及新病暴虚，津液不固，体常自汗，夜卧即甚，久而不止，羸瘠枯瘦，心忪惊惕，短气烦倦。黄芪去苗土、麻黄根洗、牡蛎（米泔浸，刷去土，火烧通赤）各一两，为粗散，每服三钱，水一盏半，小麦百余粒，同煎至八分，去滓热服，日二服，不拘时候。

玉屏风散：玉屏风散最为灵，芪术防风鼎足形，表弱汗多兼感冒，药虽相恶效相成。

注：《丹溪心法》，治自汗。防风、黄芪各一两，白术二两。每服三钱，水一盏半，姜三片，煎服。

当归六黄汤：当归六黄治汗出，芪柏芩连二地协，泻火固表止盗汗，麻黄根入功易袭。

注：《兰室秘藏》，治盗汗之圣药也。当归、生地黄、熟地黄、黄柏、黄芩、黄连各等分，黄芪加倍，为粗末，每服五钱，水二盏，煎至一盏，食前服，小儿减半服之。

五味子汤：五味子汤用陈皮，人参杏仁麦冬随，煎投姜枣和营卫，益肺生津敛肺宜。

注：《类证活人书》，治伤寒喘促，脉伏而厥。人参一分，五味子半两，麦门冬去心一分，杏仁去皮尖一分，陈皮去白一分。加生姜十片，大枣三枚，锉如麻豆大，水二大白盏，煮至一盏，去滓，分作二服。

诃子皮散：诃子皮散东垣方，粟壳陈皮与干姜，泄泻虚寒久不止，涩能固脱用此方。

注：《兰室秘藏》，真气不禁，形质不收，乃血滑脱也，此乃寒滑气泄不固，故形质下脱也，当以涩去其脱而除其滑，微酸之味，固气上收，以大热之剂而除寒补阳，以补气之药升阳益气。罂粟壳去蒂萼蜜炒、陈皮各五分，干姜炮六分，诃子煨去核七分。为细末，都作一服，水二盏，煎至一盏，和滓，空心热服。

敛肺汤：久咳无邪敛肺汤，百药煎诃味相当，芪皮白及核桃肉，粟壳还须杏仁霜。

注：《成方便读》，百药煎、诃子皮、五味子、黄芪皮、白及片、胡桃仁、罂粟壳、甜杏霜，此为久咳纯虚无邪，特设一敛固之法……内伤者除痰饮气火外，皆属肺气耗散，审其阴虚阳虚而敛固之；即有虚火及一切杂证相间，亦不妨用两顾之治也。百药煎，是五倍子和茶叶等的发酵物。

真人养脏汤：真人养脏木香诃，粟壳当归肉蔻和。参术桂草白芍药，脱肛久痢此方服。

注：《太平惠民和剂局方》，治大人、小儿肠胃虚弱，冷热不调，脏腑受寒，下痢赤白，或便脓血，有如鱼脑，里急后重，脐腹疞痛，日夜无度，胸膈痞闷，胁肋胀满，全不思食，及治脱肛坠下，酒毒便血，诸药不效者，并皆治之。人参、当归去芦、白术焙各六钱，肉豆蔻面裹煨半两，肉桂去粗皮、炙甘草各八钱，白芍一两六钱，木香不见火一两四钱，诃子去核一两二钱，罂粟壳去蒂萼蜜炙三两六钱。锉为粗末，每服二大钱，水一盏半，煎至八分，食前温服；老人、孕妇、小儿暴泻，急宜服之，立愈。

金锁固精丸：金锁固精芡莲须，龙骨牡蛎与蒺藜，莲粉为丸盐酒下，精遗滑脱自能欺。

注：《医方集解》，治精滑不禁。沙苑蒺藜炒、芡实蒸、莲须各二两，龙骨酥炙、牡蛎盐水煮一日一夜煅粉各一两。莲子粉糊为丸，盐汤下，此足少阴药也。

茯菟丸：茯菟丸疗遗滑精，石莲五味总相逢，还须山药调脾土，补涩之剂用引送。

注：《太平惠民和剂局方》，治心气不足，思虑太过，肾经虚损，真阳不固，溺有余沥，小便白浊，梦寐频泄。菟丝子五两，白茯苓三两，石莲子去壳二两，辽五味子去梗七两。为细末，酒或淮山药六两煮糊为丸，如梧桐

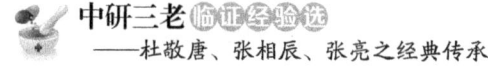

子大，每服三十丸，空心，盐汤下。

桑螵蛸散：桑螵蛸散治便频，参苓龙骨龟板宁，菖蒲远志当归配，补肾宁心健忘灵。

注：《本草衍义》，安神魂，定心志，治健忘、小便数，补心气。桑螵蛸、远志、菖蒲、龙骨、人参、茯神、当归、龟甲醋炙各一两，为末，夜卧人参汤调下二钱。

樗树根丸：樗树根丸良姜炭，黄柏椿皮墓头回，湿热阻胞成带下，淋漓还须炒白芍。

注：《丹溪心法》，内伤气血虚不能固守……吞樗树根丸。良姜三钱，黄柏二钱，芍药二钱并烧灰存性，樗根白皮一两半。为末，糊丸，每服三十丸。带下……良姜、芍药、黄柏二钱各炒成灰，椿树根皮一两半。为末，粥丸，每服四五十丸，空心。墓头回，即败酱草。

封髓丹：封髓丹治遗泄精，黄柏甘草缩砂仁，大封大固春常在，巧夺先天服此灵。

注：《御药院方》，降心火，益肾水。黄柏三两，缩砂仁一两半，甘草二两。上药捣罗为细末，水煮面糊稀和丸如桐子大，每服五十丸，用苁蓉半两切作片子，酒一大盏，浸一宿，次日煎三四沸，滤去滓，送下，空心食前服。

# 十七、杀虫之剂

乌梅丸：乌梅丸是驱虫方，细辛桂枝连柏姜，人参归附川椒壳，温脏安蛔寒厥方。

注：《伤寒论》，乌梅三百枚，细辛六两，干姜十两，黄连十六两，当归四两，附子炮去皮六两，蜀椒出汗四两，桂枝去皮六两，人参六两，黄柏六两。异捣筛，合治之，以苦酒渍乌梅一宿，去核，蒸之五斗米下，饭熟捣成泥，和药令相得，内臼中，与蜜杵二千下，丸如梧桐子大，先食饮服十丸，日三服，稍加至二十丸，禁生冷、滑物、臭食等。

安蛔汤：安蛔汤内参苓术，干姜乌梅川椒壳，呕吐胃寒胸腹痛，温扶脾土驱杀虫。

注：《万病回春》，人参七分，白术、茯苓各一钱，干姜炒黑五分，乌梅二个，川椒去目三分。锉剂，水煎服。治蛔不可用甘草甜物，盖蛔得甘则

中医学基础歌诀

动于上，得酸则静，见苦则安，得辛辣则头伏于下。如合丸，用乌梅浸烂蒸熟捣如泥，入前药再捣如泥，每服十九，米汤吞下。伤寒吐蛔，虽有大热，忌用凉药，犯之必死，先当用温剂以定蛔，后用凉剂以退热，如小柴胡汤之类。

连梅安蛔汤：连梅安蛔川椒全，黄柏槟榔白雷丸，蛔虫扰动成昏厥，清热安蛔首泄肝。

注：《通俗伤寒论》，清肝安蛔法，胡黄连一钱，川椒炒十粒，白雷丸三钱，乌梅肉二朵，生川柏八分，尖槟榔二枚。磨汁冲……此为清肝安蛔，止痛定厥之良方。水煎，一剂煎三次，早晨空腹时服两次，下午空腹服一次。

肥儿丸：肥儿丸内用使君，豆蔻香连曲麦槟，脾胃虚入四君子，疳积治愈胖儿身。

注：《太平惠民和剂局方》，治小儿疳病者，多因缺乳，食吃太早所致；或因久患脏腑，胃虚虫动，日渐赢瘦，腹大发竖，不能行步，面黄口臭发热，面无精神，此药杀虫进食。神曲炒、黄连去须各十两，肉豆蔻面裹煨、使君子去皮、麦芽炒各五两，槟榔不见火细锉晒二十个，木香二两。为细末，猪胆汁为丸，如粟米大，每服三十九，量岁数加减，热水下，空心服。

化虫丸：化虫榧鹤及使君，槟榔芜荑苦楝雄，白矾胡粉成丸服，肠胃诸虫永绝种。

注：《太平惠民和剂局方》，治小儿疾病多有诸虫，或因腑脏虚弱而动，或因食甘肥而动，其动则腹中疼痛，发作肿聚，往来上下，痛无休止，亦攻心痛，叫哭合眼，仰身扑手，心神闷乱，呕哕涎沫，或吐清水，四肢羸困，面色青黄，饮食虽进，不生肌肤，或寒或热，沉沉嘿嘿，不的知病之去处。其虫不疗，则子母相生，无有休止，长一尺则害人。胡粉炒、鹤虱去土、槟榔、苦楝根去浮皮各五十两，白矾枯十二两半。为末，以面糊为丸，如麻子大，一岁儿服五丸，温浆水入生麻油一二点，调匀下之。温米汤饮下亦得，不拘时候。其虫细小者，皆化为水，大者自下。《医方考》，鹤虱去土、胡粉炒、苦楝根束引不出土者、槟榔各一两，芜荑、使君子各五分，白矾枯二钱五分。量人大小服，一岁儿可五分，肠胃中诸虫为患，此方主之。方中可加雷丸。

万应丸：万应丸是准绳方，杀虫化积功擅长，莪棱皂角黑白丑，雷丸木香与槟榔。

·109·

注：《证治准绳》万应丸有三。其一，黑牵牛取头末、大黄、槟榔各八两，雷丸醋煮、南木香各一两，沉香五钱，将黑牵牛、大黄、槟榔和一处为末，以大皂角、苦楝皮各四两，煎汁法水为丸，如绿豆大，后以雷丸、木香、沉香和一处研末为衣，每服三四十丸，五更用砂糖水送下；其二，三棱醋炒、莪术醋炒各五钱，槟榔一两，陈皮麸炒黄色、橘红各五钱，芜荑二钱半，雷丸五钱，鹤虱三钱微炒，干漆炒无烟五钱，木香二钱不见火，良姜二钱陈壁土炒，砂仁二钱去壳，使君子取肉、麦芽面炒各五钱，胡黄连炒、炙甘草各三钱，神曲炒黄色五钱，为细末，醋打米糊丸，如绿豆大，每服三五十丸，空心淡姜汤送下；其三，五倍子去内虫屑、胡黄连、青皮去白、陈皮去白、黄柏、神曲、麦芽净洗焙干、三棱炮锉、莪术炮锉、芜荑、槟榔不过火、龙胆草、川楝子肉、使君子各一两，除槟榔、麦芽二味外，余十二味锉碎，炒令微焦色，候冷，同前槟榔、麦芽研为细末，水煮面糊丸，麻仁大，每服三十丸至五十丸或七十丸，温米清汤无时送下，或空心。

**四宝丹**：四宝使君槟南星，专治食米茶炭病，分别用引麦茶土，杀虫化积宝中精。

注：《万病回春》，治黄病吃生米、茶叶、黄泥、黑炭者宜服。生米，用麦芽一斤炒，使君子肉二两，槟榔、南星各二两姜汁制；茶叶，用茶叶一斤炒，使君子肉二两，槟榔、南星各一两姜汁制；黄泥，用壁土炒，使君子肉二两，槟榔、南星各一两姜汁制；黑炭，用黑炭一斤炒，使君子肉二两，槟榔、南星各一两姜汁制。为末，炼蜜为丸，如梧桐子大，每服五十丸，清早砂糖水送下。

## 十八、痈疡之剂

**仙方活命饮**：仙方活命金银花，归陈防芷草芍加，大贝花粉兼乳没，穿山皂刺酒煎服，一切痈疽能溃散，溃后再服要慎重。

注：《校注妇人良方》，治一切疮疡，未成者即散，已成者即溃，又止痛消毒之良剂也。白芷、贝母、防风、赤芍药、生归尾、甘草节、皂刺炒、穿山甲炙、天花粉、乳香、没药各一钱，金银花、陈皮各三钱。用酒一大碗，煎五七沸服。

**金银花散**：金银花散加甘草，奇疡恶毒皆能疗。护膜须用蜡矾丸，二方均是疡科宝。

注：《外科精义》，治发背恶疮，托里止痛排脓。金银花四两（无花用苗叶嫩茎代之），甘草一两。为粗末，分为三服，酒、水各一盏，同煎至一盏，去滓，温服，无时。蜡矾丸，出自《丹台玉案》，治发背痈疽并一切肿毒，服之能护心膜，毒气不能攻心。黄蜡一斤，明矾八两研末，朱砂八钱研细。先以蜡熔开，入明矾末，搅和投水中，众手丸如绿豆大，朱砂为衣，每服百丸，白滚汤下。

大黄扫毒汤：大黄扫毒治疔肿，皂刺山甲天花粉，乳没薄荷蜈蚣条，虚实强壮酌量饮。

注：《医学衷中参西录》，疮痈以疗毒为最紧要，因其毒发于脏腑，非仅在于经络，其脉多见沉紧，紧者毒也，紧在沉部，其毒在内可知也……宜重用大黄降下其毒……大黄、天花粉各一两，皂刺四钱，穿山甲、乳香、没药皆不去油各三钱，薄荷叶一钱，全蜈蚣三大条。煎服一剂，大便通下，疼减心安……因用之屡建奇效，遂名之为大黄扫毒汤。

五味消毒饮：五味消毒疗诸疗，银花野菊蒲公英，紫花地丁天葵子，煎加酒服发汗灵。

注：《医宗金鉴》，疔者如丁钉之状，其形小，其根深，随处可生……疔疮者，乃火证也……火焰疔……紫燕疔……黄鼓疔……白刃疔……黑靥疔……红丝疔……暗疔……内疔……羊毛疔……诸证初起俱宜服蟾酥丸汗之，毒势不尽，憎寒壮热仍作者，宜服五味消毒饮汗之……金银花三钱，野菊花、蒲公英、紫花地丁、紫背天葵子各一钱二分。水二盅，煎八分，加无灰酒半盅，再滚二三沸时热服，渣如法再煎服，被盖出汗为度。

犀黄丸：犀黄丸内用麝香，乳没活血牛黄凉，乳岩流注肠痈等，正气未虚均可尝。

注：《外科全生集》，治乳岩、横痃、瘰疬、痰核、流注、肺痈、小肠痈等症。犀黄三分，麝香一钱半，乳香、没药各一两去油研极细末，黄米饭一两。捣烂为丸，忌火烘，晒干，陈酒送下三钱，患生上部，临卧服；下部空心服。

护心散：护心散治火邪攻，疮毒纯阳躁扰凶，甘草辰砂绿豆粉，乳香定痛妙无穷。

注：《外科正宗》，护心散中豆粉佳，乳香甘草共朱砂，每服二钱频送下，敢交呕吐自无他；治疮毒内攻，口干烦躁，恶心呕吐。真豆粉一两，乳香净末三钱，朱砂二钱，甘草末一钱。共研极细，每服二钱，白滚汤调服，

早晚二次。

六神丸：六神丸用真牛黄，蟾酥朱砂共麝香，珍珠外衣百草霜，清热消肿解毒良。

注：《喉科心法》引雷允上方，治时邪疠毒，烂喉丹痧，喉风喉痈，双单乳蛾，疔疮对口，痈疽发背，肠痈腹疽，乳痈乳岩，一切无名肿毒，小儿痰急惊风，肺风痰喘，危在顷刻。西牛黄一钱五分，上辰砂一钱五分须镜面劈砂，杜蟾酥一分五厘烧酒化，粗珍珠一分五厘，麝香一分五厘，百草霜五分。为细末，米浆为丸，如芥菜子大，以百草霜为衣，瓷瓶收贮，勿使泄气，每服五丸、七丸、十丸不等，视病势轻重服之，茶汤不能进者，每用十丸，以开水化开，徐徐咽下，重者再进一服。《古今名方》引雷允上方，珍珠粉、犀牛黄、麝香各4.5克，雄黄、蟾酥、冰片各3克。各为细末，用酒化蟾酥，调匀为丸，如芥菜子大，以百草霜为衣，每服五至十丸，一日二至三次，亦可外用。《中药成方配本》，西牛黄一钱五分，珍珠粉一钱五分，麝香一钱五分，蟾酥二钱，飞雄黄二钱，飞朱砂一钱五分。取净末，用高粱酒一两化蟾酥为丸，如芥菜子大，以百草霜为衣，每一百丸约干重一分，每服七至十丸，食后开水吞服，一日二次，小儿酌减。六神丸由清代苏州雷允上诵芬堂药铺创制，为国家保密处方。

消瘰丸：消瘰丸用贝蛎玄，解郁化痰养阴贤，瘰疬阴亏痰气结，临时斟酌细加减。

注：《医学心悟》，瘰疬者，肝病也，肝主筋，肝经血燥有火，则筋急而生瘰，瘰多生于耳前后者，肝之部位也；其初起即宜消瘰丸消散之；瘰疬，颈上痰瘰疬串也，此肝火郁结而成，宜用消瘰丸，兼服加味逍遥散。玄参蒸、牡蛎煅醋研、贝母去心蒸各四两，共为末，炼蜜为丸，每服三钱，开水下，日二服。

五海瘿瘤丸：五海丸方治瘿瘤，昆藻海螺海蛤随，海带香芷夏枯草，川芎螵蛸也神奇。

注：《卫生部颁药品标准·中药成方制剂》，软坚消肿，用于痰核瘿瘤，瘰疬乳核。海带100克，海藻100克，乌贼骨100克，蛤壳100克，昆布100克，白芷50克，木香10克，海螺煅100克，夏枯草100克，川芎75克。粉碎成细粉，过筛，混匀，每100克粉末加炼蜜120～130克，制成大蜜丸，每丸9克，口服，1次1丸，1日2次。

透脓散：透脓散治毒成痈，服药立成速溃功，川芎当归穿山甲，黄芪皂刺效益宏。

注：《外科正宗》，透脓散内用黄芪，山甲芎归总得宜，加上角针头自破，何妨脓毒隔千皮。治痈疽诸毒，内脓已成不穿破者，服之即破。黄芪四钱，山甲炒末一钱，川芎三钱，当归二钱，皂刺一钱五分。水二茶盅，煎一半，随病前后，临时入酒一杯亦好。

阳和汤：阳和汤法解寒凝，外症虚寒色属阴，熟地鹿胶姜炭桂，麻黄白芥草相承。

注：《外科全生集》，治鹤膝风，贴骨疽，及一切阴疽，如治乳癖乳岩，加土贝五钱。熟地一两，肉桂一钱去皮研粉，麻黄五分，鹿角胶三钱，白芥子二钱，姜炭五分，生甘草一钱。煎服。

小金丹：小金丹内白胶香，木鳖地龙归麝香，乳没灵脂草乌墨，流注瘰疬服之良。

注：《外科全生集》，治一应流注、痰核、瘰疬、乳岩、横痃、贴骨疽、蟮贡头等症。白胶香、草乌、五灵脂、地龙、木鳖各一两五钱，俱为细末；乳香去油、没药去油、归身各七钱五分，俱为细末；麝香三钱，墨炭一钱二分，即陈年锭子墨略烧存性，亦各研细末。用糯米粉一两二钱，研粉为厚糊和入诸末，千棰打融为丸如芡实大，每料约为二百五十粒，临用陈酒送下一丸，醉盖取汗，如流注将溃及溃久者以十九均作五日服完，以杜其流走不定，可绝增入者，如小儿不能服煎剂，以一丸研碎，酒调服之，但方内有五灵脂与人参相反，不可与参之药同日服也。

七厘散：七厘散是伤科方，血竭红花冰麝香，乳没儿茶朱砂末，酒调内服敷外良。

注：《良方集腋》，专治跌打损伤，骨断筋折，血流不止，或金刃重伤，食嗓割断，不用鸡皮包扎，急用此药干糁，定痛止血，先以药七厘，冲烧酒服之，量伤之大小，复用烧酒调敷，立时见效，并治一切无名肿毒，汤泡火灼，亦如前法，伤轻者不必服，只用敷，平时未备，临时制用亦可，服不可多，故以七厘名之。血竭一两，麝香、冰片各一分二厘，乳香、没药、红花各一钱五分，朱砂一钱二分，儿茶二钱四分。研极细末，收贮瓷瓶，黄蜡封口，以五月五日午时制合，贮久更妙。

四妙汤：四妙汤治痈疔疽，归芪二花甘草节，湿热壅盛当清解。去芪加玄治脱疽。

注：《太平惠民和剂局方》引《疡医大全》方神效托里散，治痈疽发

背、肠痈、奶痈、无名肿毒、焮作疼痛，憎寒壮热，类若伤寒，不问老幼虚人，并皆治之。金银花去梗、黄芪去芦各五两，当归一两二钱，甘草炙八两。为细末，每服二钱，酒一盏半，煎至一盏，若病在上食后服，病在下食前服，少须再进第二服，留渣外敷，未成脓者内消，已成脓者即溃。去黄芪加玄参，名四妙勇安汤，出自《验方新编》，治脱骨疽，此症生手足各指，或生指节，或生指节指缝，初生或白色痛极，或如粟米起一黄泡，其皮或如煮熟红枣，黑色不退，久则溃烂，节节脱落，延至手足背腐烂黑陷，痛不可忍……金银花、玄参各三钱，当归二两，甘草一两。水煎服，一连十剂，永无后患，药味不可减少，减则不效，并忌抓擦为要。

苇茎汤：苇茎汤方出千金，桃仁薏苡冬瓜仁，瘀热肺痈咳吐脓，甘寒清肃上焦灵。

注：《备急千金要方》，苇茎切二升，以水二斗煮取五升去滓，薏苡仁半升，冬瓜仁半升，桃仁三十枚。㕮咀，内苇汁中，煮取二升，服一升，当有所见吐脓血。

大黄牡丹汤：金匮大黄牡丹汤，桃仁瓜瓣芒硝尝，肠痈初起脉迟紧，尚未成脓服乃康。

注：《金匮要略》，大黄四两，牡丹一两，桃仁五十个，冬瓜仁半升，芒硝三合。以水六升，煮取一升，去滓，内芒硝，再煎沸，顿服之，有脓当下，如无脓当下血。

薏苡附子败酱散：薏苡附子败酱散，排脓消肿是良方，肌肤无热鱼鳞起，肠痈日久即服康。

注：《金匮要略》，薏苡仁十分，附子二分，败酱五分。杵为末，取方寸匕，以水二升，煎减半，顿服，小便当下。

清肠饮：清肠饮方治肠痈，腹痛拒按足难伸，二花玄参归冬草，黄芩地榆薏苡仁。

注：《辨证录》，大凡腹痛而足不能伸者，俱是肠内生痈耳；惟大肠生痈，亦实有其故，无不成于火，火盛而不散，则郁结而成痈矣……方用清肠饮。金银花三两，当归二两，地榆一两，麦冬一两，玄参一两，生甘草三钱，薏仁五钱，黄芩二钱。水煎服。一剂而痛少止，二剂而足可伸，再二剂而毒尽消矣；此方纯阴之物，而又是活血解毒之品，虽泻火实滋阴也，所以相济而相成，取效故神耳。

红藤煎：红藤煎治肠脓肿，乳没银翘紫地丁，大黄元胡丹皮草，可加冬瓜薏苡仁。

注：上海中医学院编《中医外科学讲义》，治肠痈初起未化脓者。红藤二钱，紫花地丁一两，乳香三钱，没药三钱，连翘四钱，大黄一钱半，元胡二钱，丹皮二钱，甘草一钱，银花四钱。水煎服。

## 十九、经产之剂

**经灵汤**：经灵汤内乳莪棱，桃红茜草香附巡，虚加芪术归芎地，少腹痛甚元胡灵。

注：张亮经验方，乳香、三棱、莪术、桃仁、红花、茜草、香附、黄芪、白术、当归、川芎、熟地、元胡、五灵脂。

**少腹逐瘀汤**：少腹逐瘀茴炒姜，失笑元胡川芎当，没药官桂赤芍药，调经种子是良方。

注：《医林改错》，此方治少腹积块疼痛，或有积块不疼痛，或疼痛而无积块，或少腹胀满，或经血见时，先腰酸少腹胀，或经血一月见三五次，接连不断，断而又来，其色或暗或黑或块或崩漏，兼少腹疼痛，或粉红兼白带，皆能治之，效不可尽述。更出奇者，此方种子如神，每经初见之日吃起，一连吃五剂，不过四月必成胎。小茴香七粒炒，干姜二分炒，元胡一钱，没药二钱研，当归三钱，川芎二钱，官桂一钱，赤芍二钱，蒲黄三钱生，灵脂二钱炒。水煎服。失笑，指失笑散，出自《太平惠民和剂局方》，蒲黄炒香、五灵脂酒研淘去砂土各等分，先用酽醋调二钱，熬成膏，入水一盏，煎七分，食前热服。

**丹皮散**：丹皮散中延胡索，归尾桂心佐赤芍，牛膝棱莪酒水煎，行气散瘀癥瘕瘥。

注：《女科切要》，经闭为女人病者，盖因女子以血为主也；使其经脉调和，往来有准，有以应水道潮汐之期，旧血既尽，新血复生，有以合造化盈亏之数，则周身百脉，无不融液而和畅……大凡妇人经闭，气不调和，因而血不流转故也；故调经须以理气为先……有气血虚损者，外发潮热，头痛昏重，肢体倦怠，五心烦热，心忡面赤，口燥神焦，腰背酸疼，盗汗出者是也，宜服丹皮散。丹皮、肉桂、归尾、元胡、牛膝、赤芍、三棱、莪术，水煎服。

**调经益母丸**：调经益母坤草芳，经水难调痛莫当，熟地归芎香附子，炮姜元胡与蒲黄。

注：《成方便读》，熟地八两，归身三两，香附二两，川芎、元胡各二两，蒲黄一两，炮姜五分。治妇人血气虚寒，或经行前后凝滞作痛，及产后因虚恶露不行等症。

四制香附丸：四制香附用四物，丹参芩艾砂仁入，陈皮甘草共为丸，理气调经带浊瘀，肥人脂满难怀孕，神曲苓夏应当着。

注：《成方便读》，香附四两，当归三两，广艾绒二两，白芍、丹参各二两，生地四两，川芎一两五钱，甘草、广陈皮、砂仁各一两。治妇人经水不调，赤白带下，气血凝滞，腹痛经闭，或气块血块，两胁胀满，及呕吐恶心，胎前产后一切等症。妇人之病，首重调经，经调则诸病易愈……病之偏于寒者，则用广艾绒以温之，偏于热者，则用黄芩以清之。《济阴纲目》四制香附丸，治妇人女子，经候不调。香附子擦去皮一斤分作四份，好酒浸一份、醋浸一份、盐水浸一份、童便浸一份，各三日焙干，为细末，醋糊丸如桐子大，每服七十丸，空心食前盐酒下。关于四制香附，《仁术便览》："有酒浸，泔浸，童便浸，盐水浸之别……当炒。"《万氏女科》："酒、醋、盐、水、童便各浸三日，焙研。"《万病回春》："四两醋浸，四两汤浸，四两童便浸，四两酒浸，各浸一宿，焙干。"

九味香附丸：九味香附四物先，陈术黄芩小茴添，妇人百病皆可治，醋丸酒下服饭前。

注：《济阴纲目》，治妇人百病皆宜。香附子童便浸一宿再用醋煮晒干炒四两，当归酒洗、川芎酒洗、芍药酒炒、生地黄酒洗、陈皮去白各一两，白术二两，黄芩酒炒一两五钱，小茴香炒五钱。为末，醋糊丸如桐子大，空心酒下，每服八九十丸。

枇杷散：枇杷散治哕呕虚，橘半参苓草麦茹，水泡勤服生姜引，妊娠恶阻称良医。

注：《古今医鉴》，治胃虚呕哕不止。枇杷叶去毛、橘红各一两，半夏汤泡、赤茯苓去皮、人参各五钱，麦门冬去心、青竹茹各一两二钱，甘草四钱。锉，生姜三片，水二盏，煎一盏，空心服。

当归散：当归散益妇人娠，芎芍白术及黄芩，安胎养血宜多服，产后胎前功效深。

注：《金匮要略》，当归、黄芩、芍药、川芎各一斤，白术半斤。杵为散，酒饮服方寸匕，日再服，妊娠常服即易产。

中医学基础歌诀

泰山磐石散：泰山磐石用八珍，去苓加芪续断芩，再加砂仁糯米粉，妇人胎动服安宁。

注：《景岳全书》，治妇人气血两虚，或肥而不实，或瘦而血热，或脾肝素虚，倦怠少食，屡有堕胎之患，此方平和，兼养脾胃气血……人参、黄芪、当归、川续断、黄芩各一钱，川芎、白芍药、熟地各八分，白术二钱，炙甘草、砂仁各五分，糯米一撮。水一盏半，煎七分，食远服，但觉有孕，三五日常用一服，四月之后方无虑也。

寿胎丸：寿胎丸子治滑胎，阿胶桑寄续断挨，菟丝四两为主药，寒加补骨食曲裁，气虚参芪热芩地，虚实寒热莫徘徊。

注：《医学衷中参西录》，治滑胎。菟丝子炒熟四两，桑寄生二两，川续断二两，真阿胶二两。前三味轧细，水化阿胶和为丸一分重，干足一分，每服二十九，开水送下，日再服。

保产无忧散：保产无忧芎芍归，羌芪芥朴菟丝子，草枳贝母生姜艾，安胎保产临盆催。

注：《傅青主女科》，当归一钱半酒洗，炒黑芥穗八分，川芎一钱半，艾叶七分炒，面炒枳壳六分，炙黄芪八分，菟丝子一钱四分酒炒，厚朴七分姜炒，羌活五分，川贝母一钱去心，白芍一钱二分酒炒，甘草五分。姜三片，温服，上方保胎，每月三五服，临产热服，催生如神。

达生散：达生紫苏大腹皮，参术陈草归芍随，再加葱叶黄杨脑，孕妇临盆先服之，若将川芎易白术，紫苏饮治子悬宜。

注：《丹溪心法》，又名束胎散，大腹皮三钱，人参、陈皮各半钱，白术、芍药各一钱，紫苏茎叶半钱，甘草炙二钱，归身尾一钱。作一服，入青葱五叶，黄杨脑七个，此即黄杨树叶梢儿也，或加枳壳、砂仁，以水煎，食后服；紫苏饮，出自《严氏济生方》，治胎气不和，凌上心腹胀满疼痛，谓之子悬。大腹皮、川芎、白芍药、陈皮去白、紫苏叶、当归去芦酒浸各一两，人参、甘草炙各半两。㕮咀，每服四钱，水一盏半，生姜五片，葱白七寸，煎至七分，去滓温服，空心。

脱花煎：临盆将产脱花煎，难产催生胞内连，油桂红花归重用，川芎牛膝与车前。

注：《景岳全书》，凡临盆将产者，宜先服此药催生最佳，并治产难经日，或死胎不下俱妙。当归七八钱或一两，肉桂一二钱或三钱，川芎、牛膝各二钱，车前子一钱半，红花一钱。用水二盅，煎八分，热服，或服后饮酒

数杯。

生化汤：产后偏宜生化汤，芎归桃仁草炮姜，水煎空心卧服下，引用童便黄酒尝，加味坤草泽兰叶，少腹痛甚失笑良。

注：《傅青主女科》，产后虚中，感寒饮冷，其寒下攻小腹作痛；又有血块作痛者；又产后血虚脐下痛者，并治之以加减生化汤。当归三钱，川芎一钱，桃仁去皮尖十粒，干姜炮黑四分，甘草四分炙。黄酒、童便各半煎服。

失笑散：失笑蒲黄与五灵，一切瘀痛均可用。山楂二两治血痢，方名独圣逐瘀圣。

注：《太平惠民和剂局方》，治产后心腹痛欲死，百药不效，服此顿愈。蒲黄炒香、五灵脂酒研淘去砂土各等分为末，先用酽醋调二钱熬成膏，入水一盏，煎七分，食前热服。家秘独圣散，出自《症因脉治》，久痢不止，下纯血，家秘独圣散煎汤服，治小儿下红积，产妇血痢，神效。楂肉一斤，研末，每服二两，煎汤服。

清魂散：清魂散用泽兰叶，人参甘草川芎协，荆芥理血兼祛风，产时神迷立服醒。

注：《严氏济生方》，产后血晕，因产所下过多，血气虚极，是故晕闷，甚则昏塞不知人，气息欲绝，晕闷不止，则能毙人……但服清魂散自瘥。泽兰叶、人参去芦各一两，荆芥穗四两，川芎二两，甘草炙八钱。为细末，每服一钱重，热汤温酒各半盏，调匀急灌之，下咽喉则眼开气定，省人事。

通乳汤：产后通乳归芎草，王不留行穿山甲，猪蹄花粉通草配，红糖为引乳泉涌。

注：《古今医鉴》，治产后气血不足，经血衰弱，乳汁涩少。猪蹄下节四双，通草二两，川芎一两，穿山甲十四片炒，甘草一钱，用水五升，煮汁饮之。《古今医方集成》引《沈氏尊生书》方，下乳。雄猪蹄四只，通草、川芎各一两，穿山甲炒黄十四片，甘草一钱。清水五升，煮至二升，分三服，先以温葱汤洗乳房。《济阴纲目》通乳汤，治产后气血不足，经血衰弱，乳汁涩少。猪蹄下节四只，通草二两，川芎一两，穿山甲十四片炒黄，甘草一钱。用水五升煮汁饮之，忌生冷，避风寒，夜卧不宜失盖，更以葱汤频洗乳房。一方治乳汁不通，当归、穿山甲酥炙各五钱，天花粉、王不留行、甘草各三钱。为细末，每服三钱，猪蹄汤或热酒调下。张亮注：本方加路路通、瓜蒌更效。

# 附：古歌诀四首

## （一）六陈歌

枳壳陈皮半夏齐，麻黄狼毒及茱萸，六般之药宜陈久，入药方知奏效奇。

## （二）十八反歌

本草言明十八反，半蒌贝蔹及攻乌，藻戟遂芫俱战草，诸参辛芍叛藜芦。

## （三）十九畏歌

硫黄原是火中精，朴硝一见便相争。水银莫与砒霜见，狼毒最怕密陀僧。巴豆性烈最为上，偏与牵牛不顺情。丁香莫与郁金见，牙硝难合京三棱。川乌草乌不顺犀，人参最怕五灵脂。官桂善能调冷气，若逢石脂便相欺。大凡修合看顺逆，炮燀炙煿莫相依。

## （四）妊娠服药禁忌歌

蚖斑水蛭及虻虫，乌头附子配天雄，野葛水银并巴豆，牛膝薏苡与蜈蚣，三棱芫花代赭麝，大戟蝉蜕黄雌雄，牙硝芒硝牡丹桂，槐花牵牛皂角同，半夏南星与通草，瞿麦干姜桃仁通，硇砂干漆蟹爪甲，地胆茅根都失中。

以上选歌共四首，勿可死搬供参酌。

# 针灸歌诀

## 一、十二经循行部位歌

手三阳手外走头,手三阴胸内走手,足三阳由头走足,足三阴足内走胸,独有肝经足厥阴,上入颅颡走头顶。

注:《灵枢·逆顺肥瘦》:"手之三阴,从脏走手,手之三阳,从手走头,足之三阳,从头走足,足之三阴,从足走腹。"今人陆瘦燕(1909—1969年):"如将双手上举,则所有的阴经皆向上行,所有的阳经皆向下行,即阴升阳降。"十二经脉在体表分布的规律是左右对称,六条阴经分布于四肢的内侧和胸腹,六条阳经分布于四肢的外侧和头面、躯干。陆瘦燕:"胃经属戊土,为万物生化之母,其位居中央而统领四方,虽为阳经而为坤母,故胃经在腹。"手足三阳经在四肢的排列顺序是阳明在前、少阳在中、太阳在后。手三阴经在上肢的排列顺序是太阴在前、厥阴在中、少阴在后。足三阴经在小腿下半部及足背为厥阴在前、太阴在中、少阴在后,至内踝上八寸处,足厥阴经、足太阴经交叉后为太阴在前、厥阴在中、少阴在后。腹部自前正中线向外依次为任脉、足少阴经、足阳明经、足太阴经、足厥阴经。

## 二、经穴起止歌

肺止少商中府起,大肠商阳迎香停,胃起承泣厉兑止,脾始隐白大包终,心上少冲首极泉,小肠少泽末听宫,膀胱睛明至阴限,肾始涌泉俞府隐,心包天池中冲尽,三焦关冲丝竹空,胆起瞳子(髎)窍阴止,厥肝大敦期门终,十二经穴起止歌,学者熟记肺腑铭。

## 三、经脉气血多少歌

多气多血经二阳,手足阳明胃大肠,多气少血有六经,三焦胆肺心脾肾,多血少气心包络,膀胱小肠肝相同。

注:关于六经血气多少,《黄帝内经太素·任脉》:"夫人之常数,太阳常多血少气,少阳常多气少血,阳明常多血气,厥阴常多气少血,少阴常多血少气,太阴常多血气,此天之常数也。"即太阴、阳明多血多气,少阴、太阳多血少气,厥阴、少阳多气少血。《素问·血气形志》:"夫人之常数,太阳常多血少气,少阳常少血多气,阳明常多气多血,少阴常少血多气,厥阴常多血少气,太阴常多气少血。此天之常数。"歌诀认为,阳明多血多气,少阴、太阴、少阳多气少血,厥阴、太阳多血少气,即遵《素问》。

## 四、十四经脉循行病候腧穴主治分论歌

### (一)手太阴肺经

循行:手太阴肺中焦生,下络大肠出贲门,上膈属肺从肺系,横系出腋臑上行,肘臂寸口上鱼际,大指内侧爪甲根;支络还从腕后出,外行相接手阳明。

病候:此经多气而少血,是动则病喘与咳,肺胀膨满缺盆痛,两手交瞀为臂厥。所生病者为气嗽,喘咳烦心胸满结,臑臂之内前廉痛,小便频数掌中热,气虚肩背痛而寒,气盛亦痛风汗出,欠伸少气不足息,遗矢无度溺变别。

腧穴:一手太阴是肺经,臂内拇侧上下循,中府乳上数三肋,云门锁骨窝里寻,二穴相差隔一肋,距胸中行六寸平,天府腋下三寸取,侠白肋上五寸擒,尺泽肘中横纹处,孔最腕上七寸凭,列缺交叉示指尽,经渠寸口动脉行,太渊掌后纹头是,鱼际节后散脉荣,少商穴在大指内,去指爪甲韭叶宗。

主证主穴:中府主治肺喘急,咳嗽胀痛胸背折。尺泽能治肺诸疾,绞肠痧痛锁喉风,伤寒热病汗不解,兼刺小儿急慢惊。列缺可除嗽寒痰,偏正头痛治自瘥,男子五淋阴中痛,尿血精泄灸便安。少商为井止痛捷,中风昏迷

鼻衄血，喉闭咽肿音嘶哑，缓解挛痛泄诸热。

注：《灵枢·经脉》："肺手太阴之脉，起于中焦，下络大肠，还循胃口，上膈属肺，从肺系横出腋下，下循臑内，行少阴心主之前，下肘中，循臂内上骨下廉，入寸口，上鱼，循鱼际，出大指之端；其支者，从腕后直出次指内廉，出其端。是动则病肺胀满，膨膨而喘咳，缺盆中痛，甚则交两手而瞀，此为臂厥。是主肺所生病者，咳，上气喘喝，烦心胸满，臑臂内前廉痛厥，掌中热。气盛有余，则肩背痛，风寒汗出中风，小便数而欠。气虚则肩背痛寒，少气不足以息，溺色变。"

锁骨下前正中线旁开6寸取中府、云门，不可深刺。锁骨下窝凹陷处取云门（坐位，双手叉腰，当锁骨外端前下方出现的三角凹窝的中点处）。云门直下1寸，平第一肋间隙处取中府，中府为肺之募穴，配肺俞治外感内伤咳嗽。上臂肱二头肌桡侧取天府、侠白。腋前纹头下3寸处取天府，下4寸取侠白（肘横纹上5寸）。肘横纹中肱二头肌腱桡侧凹陷处取尺泽，尺泽为合穴，治咳嗽、哮喘、咽喉肿痛、肘部挛痛。腕横纹桡侧端取太渊，太渊为输穴、原穴，治咳嗽、气喘、咽喉肿痛；"脉会太渊"，治无脉症。尺泽与太渊连线上取孔最、列缺、经渠。腕横纹上7寸取孔最，孔最为郄穴，治咯血、急性咳喘。腕横纹上1.5寸，桡骨茎突上方取列缺（双手虎口交叉，一只手示指押在另一只手的桡骨茎突上，当示指尖到达之凹陷处），列缺为络穴，八脉交会通任脉，"头项寻列缺"，治疗头痛、项强。腕横纹上1寸，桡骨茎突与桡动脉之间凹陷处取经渠，约当医者切脉时中指所按之处（寸口陷中），经渠为经穴。第一掌骨中点桡侧缘取鱼际，鱼际为荥穴。拇指末节桡侧距指甲角0.1寸取少商，少商为井穴，多以三棱针点刺放血，治发热、急性咽喉肿痛。

## （二）手阳明大肠经

循行：手阳明经属大肠，次指内侧起商阳，循指上廉出合谷，两筋歧骨循臂旁，入肘外廉循臑外，肩端前廉柱骨旁，从肩下入缺盆内，络肺下膈属大肠；支从缺盆上入颈，斜贯颊前下齿当，环出人中交左右，上挟鼻孔注迎香。

病候：此经血盛气亦盛，是动颊肿并齿痛，所生病者为鼻衄，目黄口渴喉痹生，大指次指难为用，肩臑外侧痛相应。

腧穴：二手阳明属大肠，臂前外侧须审量，商阳示指内侧取，二间握拳节前方，三间节后陷中取，合谷虎口歧骨当，阳溪腕后两筋内，偏历腕后三寸量，温溜腕后上五寸，池前四寸下廉乡，池下三寸上廉穴，（手）三里池下二寸长，曲池屈肘纹头是，肘髎大骨外廉旁，肘上三寸寻（手）五里，臂臑肘上七寸量，肩髃肩峰举肩取，巨骨肩尖骨陷藏，天鼎扶下一寸取，扶突顶上结喉旁，（口）禾髎水沟旁半寸，鼻旁五分号迎香。

主证主穴：商阳二间与三间，主治中风牙疼宣，食物难吞眼目病，针灸三穴可安然。合谷主治破伤风，痹痛筋急针止痛，兼治头面诸般疾，水肿难产小儿惊。阳溪主治诸热证，瘾疹癣疖亦当针，头痛牙疼咽喉肿，狂妄惊中见鬼神。曲池主治中风证，手挛筋急痛痹风，兼治一切疟疾病，先寒后热自然平。肩髃主治瘫痪疾，手挛肩肿效非轻。迎香主治鼻失嗅，又治面痒若行虫。

注：《灵枢·经脉》："大肠手阳明之脉，起于大指次指之端，循指上廉，出合谷两骨之间，上入两筋之中，循臂上廉，入肘外廉，上臑外前廉，上肩，出髃骨之前廉，上出于柱骨之会上，下入缺盆络肺，下膈属大肠；其支者，从缺盆上颈贯颊，入下齿中，还出挟口，交人中，左之右，右之左，上挟鼻孔。是动则病齿痛颈肿。是主津所生病者，目黄口干，鼽衄，喉痹，肩前臑痛，大指次指痛不用。气有余则当脉所过者热肿，虚则寒栗不复。"

示指末节桡侧距指甲角0.1寸取商阳，商阳为井穴，多以三棱针点刺放血。第二掌指关节前后桡侧凹陷取二间、三间（手大指次指本节前后，内侧陷中），二间为荥穴、三间为输穴。第二掌骨桡侧中点取合谷（拇指并拢肌肉最高点），合谷为原穴，"面口合谷收"，治疗头面五官疾病。拇长伸肌腱与拇短伸肌腱之间凹陷中取阳溪（腕中上侧两筋间中），阳溪为经穴。肘横纹外侧端取曲池，曲池为合穴。阳溪与曲池连线上取偏历、温溜、下廉、上廉、手三里。腕横纹上3寸取偏历，偏历为络穴；腕横纹上5寸取温溜，温溜为郄穴。肘横纹下4寸取下廉，下3寸取上廉，下2寸取手三里。曲池上1寸，肱骨边缘取肘髎。肩峰前下方取肩髃，上臂外展平举肩关节呈现两个凹陷，前一个凹陷处（肩端两骨间陷中，举臂有空）。曲池与肩髃连线上取手五里、臂臑。曲池上3寸取手五里，上7寸取臂臑。肩锁关节后缘取巨骨，锁骨肩峰端与肩胛冈之间凹陷处。颈外侧喉结旁取天鼎、扶突。胸锁乳突肌前后缘之间为扶突（仰而取之），扶突与缺盆连线中点为天鼎。鼻旁取口禾髎、迎香。鼻孔外缘直下平水沟为口禾髎；鼻翼外缘中点旁鼻唇沟中为迎香。治热病常用商阳、合谷、曲池；治胃肠疾病常用合谷、曲池；治咽喉病常用商阳、合谷；治肩臂痛、上肢不遂常用合谷、曲池、手三里、臂臑、肩髃；治鼻疾常用合谷、迎香。

（三）足阳明胃经

循行：足阳明胃起鼻頞，下循鼻外上齿攒，环出挟口承浆绕，颐后大迎颊车玩，耳前发际至额颅；支下大迎到缺盆，下膈入胃脾宫络，直注缺盆乳中行；一支幽门循腹中，下行直合气冲逢，逐由髀关抵膝髌，髓附中趾内间同；一支下足注三里，前出中趾外间通；一支别走足跗趾，大趾之端经至终。

病候：是经多气复多血，是动欠伸面颜黑，凄凄恶寒畏见人，忽闻木声心振惕，登高而歌弃衣走，甚则贲响腹胀急，凡此诸疾皆骭厥。所生病者为狂疟，温淫汗出鼻流血，口喎唇裂喉痹发，膝髌疼痛腹胀结，气膺骭跗趾痛彻。有余消谷溺色黄，不足身前皆振栗。胃虚胀满食不消，气盛身前皆有热。

腧穴：三足阳明是胃经，起于头面向下循，承泣眼眶边缘下，四白目下一寸匀，巨髎鼻旁直瞳子，地仓接吻四分寻，大迎颔前寸三陷，颊车耳下曲颊临，下关耳前扪动脉，头维四五傍神庭，人迎结喉旁寸五，水突迎下大筋凭，直下气舍平天突，缺盆锁骨凹陷中，气户锁下一肋上，相去中行四寸平，库房屋翳膺窗接，都隔一肋乳中停，乳根乳下一肋处，胸部诸穴要论明，不容巨阙旁二寸，其下承满与梁门，关门太乙滑肉门，天枢脐旁二寸等，外陵大巨水道穴，归来气冲曲骨邻，诸穴相隔皆一寸，相距中行二寸程，髀关膝上交分肉，伏兔膝上起肉形，阴市膝上方三寸，梁丘膝上二寸呈，髌外下陷是犊鼻，膝下三寸（足）三里迎，膝下六寸上廉（上巨虚）穴，膝下八寸条口行，再下一寸足下廉（下巨虚），踝上八寸是丰隆，解溪跗上系鞋处，冲阳跗上五寸明，陷骨庭后二寸取，次趾内侧是内庭，厉兑次趾外甲角，四十五穴须记清。

主证主穴：颊车主治齿龈肿，中风口噤与失音，口眼㖞斜麻痹症，颈项强痛亦可擒。头维主刺头风痛，目痛如脱泪不明，禁灸随皮三分刺，兼刺攒竹更有功。水突专治咽喉肿，咳逆上气喘息宁。乳根主治乳疾病，胸痛噎膈针亦灵。梁门主治气块痛，饮食不思便泄针。天枢主灸脾胃伤，泄泻痢疾至相当，兼灸膨胀癥瘕病，艾火多加病必康。归来主治奔豚疝，少腹引痛经闭商。伏兔主治腰胯痛，膝冷麻痹针可当。阴市主治痿不仁，腰膝寒如注水浸,兼刺两足拘挛痹,寒疝少腹痛难忍。足三里治身体衰,胃寒不化胸腹碍,肠鸣便泻霍乱症,腰酸腿困用针开。丰隆主治哮喘呕,风痰壅盛与喉痹。解溪主治头面肿,更医目眩癫狂惊。内庭主治痞满坚,针刺艾灸腹响宽,兼刺妇人食蛊胀,行经头晕腹疼安。

注:《灵枢·经脉》:"胃足阳明之脉,起于鼻,交頞中,旁约太阳之脉,下循鼻外,入上齿中,还出挟口环唇,下交承浆,却循颐后下廉,出大迎,循颊车,上耳前,过客主人,循发际,至额颅;其支者,从大迎前下人迎,循喉咙,入缺盆,下膈属胃络脾;其直者,从缺盆下乳内廉,下挟脐,入气街中;其支者,起于胃口,下循腹里,下至气街中而合,以下髀关,抵伏兔,下膝膑中,下循胫外廉,下足跗,入中趾内间;其支者,下膝三寸而别,下入中趾外间;其支者,别跗上,入大趾间,出其端。是动则病洒洒振寒,善呻数欠颜黑,病至则恶人与火,闻木音则惕然而惊,心动,独闭户塞牖而处,甚则欲上高而歌,弃衣而走,贲响腹胀,是谓骭厥。是主血所生病者,狂疟温淫汗出,鼽衄,口㖞唇胗,颈肿喉痹,大腹水肿,膝膑肿痛,循膺、乳、气街、股、伏兔、骭外廉、足跗上皆痛,中趾不用。气盛则身以前皆热,其有余于胃,则消谷善饥,溺色黄。气不足则身以前皆寒栗,胃中寒则胀满。"

承泣、四白、巨髎、地仓均位于瞳孔直下。承泣在眼球与眶下缘之间,承泣治眼疾;四白在眶下孔凹陷处;巨髎平鼻翼下缘;地仓口角旁约0.4寸。大迎、颊车在下颌角的前方(耳下曲颊端)。大迎在面动脉搏动处;颊车在咬肌隆起最高点。下关在颧弓下缘,颧弓与下颌切迹所成之凹陷中(合口有孔,张口则闭)。头维在额角发际上0.5寸。人迎、水突、气舍在颈前胸锁乳突肌附近。人迎在胸锁乳突肌前缘颈动脉搏动处;气舍在胸锁乳突肌胸骨头与锁骨头之间;水突在人迎与气舍连线之中点。缺盆位于缺盆部(锁骨上窝中央,前正中线旁开4寸)。气户、库房、屋翳、膺窗、乳中、乳根均距胸正中线4寸,位于锁骨下和肋间隙。气户在锁骨中点下缘;库房在第一肋间隙;屋翳在第二肋间隙;膺窗在第三肋间隙;乳中在第四肋间隙;乳根在第五肋间隙。不容、承满、梁门、关门、太乙、滑肉门、天枢、外陵、大巨、水道、归来、气冲均距腹正中线2寸,相隔各1寸。不容在脐上6寸;承满在脐上5寸;梁门在脐上4寸;关门在脐上3寸;太乙在脐上2寸;滑肉门在脐上1寸;天枢平脐,为大肠募穴,对便秘和腹泻具有双向调节作用;外陵在脐下1寸;大巨在脐下2寸;水道在脐下3寸,擅利水;

归来在脐下4寸；气冲在脐下5寸。髀关、伏兔、阴市、梁丘均位于髂前上棘与髌底外侧端的连线上。髀关在该线与臀横纹延伸线之交点；伏兔在髌底上6寸；阴市在髌底上3寸；梁丘在髌底上2寸，为郄穴，善治急性胃痛。犊鼻在膝髌下（髌韧带外侧凹陷中）。足三里、上巨虚、下巨虚均位于胫骨前缘旁开1横指。足三里在犊鼻下3寸，为合穴、胃下合穴，强身保健，《通玄指要赋》："三里却五劳之羸瘦。"上巨虚在犊鼻下6寸，为大肠下合穴。下巨虚在犊鼻下9寸，为小肠下合穴。条口、丰隆均在犊鼻下8寸，外踝上8寸，胫骨前缘分别旁开1横指和2横指。条口治肩臂痛；丰隆为络穴，化痰之要穴，《玉龙歌》："痰多宜向丰隆寻。"解溪在内外踝之间（跗上陷中，拇长伸肌腱与趾长伸肌腱之间），为经穴。冲阳在足背最高处（足背动脉搏动处，拇长伸肌腱与趾长伸肌腱之间）。在第二、第三跖趾关节后取陷谷（本节后陷中），陷谷为输穴，治目赤肿痛；前取内庭（足大趾次趾外间陷中），内庭为荥穴，长于清泻胃火。第二趾末节外侧端趾甲角旁0.1寸取厉兑，厉兑为井穴。四白、地仓、颊车、下关、头维、内庭、解溪治头面五官疾病；梁门、天枢、足三里、上巨虚、下巨虚、梁丘、内庭治胃肠疾病，"肚腹三里留"，《玉龙歌》："小腹胀满气攻心，内庭二穴要先针"；解溪、厉兑治神志病。

### （四）足太阴脾经

**循行**：太阴脾起足大趾，上循内侧白肉际。核骨之后内踝前，上腨循胻经膝里，股内前廉入腹中，属脾络胃与膈通，挟咽循喉散舌下；支络从胃注心宫。

**病候**：此经气盛而血衰，是动则病气殃灾，食入即吐胃脘痛，更兼身体痛相牵，腹胀善噫舌本强，得后与气快然衰。所生病者舌本痛，体重不食肢倦怠，烦心心下仍急痛，泄水溏瘕寒疟缠，不卧强立股膝肿，疸发身黄趾痿懒。

**腧穴**：四是脾经足太阴，后内侧线向上循，隐白大趾内爪甲，大都节前陷中寻，太白核骨白肉际，节后一寸是公孙，商丘踝前陷中找，踝上三寸三阴交，踝上六寸漏谷是，膝下五寸地机朝，膝内辅下阴陵泉，血海膝髌分肉间，箕门鱼腹大筋内，冲门耻骨上边缘，冲上七分求府舍，再上三寸腹结连，结上寸三大横穴，适当脐旁四寸砭，腹哀建里旁四寸，中庭旁六食窦全，天溪胸乡周荣上，每隔一肋陷中湮，大包腋下方六寸，上直渊腋三寸悬。

主证主穴：隐白主治心脾痛，大都温热伤寒驱，肠风下血痰壅盛，妇人气痛公孙求，三阴交治痞满坚，瘤冷疝瘕脚气缠，兼治不孕及难产，遗精带下淋漓痊，血海主治诸血病，兼治诸疮病自痊，腹结专主脐腹痛，大包胸胁刺痛砭。

注：《灵枢·经脉》："脾足太阴之脉，起于大趾之端，循趾内侧白肉际，过核骨后，上内踝前廉，上腨内，循胫骨后，交出厥阴之前，上膝股内前廉，入腹属脾络胃，上膈，挟咽，连舌本，散舌下；其支者，复从胃，别上膈，注心中。是动则病舌本强，食则呕，胃脘痛，腹胀善噫，得后与气则快然如衰，身体皆重。是主脾所生病者，舌本痛，体不能动摇，食不下，烦心，心下急痛，溏，瘕，泄，水闭，黄疸，不能卧，强立股膝内肿厥，足大趾不用。"

隐白在足大趾末节内侧端趾甲角旁0.1寸，隐白为井穴，治妇科血证。第一跖趾关节前取大都，大都为荥穴；后取太白，太白为输穴、原穴。第一跖骨基底前下方取公孙，公孙为络穴，八脉交会通冲脉，治胃酸过多。舟骨结节与内踝尖连线的中点取商丘，商丘为经穴。内踝尖上方胫骨内侧缘后方取三阴交、漏谷、地机，内踝上3寸为三阴交，内踝上6寸为漏谷。阴陵泉下3寸取地机，地机为郄穴，治痛经。胫骨内侧髁后下方凹陷处取阴陵泉，阴陵泉为合穴，明代杨继洲（约1522—1620年）《针灸大成·杂病穴法歌》："小便不通阴陵泉。"大腿内侧取血海、箕门。髂外动脉搏动处取冲门。髌底内侧端上2寸，股四头肌内侧头之隆起处为血海；血海与冲门连线上，血海上10寸为箕门。腹部距前正中线4寸处取府舍、腹结、大横、腹哀，大横治便秘腹泻。府舍在脐下4.3寸；腹结在脐下1.3寸；大横平脐；腹哀在脐上3寸。胸部距前正中线6寸处取食窦、天溪、胸乡、周荣。食窦在第五肋间隙；天溪在第四肋间隙；胸乡在第三肋间隙；周荣在第二肋间隙。腋中线上第6肋间隙处取大包，大包为脾之大络，治胸胁痛。隐白、太白、公孙、三阴交、阴陵泉、大横治胃肠疾病，太白配阴陵泉健脾益气、除湿；隐白、太白、公孙、地机、血海治妇科疾病，血海配三阴交益气养血活血；小便不利常用阴陵泉、箕门、三阴交。

（五）手少阴心经

循行：手少阴脉起心中，下膈直与小肠通，支者还从肺系走，直上咽喉系目瞳，直者上肺出腋下，臑后肘内少海从，臂内后廉抵掌内，兑骨之端注少冲。

病候：多气少血少阴心，是动心脾痛难忍，渴欲饮水咽干燥。所生臑痛目如金，胁臂之内后廉痛，掌中有热向经寻。

腧穴：五是心经小指边，极泉腋窝动脉牵，青灵肘上三寸觅，少海肘后五分连，灵道肘后一寸半，通里腕后一寸间，阴郄去腕五分是，神门锐骨端内缘，少府小指本节后，少冲小指内侧边。

主证主穴：极泉主治心脏病，悲愁不乐肘胁痛，少海主刺肘挛动，瘰疬健忘发狂癎，通里主治湿热病，无汗懊恼心悸惊，喉痹苦呕暴音哑，妇人经漏过多崩，神门主治悸怔忡，呆痴中恶恍惚惊，头晕目赤难眠睡，还治小儿惊痫风，少府治疟与胸痛，更医阴蚀男疝疼。

注：《灵枢·经脉》："心手少阴之脉，起于心中，出属心系，下膈络小肠；其支者，从心系上挟咽，系目系；其直者，复从心系却上肺，下出腋下，下循臑内后廉，行太阴心主之后，下肘内，循臂内后廉，抵掌后锐骨之端，入掌内后廉，循小指之内出其端。是动则病嗌干，心痛，渴而欲饮，是为臂厥。是主心所生病者，目黄，胁痛，臑臂内后廉痛厥，掌中热痛。"

腋窝顶点腋动脉搏动处取极泉。上臂肱二头肌内侧沟，肘横纹上3寸取青灵。肘横纹内侧端与肱骨内上髁连线中点（屈肘举臂）取少海，少海为合穴。尺侧腕屈肌腱桡侧缘取灵道、通里、阴郄、神门。灵道在腕横纹上1.5寸，为经穴；通里在腕横纹上1寸，为络穴，治暴喑、舌强不语；阴郄在腕横纹上0.5寸，为郄穴，善治血证吐衄；神门在腕横纹尺侧端，为输穴、原穴，善治失眠。第四、第五掌骨之间（握拳时当小指尖处）取少府，少府为荥穴。手小指末节桡侧取少冲，少冲为井穴，善治昏迷热病。极泉、青灵治心病、肩臂痛；神门、阴郄、少冲治心病与神志病。

（六）手太阳小肠经

循行：手太阳经小肠出，小指之端起少泽，循手外廉循踝中，循臂骨出肘内行，上循臑外出后廉，直通肩解绕胛从，交肩下入缺盆内，向腋络心循咽嗌，下膈抵胃属小肠；一支缺盆上颊颈，至目锐眦入耳壳；复从耳前颊上行，抵鼻升至目内眦，斜络于颧别络通。

病候：此经血多而少气，是动则病咽嗌痛，颔下肿胀不可顾，肩拔臑折痛难行。所生病兮主肩臑，耳聋目黄颊肿痛，肘臂之外后廉痛，部分犹当辨

中医学基础歌诀

别清。

腧穴：六小肠经手太阳，臂外后缘尺泽群，少泽小指外甲角，前谷泽后节前扬，后溪握拳节后取，腕骨腕前骨陷当，阳谷锐骨下陷取，养老转手踝空藏，支正腕后上五寸，小海肘内纹头裹，肩贞胛下两骨间，臑俞臑后骨下方，天宗大骨下陷取，秉风胛上骨边量，曲垣胛上曲胛陷，陶道傍三（肩）外俞章，大椎旁二肩中俞，天窗扶后大筋厢，天容耳下曲颊后，颧髎面頄下廉乡，听宫一穴归何处，耳小瓣前陷中央。

主证主穴：后溪能治诸疟疾，能令癫痫逐日轻，支正穴治七情郁，兼治消渴饮不歇，小海可医头项疾，肩贞可除耳鸣聋，更医肩胛缺盆痛，手指麻木举不成，秉风能除肩胛痛，耳鸣耳聋刺听宫。

注：《灵枢·经脉》："小肠手太阳之脉，起于小指之端，循手外侧上腕，出踝中，直上循臂骨下廉，出肘内侧两骨之间，上循臑外后廉，出肩解，绕肩胛，交肩上，入缺盆络心，循咽下膈，抵胃属小肠；其支者，从缺盆循颈上颊，至目锐眦，却入耳中；其支者，别颊上䪼抵鼻，至目内眦……是动则病嗌痛，颌肿，不可以顾，肩似拔，臑似折，是主液所生病者，耳聋、目黄、颊肿、颈、颔、肩、臑、肘、臂外后廉痛。"

小指末节尺侧指甲角旁0.1寸取少泽，少泽为井穴。第五掌指关节前取前谷，前谷为荥穴；后取后溪，后溪为输穴，八脉交会通督脉。第五掌骨基底与钩骨之间凹陷处取腕骨，腕骨为原穴。尺骨茎突与三角骨之间凹陷处取阳谷，阳谷为经穴。尺骨小头近端桡侧凹陷处取养老，养老为郄穴。尺骨鹰嘴与肱骨内上髁之间凹陷处取小海，小海为合穴。阳谷与小海连线上，腕背横纹上5寸取支正，支正为络穴。腋后纹头上1寸取肩贞。肩胛骨冈下窝中央取天宗。肩胛骨上方及其附近取臑俞、秉风、曲垣、肩外俞、肩中俞。臑俞在腋后纹头直上肩胛冈下缘凹陷中；秉风在肩胛骨冈上窝中央；曲垣在肩胛骨冈上窝内侧端，臑俞与第二胸椎棘突连线中点；肩外俞在第一胸椎棘突下旁开3寸；肩中俞在第七颈椎棘突下旁开2寸。胸锁乳突肌前后缘取天容、天窗。天窗与喉结相平；天容在下颌角后方胸锁乳突肌前缘凹陷中。颧骨下缘目外眦直下取颧髎。下颌骨髁状突后取听宫（张口时凹陷中）。治疗头痛项强常用后溪、养老、支正、天窗、天容；治疗耳病齿痛常用听宫；治疗目疾、急性腰痛、落枕常用后溪、养老；治疗咽喉肿痛常用少泽、前谷、天窗、天容；治疗乳房疾病常用少泽、天宗；治疗上肢疼痛常用后溪、养老、支正、小海、肩贞；治疗肩背病证常用肩贞、臑俞、曲垣、肩外俞、肩中俞。

## （七）足太阳膀胱经

**循行**：足经太阳膀胱脉，目内眦起上额尖；支者巅上至耳角；直者从巅脑后悬，络脑还出别下项，仍循肩膊挟脊边，抵腰臀肾膀胱内；一支下与后阴连，贯臀斜入委中穴；一支膊内左右别，贯肺挟脊过髀枢，髀外后廉腘中合，下贯腨内外踝后，京骨之下趾外涉。

**病候**：是经血多而气少，动则头痛不可当，项如拔兮腰似折，髀枢痛彻脊中央，腘如结兮腨如裂，是为踝厥筋乃伤。所生疟痔小趾废，头重目黄囟顶折，腰尻腘脚痛连背，泪流鼻衄及癫狂。

**腧穴**：七足太阳膀胱经，目内眦角是睛明，眉头陷中攒竹取，眉冲直上傍神庭，曲差庭旁一寸半，五处直后上星平，承光通天络却穴，后行距间寸半程，玉枕脑户旁寸三，入发三寸枕骨凭，天柱项后大筋外，再下脊旁寸半循，第一大杼二风门，三椎肺俞四厥阴（俞），心（俞）五督（俞）六膈俞七，九肝（俞）十胆（俞）仔细寻，十一脾俞十二胃（俞），十三三焦（俞）十四肾（俞），气海（俞）十五大肠俞，七八关元（俞）小肠（俞）分，十九膀胱（俞）廿中膂（俞），廿一椎旁白环俞，上（髎）次（髎）中（髎）下（髎）四髎穴，荐骨两旁骨陷中，尾骨之旁会阳穴；第二侧线再细审，以下夹脊开三寸，二三附分魄户当，四椎膏肓神堂五，六穴譩譆七膈关，第九魂门阳纲十，十一意舍二胃仓，十三肓门四志室，十九胞肓二一秩（边）。承扶臀下横纹取，殷门股后肌中央，委阳腘窝沿外侧，浮郄委阳一寸上，委中膝腘纹中处，纹下二寸寻合阳，承筋合下腓肠中，承山腨下分肉藏，飞扬外踝上七寸，跗阳踝上三寸量，昆仑外踝骨后陷，仆参跟下骨陷方，踝下五分申脉是，踝前骰陷金门乡，大骨外侧寻京骨，小趾本节束骨良，（足）通谷节前陷中好，至阴小趾甲后外，六十七穴分三段，头后中外次第找。

**主证主穴**：睛明主治目诸疾，攒竹鱼腰亦相同，玉枕主治头目痛，鼻塞不闻天柱针，大杼主治项背拘，风寒感冒咳嗽针。肺俞专主肺痨瘵，虚弱之体宜多灸，心俞主治心胸疾，肝俞可治疝积聚，脾俞主治腹胀满，泄利噎膈用针刺，肾俞主治遗精病，兼治阳痿崩带漏，五脏俞治五脏病，六腑俞穴皆相同，上次中下四髎穴，主治二阴诸疾病，承扶主治臀股痛，小便不利也用针，委中能治腰膝肿，心腹绞痛粗针通，承山主治转筋吐，飞扬针刺足便

# 中医学基础歌诀

轻，昆仑主治头项痛，鼻衄臂拘腰脚宁，申脉亦医头眩痛，腰膝酸痛立不定，如在舟中血气凝，癫痫昼发用此针。

注：《灵枢·经脉》："膀胱足太阳之脉，起于目内眦，上额交巅；其支者，从巅至耳上角；其直者，从巅入络脑，还出别下项，循肩膊内，挟脊抵腰中，入循膂，络肾属膀胱；其支者，从腰中下挟脊，贯臀，入腘中；其支者，从髆内左右，别下贯胛，挟脊内，过髀枢，循髀外，从后廉下合腘中，以下贯腨内，出外踝之后，循京骨，至小趾外侧。是动则病冲头痛，目似脱，项似拔，脊痛腰似折，髀不可以曲，腘如结，腨如裂，是为踝厥。是主筋所生病者，痔、疟、狂、癫疾，头囟项痛，目黄泪出，鼽衄，项、背、腰、尻、腘、腨、脚皆痛，小趾不用。"

目内眦角稍上方凹陷处取睛明，睛明治目疾。眉头陷中眶上切迹处取攒竹，攒竹治眉棱骨痛。眉冲、曲差均入前发际0.5寸。眉冲在神庭与曲差连线之间。曲差、五处、承光、通天、络却均在前正中线旁开1.5寸。五处入前发际1寸；承光入前发际2.5寸；通天入前发际4寸；络却入前发际5.5寸。通天治鼻疾头痛。眉冲、曲差、五处、络却治头痛眩晕。玉枕、天柱在后正中线旁开1.3寸。玉枕在后发际直上2.5寸；天柱在斜方肌外缘凹陷中。天柱治头痛、项强、鼻塞。在上下椎间旁开1.5寸取第一侧线上的腧穴，旁开3寸取第二侧线上的腧穴。大杼、风门、肺俞、厥阴俞、心俞、膈俞、肝俞、胆俞、脾俞、胃俞、三焦俞、肾俞、大肠俞、小肠俞、膀胱俞、中膂俞、白环俞均在后正中线旁开1.5寸椎棘突下，除第八胸椎外，各相距一椎。第一大杼二风门，肺三厥四心督膈，九肝十胆十一脾，十二为胃下三焦，肾俞腰二平命门，气海大肠连关元，小肠膀胱中膂环，上次中下四髎全。"骨会大杼"。附分、魄户、膏肓、神堂、譩譆、膈关、魂门、阳纲、意舍、胃仓、肓门、志室、胞肓、秩边均在后正中线旁开3寸。第一、第二、第三、第四骶后孔处取上、次、中、下髎。背腰部腧穴（背俞穴）以治疗相应脏腑的病证为主。"血会膈俞"，治血证；膏肓治肺虚证和虚劳证；秩边治腰骶痛。尾骨端旁开0.5寸取会阳。臀纹沟中点取承扶，承扶治腰、骶、臀、股痛。腘窝中央取委中，委中为合穴、膀胱下合穴，"腰背委中求"，治腰背痛、吐泻。承扶与委中连线上（承扶下6寸）取殷门。股二头肌腱内侧取浮郄、委阳，委阳为三焦下合穴。浮郄在委阳上1寸。腓肠肌之两头联合处取合阳（委中下2寸）。腓肠肌肌腹中央取承筋（委中下5寸），肌腹下取承山（伸直小腿时肌腹下交角），承筋、承山治痔疾、转筋。外踝尖与跟腱之间取昆仑，昆仑为经穴，治后头痛、项强、抽搐、难产。昆仑直上3寸取跗阳，跗阳为阳跷脉郄穴；昆仑直上7寸取飞扬，飞扬为络穴，治外感发热、头痛、衄血。昆仑直下，跟骨外侧取仆参。外踝之下取申脉，申脉八脉交会通阳跷，治癫狂痫、头痛。外踝前缘直下，骰骨下取金门，金门为郄穴。第五跖骨粗隆下取京骨，京骨为原穴。第五跖趾关节外侧后方取束骨，束骨为输穴；前方取足通谷，足通谷为荥穴。小趾末节外侧趾甲角旁0.1寸取至阴，至阴为井穴，上治头痛，《针灸大成·肘后歌》："头面之疾针至阴。"下调胎产。

（八）足少阴肾经

循行：足肾经脉属少阴，小趾斜行透涌泉，然谷之下内踝后，别入跟中腨内侵，出腘内廉上股内，贯脊属肾膀胱临；直者属肾贯肝膈，入肺循喉舌本寻；支者从肺络心内，注胸交于手厥阴。

病候：此经少血而多气，是动病饥不欲食，咳嗽唾血喉中鸣，坐而欲起面不泽，目视䀮䀮气不足，心悬如饥常惕惕。所生病者为舌干，口热咽痛气贲逼，股内后廉并脊痛，心肠烦痛疸而癖，痿厥嗜卧体总惰，足下热痛肾厥疴。

腧穴：八足少阴肾经属，后内侧线足走腹，足掌心中是涌泉，然谷踝前大骨边，太溪踝后跟骨上，照海踝下四分安，水泉跟下内侧找，大钟跟后踵筋间，复溜踝上前二寸，交信踝上二寸连，二穴只隔筋前后，太阴之后少阴前，踝上五寸寻筑宾，阴谷膝下两筋间，上从中行开半寸，横骨平取曲骨沿，大赫气穴并四满，中注肓俞亦相牵，商曲又凭下脘取，石关阴都（腹）通谷言，幽门适当巨阙侧，诸穴相距一寸连，再从中行开二寸，六穴均在肋隙间，步廊却近中庭穴，神封灵墟神藏兼，彧中俞府平璇玑，相隔一肋仔细研。

主证主穴：涌泉主治足心热，兼治奔豚疝气痛，血淋心烦高血压，金针补泻自安宁，太溪主治消渴病，兼治房劳不称情，照海主刺逆行经，阴挺阴痒疝腹痛，痫病夜发咽干燥，兼治失眠又调经，腹胀肠鸣刺复溜，伤寒无汗亦可求，横骨专主阴器病，五淋失精便闭通，中注调经有效验，腰痛便燥针安宁。

注：《灵枢·经脉》："肾足少阴之脉，起于小趾之下，邪走足心，出于然谷之下，循内踝之后，别入跟中，以上腨内，出腘内廉，上股内后廉，贯

脊属肾络膀胱；其直者，从肾上贯肝膈，入肺中，循喉咙，挟舌本；其支者，从肺出络心，注胸中。是动则病饥不欲食，面如漆柴，咳唾则有血，喝喝而喘，坐而欲起，目䀮䀮如无所见，心如悬若饥状。气不足则善恐，心惕惕如人将捕之，是为骨厥。是主肾所生病者，口热舌干，咽肿上气，嗌干及痛，烦心心痛，黄疸肠澼，脊股内后廉痛，痿厥嗜卧，足下热而痛。"

足底前1/3凹陷处取涌泉，涌泉为井穴，治咽喉疼痛、前阴病、便秘、昏厥。舟骨粗隆下取然谷，然谷为荥穴，治咯血、前阴病、妇科病。内踝尖与跟腱之间取太溪，太溪为输穴、原穴，治咽喉疼痛、咯血、妇科病。内踝下凹陷处取照海，照海八脉交会通阴跷，治咽喉疼痛、便秘、妇科病。内踝后下方取大钟（跟腱附着部内侧前方凹陷处）、水泉（太溪下1寸，跟骨结节内侧凹陷处）。大钟为络穴，水泉为郄穴。小腿内侧取复溜、交信、筑宾。复溜在太溪上2寸跟腱前，为经穴，治水肿、腹胀、泄泻，止汗时补复溜而泻合谷。交信在复溜前0.5寸，胫骨内侧缘后方。筑宾在太溪与阴谷连线太溪上5寸，为阴维郄穴。腘窝内侧半腱肌肌腱与半膜肌肌腱之间取阴谷，阴谷为合穴。腹部腧穴横骨、大赫、气穴、四满、中注、商曲、石关、阴都、腹通谷、幽门均在前正中线旁开0.5寸，上下相距1寸取穴（商曲与肓俞隔2寸）。脐下5寸为横骨；脐下4寸为大赫；脐下3寸为气穴；脐下2寸为四满；脐下1寸为中注；平脐为肓俞；脐上2寸为商曲；脐上3寸为石关；脐上4寸为阴都；脐上5寸为腹通谷；脐上6寸为幽门。胸部腧穴步廊、神封、灵墟、神藏、彧中、俞府均在前正中线旁开2寸，上下相距一肋取穴。步廊在第五肋间隙；神封在第四肋间隙；灵墟在第三肋间隙；神藏在第二肋间隙；彧中在第一肋间隙；俞府在锁骨下缘，治咳喘胸痛。

### （九）手厥阴心包经

循行：手厥阴心起于胸，属包下膈三焦宫；支者循胸出胁下，胁下连腋三寸同，仍上抵腋循臑内，太阴少阴两经中；指透中冲支者别，小指次指络相通。

病候：此经少气原多血，是动则病手心热，肘臂挛急腋下肿，甚则胸胁支满结，心中憺憺或大动，善笑目黄面赤别。所生病者为心烦，心痛掌热神不摄。

腧穴：九心包络手厥阴，前正中线诸穴匀，心包穴起天池间，乳外一寸腋下三，天泉腋下二寸取，曲泽肘内横纹端，郄门去腕方五寸，间使腕后三寸安，内关去腕只二寸，大陵掌后两筋间，劳宫屈指掌中取，中冲中指之末端。

主证主穴：曲泽能治心憺憺，臂肘摇动渴热烦，间使主治心猝痛，多惊悲恐呕吐涎，咽中如梗暗不语，又治肘挛掌中热，内关主治心暴痛，又治癫狂膈中满，脾胃不和胸胁痛，虚则心烦针便安，劳宫主治中风瘫，善笑不休怒冲冠，气逆呕哕鹅掌风，饮食不下用针痊。

注：《灵枢·经脉》："心主手厥阴心包络之脉，起于胸中，出属心包络，下膈，历络三焦；其支者，循胸出胁，下腋三寸，上抵腋，下循臑内，行太阴少阴之间，入肘中，下臂，行两筋之间，入掌中，循中指出其端；其支者，别掌中，循小指次指出其端。是动则病手心热，臂肘挛急，腋肿，甚则胸胁支满，心中憺憺大动，面赤目黄，喜笑不休。是主脉所生病者，烦心心痛，掌中热。"

乳头外开1寸第四肋间隙取天池。上臂腋前纹头下2寸，肱二头肌肌腹中长、短头之间取天泉。肘横纹中肱二头肌肌腱尺侧缘取曲泽，曲泽为合穴，治心痛、胃痛、呕吐。郄门、间使、内关、大陵均在掌长肌腱与桡侧腕屈肌腱之间。腕横纹上5寸为郄门；腕横纹上3寸为间使；腕横纹上2寸为内关；腕横纹上为大陵。郄门为郄穴，治急性心痛、呕血；间使为经穴，治心痛、呕吐、癫狂痫；内关为络穴、八脉交会通阴维，"胸胁内关谋"，治心痛、心悸、胸闷、呕吐、癫狂痫；大陵为输穴、原穴，治心痛、呕吐、癫狂，《针灸大成·玉龙歌》："心胸之病大陵泻。"掌心第二、第三掌骨间取劳宫，劳宫为荥穴，治心痛、口臭、口疮、癫狂痫。中指端取中冲，中冲为井穴，治心痛、昏迷。

（十）手少阳三焦经

循行：手少阳经三焦脉，起于小指次指端，两指歧骨手腕表，上出臂外两骨间，肘后臑外循肩上，少阳之后交别传，下入缺盆膻中分，散络心包膈里穿；支者膻中缺盆上，上项耳后耳角旋，屈下颐至𫪨注颊；一支出耳入耳前，却从上关交曲颊，至目锐眦乃尽焉。

病候：斯经少血还多气，是动耳鸣喉肿痹。所生病者汗自出，耳后痛兼锐眦逼，肩臑肘臂外皆痛，小指次指不灵活。

腧穴：十手少阳属三焦，后正中线头侧绕，无名指外端关冲，液门小指侧陷中，中渚腋下止一寸，阳池手表腕陷中，外关腕后方二寸，腕后三寸支

中医学基础歌诀

沟容,支沟横外会宗取,只距一寸用心攻,腕后四寸三阳络,四渎肘前五寸着,天井肘外大骨后,骨罅中间一寸摸,肘后二寸清冷渊,渊臑之间取消泺,臑会肩端下三寸,肩髎后一肩髎牵,天髎肩井后寸陷,天牖颈肌后下扪,耳垂后陷翳风讨,瘛脉耳后青络歼,颅息亦在青络上,角孙耳上发际连,耳门耳前缺陷处,(耳)和髎耳前锐发交,欲知丝竹空何在,眼眶外缘上眉梢。

主证主穴:阳池主治消渴烦,兼治折伤手腕难,外关主治脏腑热,臂肘胸胁手指疼,瘰疬结核连颈项,吐衄不止血妄行,耳聋口斜刺翳风,目疾头风丝竹空。

注:《灵枢·经脉》:"三焦手少阳之脉,起于小指次指之端,上出两指之间,循手表腕,出臂外两骨之间,上贯肘,循臑外上肩,而交出足少阳之后,入缺盆,布膻中,散络心包,下膈,循属三焦;其支者,从膻中上出缺盆,上项,系耳后直上,出耳上角,以屈下颊至䪼;其支者,从耳后入耳中,出走耳前,过客主人前,交颊,至目锐眦。是动则病耳聋浑浑焞焞,嗌肿喉痹。是主气所生病者,汗出,目锐眦痛,颊痛,耳后、肩、臑、肘、臂外皆痛,小指次指不用。"

无名指末节尺侧指甲角旁0.1寸取关冲,关冲为井穴,用于急救和急性咽喉肿痛。第四、第五掌指关节前取液门,液门为荥穴;后取中渚,中渚为输穴,治耳疾。腕背横纹中指总伸肌腱尺侧取阳池,阳池为原穴。尺桡骨之间,阳池与肘尖之间取外关、支沟、三阳络、四渎、会宗。外关在腕背横纹上2寸,为络穴、八脉交会通阳维,治侧头、侧胸、上肢疾病;支沟在腕背横纹上3寸,为经穴,治便秘;三阳络在腕背横纹上4寸;四渎在肘尖下5寸;会宗在支沟尺侧,会宗为郄穴。肘尖上1寸凹陷处取天井,天井为合穴,治瘰疬。天井上1寸取清冷渊。肩髎在肩髃之后,肩髎治肩臂疼痛。肩髎下3寸为臑会。清冷渊与臑会中点取消泺。天髎在肩井与曲垣之间肩胛骨上角。天牖在胸锁乳突肌后方平下颌角处。耳垂后方乳突与下颌角之间凹陷中取翳风,翳风治耳鸣、耳聋、面瘫。耳尖上入发际处取角孙,角孙治侧头痛、痄腮。角孙与翳风之间沿耳轮中下1/3取瘛脉,中上1/3取颅息。屏上切迹前方取耳门(张口有陷),耳门治耳疾。鬓发后缘耳郭根前颞浅动脉后取耳和髎。眉梢凹陷处取丝竹空,丝竹空治目疾。

## （十一）足少阳胆经

循行：足少阳经胆脉传，起始两目锐眦生，抵头循角下耳后，脑空风池次第行，手少阳前至肩上，交少阳后下缺盆；支者耳后贯耳内，出走耳前锐眦循；一支锐眦大迎下，合手少阳抵项根，下过颊车缺盆合，入胸贯膈络肝经，属胆仍从胁里过，下入气冲毛际循，横入髀厌环跳内；直者缺盆下腋膺，过季胁下髀厌里，出膝外廉是阳陵，外辅绝骨踝前过，足跗小趾次趾中；一支别走大趾内，三毛之际接肝经。

病候：此经多气血少，是动口苦太息频，心胁痛疼难转动，面尘足热体无润。所生头痛连锐眦，缺盆肿痛并腋胁，马刀侠瘿颈两旁，汗出振寒痎疟疾，胸胁髀膝至骭骨，绝骨踝痛诸节引。

腧穴：十一胆经足少阳，从头走足行身旁，外眦五分瞳子髎，耳前陷中听会绕，上关上行一寸是，内斜曲角颔厌挑，悬颅悬厘近头维，相距半寸君须记，曲鬓耳前发际标，入发半寸率谷交，天冲率后斜五分，浮白率下一寸绕，（头）窍阴穴在枕头上，完骨耳后发际好，本神神庭三寸旁，阳白眉上一寸量，入发五分头临泣，庭维之间取之良，目窗正营及承灵，相距寸半脑空绍，风池耳后发际陷，颅底筋外有陷凹，肩井缺盆上寸半，渊腋腋下三寸找，辄筋腋前横一寸，日月乳下三肋逢，京门十二肋骨端，带脉髂上腰间现，五枢髂上上棘前，略下五分维道见，居髎维后斜三寸，环跳髀枢陷中间，风市垂手中指寻，中渎膝上五寸陈，（膝）阳关陵上膝髌外，腓骨头前阳陵泉，阳交外踝上七寸，外丘踝上七寸平，二穴相平作比较，交前丘后距五分，光明踝五阳辅四，踝上三寸绝骨（悬钟）寻，踝前陷中丘墟穴，（足）临泣四趾本节扪，临下五分地五会，本节之前侠溪匀，四趾外端足窍阴，四十四穴仔细咏。

主证主穴：上关亦名客主人，偏正头风针耳鸣，颈项肿疼喉痹痛，口眼㖞斜完骨针，风池主治头风痛，颈项强直腰背痛，失眠难睡心烦乱，又治热病汗不出，肩井主治背不遂，针时过深令人昏，肠鸣洞泄吞吐酸，日月京门针刺安，带脉主治妇女病，月经不调带下症，腰溶如坐在水中，偏坠七疝浊针宁，环跳主治风湿带，股膝筋挛腰痛针，风市主治腿中风，两膝无力脚气冲，兼治浑身麻瘙痒，艾火烧针皆殊功，阳陵泉治偏瘫风，兼治霍乱吐转筋，绝骨主治胃中热，腹胀胁痛脚气攻，脚胫酸困湿痹痒，足趾痛烦针可停。

中医学基础歌诀

注：《灵枢·经脉》："胆足少阳之脉，起于目锐眦，上抵头角，下耳后，循颈行手少阳之前，至肩上，却交出手少阳之后，入缺盆；其支者，从耳后入耳中，出走耳前，至目锐眦后；其支者，别锐眦，下大迎，合于手少阳，抵于䪼，下加颊车，下颈合缺盆以下胸中，贯膈络肝属胆，循胁里，出气街，绕毛际，横入髀厌中；其直者，从缺盆下腋，循胸过季胁，下合髀厌中，以下循髀阳，出膝外廉，下外辅骨之前，直下抵绝骨之端，下出外踝之前，循足跗上，入小趾次趾之端；其支者，别跗上，入大趾之间，循大趾歧骨内出其端，还贯爪甲、出三毛。是动则病口苦，善太息，心胁痛不能转侧，甚则面微有尘，体无膏泽，足外反热，是为阳厥。是主骨所生病者，头痛颔痛，目锐眦痛，缺盆中肿痛，腋下肿，马刀侠瘿，汗出振寒，疟，胸、胁、肋、髀、膝外至胫、绝骨、外踝前及诸节皆痛，小趾次趾不用。"

目外眦旁五分取瞳子髎，瞳子髎治目疾。听会在耳屏间切迹前（张口有陷），听会治耳疾。下关直上颧弓上缘是上关（客主人）。耳前鬓角发际后缘垂线与耳尖水平线交点取曲鬓。颔厌、悬颅、悬厘均位于耳前鬓角头维与曲鬓发际弧线上四等分点处。角孙直上入发际1.5寸取率谷。天冲位于率谷后0.5寸。完骨位于乳突后下方凹陷中。浮白、头窍阴位于天冲与完骨弧形连线间，中上1/3取浮白，中下1/3取头窍阴。上关、颔厌、悬颅、悬厘、曲鬓、率谷、天冲、完骨、浮白、头窍阴治头、目、耳疾。神庭旁开3寸是本神，本神治神志病。阳白在瞳孔直上眉上1寸，阳白治目疾。头临泣、目窗、正营、承灵、脑空在前正中线旁开2.25寸。头临泣入前发际0.5寸；目窗入前发际1.5寸；正营入前发际2.5寸；承灵入前发际4寸；脑空在枕外隆凸上缘外侧。头临泣、目窗、正营、承灵、脑空治头目、神志病。风池与风府相平，胸锁乳突肌与斜方肌上端之间凹陷处。肩井在大椎与肩峰之间，肩井治肩颈痛。渊腋、辄筋位于第四肋间隙。渊腋在腋中线上；辄筋在渊腋前1寸。渊腋、辄筋治胸胁痛。日月位于第七肋间隙前正中线旁开4寸，为胆募，治肝胆病。京门位于第十二肋端下，为肾募，治肾、膀胱病。带脉在第十一肋端下平脐，带脉治妇科病。五枢、维道位于髂前上棘前。五枢横平脐下3寸，维道在五枢前下0.5寸。居髎位于髂前上棘与股骨大转子连线中点。环跳位于侧卧屈股时股骨大转子与骶管裂孔连线中外1/3。风市位于大腿外侧中线腘横纹上7寸（垂手取风市）。风市下2寸、腘横纹上7寸是中渎。膝阳关在阳陵泉上股骨外上髁上方。居髎、环跳、风市、中渎、膝阳关治下肢痿痹。阳陵泉位于腓骨小头前下方，为合穴、胆经

· 137 ·

下合穴，"筋会阳陵"，治胆及下肢病。阳交位于腓骨后缘外踝尖上7寸，为阳维郄穴。外丘、光明、阳辅、悬钟位于腓骨前缘。外踝尖上7寸为外丘，外丘为郄穴；外踝尖上5寸为光明，光明为络穴，治目疾；外踝尖上4寸为阳辅，阳辅为经穴；外踝尖上3寸为悬钟，"髓会悬钟"，治头项病。丘墟位于外踝前下方趾长伸肌腱外侧凹陷处，为原穴，治胁肋痛。足临泣、地五会位于第四跖趾关节后。小趾伸肌腱外侧为足临泣，内侧为地五会。足临泣为输穴、八脉交会通带脉，足临泣、地五会治头目疾。侠溪位于第四、第五趾间缝。足窍阴位于第四趾末节外侧趾甲角旁0.1寸。侠溪为荥穴，足窍阴为井穴，治耳、目、热病。

（十二）足厥阴肝经

循行：足厥阴脉肝所终，大趾之端毛际从，足跗上廉太冲过，踝前一寸入中封，上踝交出太阴后，循腘内廉阴股行，环绕阴器抵小腹，挟胃属肝络胆逢，上贯膈里布胁肋，挟喉颃颡目系同，脉上巅顶督脉会；支者还出目系中，下络颊里环唇内；支者更从膈肺通。

病候：本经血多气少焉，是动腰疼俯仰懒，男疝女子少腹肿，面尘脱色及咽干，所生病者为胸满，呕吐洞泄小便难，或是遗溺并狐疝，临床还须仔细看。

腧穴：十二肝经足厥阴，前内侧线穴细分，大敦踇趾三毛处，行间大次趾缝寻，太冲本节后寸半，踝前一寸中封停，踝上五寸蠡沟穴，中都踝上七寸扣，膝关犊鼻下二寸，曲泉屈膝尽横纹，阴包膝上方四寸，（足）五里股内动脉存，阴廉恰在鼠蹊下，急脉阴旁二五真，十一肋端章门是，乳下肋缘寻期门。

主证主穴：大敦主治血崩症，阴挺阴缩龟头痛，五淋七疝尸厥证，小儿遗尿针灸停，行间亦治大敦病，癫狂胁痛呕吐平，太冲主治肿胀满，腿胯足动实在难，兼治霍乱呕吐泻，手足转筋灸可痊，曲泉相仿曲池取，治同大敦义行间，章门主治痞满病，肾积艾灸自然安，期门主治奔豚病，上气咳逆胸背痛，兼治伤寒胁硬满，热入血室刺有功。

注：《灵枢·经脉》："肝足厥阴之脉，起于大趾丛毛之际，上循足跗上廉，去内踝一寸，上踝八寸，交出太阴之后，上腘内廉，循股阴，入毛中，环阴器，抵少腹，挟胃属肝络胆，上贯膈，布胁肋，循喉咙之后，上入颃颡，连目系，上出额，与督脉会于巅；其支者，从目系下颊里，环唇内；其

支者，复从肝别贯膈，上注肺。是动则病腰痛不可以俯仰，丈夫㿉疝，妇人少腹肿，甚则嗌干，面尘脱色。是主肝所生病者，胸满呕逆飧泄，狐疝遗溺闭癃。"

足大趾末节外侧端趾甲角旁0.1寸取大敦，大敦为井穴，治疝气。足第一、第二趾间取行间，行间为荥穴，可泻肝火。足第一、第二跖骨结合部前方凹陷中取太冲，太冲为输穴、原穴，治血证、风证、筋病。内踝前胫骨前肌腱内侧取中封，中封为经穴。胫骨内侧面取蠡沟、中都。内踝上5寸取蠡沟，蠡沟为络穴，治阴痒阴痛；上7寸为中都，中都为郄穴。膝关节内侧取膝关、曲泉。胫骨内上髁后下方，腓肠肌内侧头上部为膝关；股骨内侧髁后缘半腱肌、半膜肌止端前缘为曲泉。曲泉为合穴，治妇科病、前阴病。大腿内侧取阴包、足五里、阴廉、急脉。股骨内侧髁上4寸，股内肌与缝匠肌之间为阴包；大腿根部，耻骨结节下方，长收肌外缘，气冲下3寸取足五里，气冲下2寸取阴廉；耻骨结节外，腹股沟股动脉搏动处，前正中线旁开2.5寸取急脉。第十一肋端下取章门，章门为脾募，"脏会章门"，善消痞块。乳头下第六肋间隙取期门，期门为肝募，治肝胆病。

## （十三）任脉

循行腧穴：十三任脉走腹胸，直线上行居正中，会阴两阴中间取，耻骨联合曲骨寻，中极关元石门上，每穴相距一寸等，气海脐下寸半量，海上五分阴交明，肚脐中央名神阙，水分下脘建里升，中脘上脘巨阙穴，六穴间隔一寸正，鸠尾蔽骨五分下，中庭膻下六凭，膻中正在两乳间，玉堂紫宫华盖重，相距一肋璇玑定，胸骨上缘天突通，廉泉颔下结喉上，承浆唇下宛宛中，本经发病性有别，男子七疝女带症。

主证主穴：会阴专主阴器病，经闭遗精刺有功，曲骨主治五脏虚，失精带下阴阳痿，中极调经有殊功，又除奔豚脐腹疼，关元此穴异名多，亦称丹田是命根，针除诸虚百损症，可灸带疝痛失精，石门也叫绝孕穴，兼治阴囊阳痿缩，气海功效如关元，更医厥冷真气衰，神阙可灸中风厥，肠鸣泄泻脱肛急，腹坚如鼓刺水分，下脘能除胃腹痛，建里针呕不思食，中脘除胀吐酸宁，上脘驱除腹满痛，更治积聚惊痫风，巨阙主治心腹痛，癫狂惊痫悸可平，鸠尾之穴治心痛，咳逆哮喘反胃针，膻中专治哮喘疾，胸痛乳少针噎膈，天突主治喉间病，咳逆暴喘也有功，廉泉能针舌根硬，承浆主治中风昏。

注：《素问·骨空论》："任脉者，起于中极之下，以上毛际，循腹里上关元，至咽喉，上颐循面入目……任脉为病，男子内结七疝，女子带下瘕聚。"《难经·二十八难》："任脉者，起于中极之下，以上毛际，循腹里，上关元，至喉咙。"明代李时珍（1518—1593年）《奇经八脉考》："任为阴脉之海，其脉起于中极之下，少腹之内，会阴之分，上行而外出，循曲骨，上毛际，至中极，同足厥阴、太阴、少阴，并行腹里，循关元，历石门、气海，会足少阳、冲脉于阴交，循神阙，会足太阴于下脘，历建里。"

会阴，男子在阴囊根部与肛门连线中点，女子在大阴唇后联合与肛门连线中点。曲骨位于耻骨联合上缘中点。中极、关元、石门、气海、阴交在脐与曲骨之间。脐下4寸为中极，中极为膀胱募；脐下3寸为关元，关元为小肠募；脐下2寸为石门，石门为三焦募；脐下1.5寸为气海；脐下1寸为阴交。中极、关元与气海治妇科病、前阴病。神阙在脐中，神阙治肠道病。中庭位于胸骨剑突结合部。水分、下脘、建里、中脘、上脘、巨阙、鸠尾均位于神阙与中庭之间。脐上1寸为水分；脐上2寸为下脘；脐上3寸为建里；脐上4寸为中脘，中脘为胃募，"腑会中脘"，治胃肠病；脐上5寸为上脘；脐上6寸为巨阙，巨阙为心募；胸剑结合部下1寸为鸠尾，鸠尾为络穴。关元、气海、神阙、中脘为保健强壮要穴。膻中、玉堂、紫宫、华盖平第四、第三、第二、第一肋间隙。膻中为心包募穴，"气会膻中"，治心肺病。天突位于胸骨上窝中央，天突治肺咽病。璇玑位于天突下1寸。廉泉位于舌骨上缘凹陷处，廉泉治口舌咽喉病。承浆位于颏唇沟正中，承浆治面口病。

## （十四）督脉

循行腧穴：十四督脉行脊梁，尾闾骨端起长强，二十一椎腰俞当，十六（腰）阳关细推详，命门十四三悬枢，十一椎下脊中藏，中枢十椎九筋缩，七椎之下乃至阳，六灵（台）五神（道）三身柱，陶道一椎下取穴，大椎位于一椎上，诸阳会此主强壮，哑门入发五分记，风府一寸宛中央，府上寸半寻脑户，强间户上寸半量，后顶再上一寸半，百会颅顶正中央，前顶囟会俱寸半，上星前发一寸量，神庭发际只五分，素髎鼻尖准头乡，水沟鼻下唇上陷，兑端唇上尖端扬，龈交上齿龈缝里，下接任脉阴阳环，主病脊柱强而直，并有角弓及反张。

主证主穴：长强主治二便难，更治肠风癫病痫，带浊遗精刺命门，兼治角弓反张惊，中枢可医视力衰，喘咳肠鸣至阳抉，灵台主治哮喘嗽，神道更

中医学基础歌诀

医惊悸悲,身柱主治虚劳咳,陶道驱疟骨蒸医,大椎主治项强急,更医疟疾喘胀嗽,哑门禁针灸癫痫,风府可医风中瘫,百会主治卒中风,兼治癫痫儿病惊,大肠下气脱肛病,提补诸阳气上升,神庭主灸羊痫风,上星除痛治鼻渊,水沟中风口不开,中恶癫痫口眼㖞,刺治风水头面肿,灸治儿风急慢灾。

注:《素问·骨空论》:"督脉为病,脊强反折。督脉者,起于少腹以下骨中央,女子入系廷孔,其孔,溺孔之端也,其络循阴器合篡间,绕篡后,别绕臀,至少阴与巨阳中络者,合少阴上股内后廉,贯脊属肾,与太阳起于目内眦,上额交巅上,入络脑,还出别下项,循肩髆内,侠脊抵腰中,入循膂络肾;其男子循茎下至篡,与女子等;其少腹直上者,贯脐中央,上贯心入喉,上颐环唇,上系两目之下中央。此生病,从少腹上冲心而痛,不得前后,为冲疝。其女子不孕,癃痔遗溺嗌干。督脉生病治督脉,治在骨上,甚者在脐下营。"《难经·二十八难》:"督脉者,起于下极之腧,并于脊里,上至风府,入属于脑。"《奇经八脉考》:"督乃阳脉之海,其脉起于肾下胞中,至于少腹,乃下行于腰横骨围之中央,系溺孔之端,男子循茎下至篡,女子络阴器,合篡间,俱绕篡后屏翳穴,别绕臀至少阴与太阳。中络者,合少阴上股内廉,由会阳贯脊,会于长强穴。在骶骨端,与少阴会,并脊里上行,历腰俞、阳关、命门、悬枢、脊中、中枢、筋缩、至阳、灵台、神道、身柱、陶道、大椎,与手足三阳会合,上哑门会阳维,入系舌本,上至风府会足太阳、阳维,同入脑中,循脑户、强间、后顶、上巅。历百会、前顶、囟会、上星,至神庭为足太阳、督脉之会,循额中至鼻柱,经素髎、水沟会手足阳明,至兑端入龈交,与任脉、足阳明交会而终……督脉别络,自长强走任脉者,由少腹直上,贯脐中央,上贯心,入喉,上颐,环唇,上系两目之下中央,会太阳于目内眦睛明穴,上额与足厥阴同会于巅,入络于脑。又别自脑下项,循肩胛,与手足太阳、少阳会于大杼第一椎下两旁,去脊中一寸五分陷中,内挟脊抵腰中,入循膂络肾。"

长强位于尾骨下端与肛门连线中点,长强为络穴,治肛肠病。腰俞正对骶管裂孔。腰阳关、命门、悬枢分别位于第四、第二、第一腰椎棘突下。腰阳关、命门治腰痛、下肢痿痹。脊中、中枢、筋缩、至阳、灵台、神道、身柱、陶道分别位于第十一、第十、第九、第七、第六、第五、第三、第一胸椎棘突下。至阳善治黄疸。大椎在第七颈椎棘突下,大椎治热病及头项强痛。哑门、风府分别位于后发际正中直上0.5寸、1寸。哑门治暴喑及舌强不语，风府治中风及癫狂痫。枕外隆突上缘，后发际正中直上2.5寸是脑户。后发际正中直上4寸是强间，直上5.5寸是后顶。前后正中发际连线的中点向前1寸处是百会（三阳五会），百会治眩晕、神志病及内脏脱垂。前顶、囟会、上星、神庭位于前发际正中直上。直上3.5寸是前顶；直上2寸是囟会；直上1寸是上星；直上0.5寸是神庭。上星善治鼻衄。鼻尖正中是素髎。水沟位于人中沟中上1/3。兑端位于上唇尖端。龈交位于唇系带与上齿龈的相交处。素髎、水沟用于昏迷、休克的急救。

## 五、奇经八脉歌

十二经外有奇经，八脉分司各有名，前任后督皆在内，冲由毛际任同行，阳跷跟外膀胱别，阴跷跟前少阴从，阳维维络诸阳脉，阴维络束六阴经，带脉围腰如腰带，不由常度曰奇经，任主诸阴督诸阳，后贤总称十四经。

注：奇经八脉是"别道奇行"的督脉、任脉、冲脉、带脉、阴维脉、阳维脉、阴跷脉、阳跷脉的总称。《难经·二十七难》："凡此八脉者，皆不拘于经，故曰奇经八脉也。"督脉为阳脉之海，与六阳经联系，调节全身阳经经气；任脉为阴脉之海，与六阴经联系，调节全身阴经经气。冲脉为血海、十二经之海，与督脉、任脉、足阳明经、足少阴经联系，涵蓄十二经气血。带脉约束纵行的诸经。跷脉司目之开合，主下肢运动。维脉维络于身，对全身气血起溢蓄调节作用。阳维脉联络诸阳经以通督脉；阴维脉联络诸阴经以通任脉。

## 六、奇经八脉交会歌

督脉起自下极腧，上项风府循脊里，过脑额鼻入龈交，阳脉之海纲要提；任脉起于中极底，上腹循喉承浆里，环唇与督龈交会，阴脉之海任所为；冲脉出胞至胸走，从腹会咽络唇口，女人成经为血室，脉并入肾同少阴，与任督脉起会阴，三脉同源行分歧；阳跷起自足跟里，循外踝上入风池；阴跷内踝循咽嗌，上与太阳睛明会；诸阴会起阴维脉，发足少阴筑宾郄；诸阳会起阳维脉，太阳之郄曰金门；带脉周回季胁间，会于维道少阳联。所谓奇经八脉称，维系诸经络相通。

注：督脉、任脉、冲脉皆起于胞中，同出会阴，称"一源三歧"。《灵枢·五音五味》："冲脉任脉皆起于胞中。"《难经·二十八难》："冲脉者，起于气冲，并足阳明之经，夹脐上行，至胸中而散也。带脉者，起于季胁，回身一周。阳跷脉者，起于跟中，循外踝上行，入风池。阴跷脉者，亦起于跟中，循内踝上行，至咽喉，交贯冲脉。阳维、阴维者，维络于身，溢蓄，不能环流灌溉诸经者也，故阳维起于诸阳会也，阴维起于诸阴交也。"冲脉起于胞中，下出会阴，过气冲部，并足少阴肾经，挟脐上行，至胸中而散。带脉起于胁肋下，横行绕腰腹一周。阳跷脉起于足跟中，出于足太阳经之申脉，循外踝上行，沿下肢外侧，经髋部、胁肋上肩，循面，至目内眦，入脑，下耳后，入风池；阴跷脉起于足跟中，出于足少阴经之照海，循内踝上行，沿下肢内侧，入前阴，上循胸里，至咽喉，交贯冲脉，循鼻旁，至目内眦，合于足太阳、阳跷而上行。阳维脉起于足太阳经金门，循于下肢外侧和头肩外侧，于后项与督脉交会于风府、哑门；阴维脉起于足少阴经筑宾，循于小腿内侧，于腹过冲门、大横、期门等穴，于颈与任脉交会于天突、廉泉。《难经·二十九难》："阳维维于阳，阴维维于阴，阴阳不能自相维，则怅然失志，溶溶不能自收持。阳维为病苦寒热，阴维为病苦心痛。阴跷为病，阳缓而阴急，阳跷为病，阴缓而阳急。冲之为病，逆气而里急。督之为病，脊强而厥。任之为病，其内苦结，男子为七疝，女子为瘕聚。带之为病，腹苦满，腰溶溶若坐水中。此奇经八脉之为病也。"

## 七、八脉交会八穴歌

公孙冲脉胃心胸，内关阴维下总同，临泣胆经连带脉，阳维目锐外关逢，后溪督脉内眦颈，申脉阳跷络亦通，列缺任脉行肺系，阴跷照海膈喉咙。

注：八脉交会穴是四肢部与奇经八脉脉气相通的八个腧穴。首见于金元时期窦汉卿（1196—1280年）的《针经指南》，明代刘纯（约1340—1412年）《医经小学》、徐凤（生卒年不详）《针灸大全》始称之为八脉交会八穴。能治本经病，也能治疗奇经病，《针经指南·标幽赋》："阳跷阳维并督带，主肩背腰腿在表之病；阴跷阴维任冲脉，去心腹胁肋在里之疑。"

手太阳小肠经之输穴后溪通于督脉；手太阴肺经络穴列缺通于任脉；足太阴脾经络穴公孙通于冲脉；足少阳胆经之输穴足临泣通于带脉。手少阳三焦经之络穴外关通于阳维脉；手厥阴心包经之络穴内关通于阴维脉。阴阳跷脉均起于足跟中，阳跷脉出于足太阳经之申脉，阴跷脉出于足少阴经之照海。《医经小学》八脉交会八穴歌："公孙冲脉胃心胸，内关阴维下总同，临泣胆经连带脉，阳维目锐外关逢，后溪督脉内眦颈，申脉阳跷络亦通，列缺肺任行肺系，阴跷照海膈喉咙。"

灵龟八法是取八脉交会穴按照日、时干支推演数字变化，采用相加、相除的方法，做出按时开穴的配穴法，是在窦汉卿《针经指南》的基础上发展而来的。明代徐凤《针灸大全》提出"灵龟八法"的名称。应用时将就诊日、时的干支数字相加，阳日用九除，阴日用六除，以余数求所开之穴，再配以适当的经穴进行治疗。

# 八、十五络脉歌

人身络脉有十五，我今从头说来由，手太阴络是列缺，手少阴络通里求，手厥阴络名内关，手太阳络支正走，手阳明络偏历位，手少阳络外关留，足太阳络号飞扬，足阳明络丰隆求，足少阳络光明照，足太阴络公孙由，足少阴络为大钟，足厥阴络通蠡沟，阳督之络骶长强，阴任之络鸠尾当，脾之大络大包是，十五络脉记须详。

注：《针灸大成》："络脉者，本经之旁支，而别出以联络于十二经者也。"别出之处，即为络穴。十二经脉和任、督二脉各自别出一络，加上脾之大络，称为十五络。《灵枢·经脉》："手太阴之别，名曰列缺，起于腕上分间，并太阴之经直入掌中，散入于鱼际……取之去腕一寸半，别走阳明也。手少阴之别，名曰通里，去腕一寸，别而上行，循经入于心中，系舌本，属目系……取之腕后一寸，别走太阳也。手心主之别，名曰内关，去腕二寸，出于两筋之间，循经以上系于心包，络心系……取之两筋间也。手太阳之别，名曰支正，上腕五寸，内注少阴；其别者，上走肘，络肩髃……取之所别也。手阳明之别，名曰偏历，去腕三寸，别入太阴；其别者，上循臂，乘肩髃，上曲颊偏齿；其别者，入耳，合于宗脉……取之所别也。手少阳之别，名曰外关，去腕二寸，外绕臂，注胸中，合心主……取之所别也。足太阳之别，名曰飞扬，去踝七寸，别走少阴……取之所别也。足少阳之别，名曰光明，去踝五寸，别走厥阴，下络足跗……取之所别也。足阳明之别，名曰丰隆，去踝八寸，别走太阴；其别者，循胫骨外廉，上络头项，合

诸经之气，下络喉嗌……取之所别也。足太阴之别，名曰公孙，去本节之后一寸，别走阳明；其别者，入络肠胃……取之所别也。足少阴之别，名曰大钟，当踝后绕跟，别走太阳；其别者，并经上走于心包，下外贯腰脊……取之所别者也。足厥阴之别，名曰蠡沟，去内踝五寸，别走少阳；其别者，循胫上睾，结于茎……取之所别也。任脉之别，名曰尾翳，下鸠尾，散于腹……取之所别也。督脉之别，名曰长强，挟脊上项，散头上，下当肩胛左右，别走太阳，入贯膂……取之所别也。脾之大络，名曰大包，出渊腋下三寸，布胸胁……此脉若罗络之血者，皆取之脾之大络脉也。"《素问·平人气象论》："胃之大络，名曰虚里，贯鬲络肺，出于左乳下，其动应衣，脉宗气也。"故又有十六络之说。

络穴是络脉从经脉别出部位的腧穴。原穴、络穴相互配合使用时为"主客原络配穴"，以脏腑经络先病后病为据，取先病脏腑之原穴，取后病脏腑之络穴。《医经小学》十五络穴歌："人身络脉一十五，我今逐一从头举，手太阴络为列缺，手少阴络即通里，手厥阴络为内关，手太阳络支正是，手阳明络偏历当，手少阳络外关位，足太阳络号飞扬，足阳明络丰隆记，足少阳络为光明，足太阴络公孙寄，足少阴络名大钟，足厥阴络蠡沟配，阳督之络号长强，阴任之络为尾翳，脾之大络为大包，十五络名君须记。"

## 九、十二募穴歌

大肠天枢肺中府，小肠关元心巨阙，膀胱中极肾京门，肝募期门胆日月，胃是中脘脾章门，三焦募穴在石门，心包募穴在膻中，募穴宜泻不宜补。

注：募穴是五脏六腑之气汇聚在胸腹部的腧穴。募穴主治腑病。《素问·奇病论》曰："故胆虚，气上溢而口为之苦，治之以胆募俞。"《难经·六十七难》提出"五脏募皆在阴"，但均无具体穴名。晋代王叔和（201—280年）《脉经》始指出十个募穴。晋代皇甫谧（215—282年）《针灸甲乙经》补充三焦之募为石门，后世补充了心包络之募膻中。十二募穴歌："天枢大肠肺中府，关元小肠巨阙心，中极膀胱京门肾，胆为日月肝期门，脾募章门胃中脘，气化三焦石门针，心包募穴何处取，胸前膻中觅浅深。"

俞穴是脏腑之气输注于背部的腧穴，《灵枢·背腧》："五脏之腧，出于背者……胸中大俞在杼骨之端，肺俞在三椎之傍，心俞在五椎之傍，膈俞在七椎之傍，肝俞在九椎之傍，脾俞在十一椎之傍，肾俞在十四椎之傍。皆挟脊相去三寸所。"募治腑而俞治脏，俞募相配，即阴中求阳、阳中求阴。背俞穴歌："三椎肺俞厥阴四，五心九肝十胆俞，十一脾俞十二胃，十三三焦十四肾，十六大肠小十八，膀胱俞与十九平。"

## 十、八会穴歌

脏会章门腑中脘，筋会阳陵脉太渊，气会膻中血膈俞，骨会大杼悬钟髓。

注：八会穴是人体气、血、筋、骨、髓、脉、脏、腑等精气聚会处的八个腧穴。《难经·四十五难》："经言八会者……腑会太仓，脏会季胁，筋会阳陵泉，髓会绝骨，血会膈俞，骨会大杼，脉会太渊，气会三焦外，一筋直两乳内也。热病在内者，取其会之气穴也。"明代高武（生卒年不详）《针灸聚英·卷四·八会穴歌》："腑会中脘脏章门，筋会阳陵髓绝骨，骨会大杼气膻中，血会膈俞太渊脉。"

## 十一、十二经井荥输原经合穴歌

手大指端太阴肺，少商为井荥鱼际，太渊一穴号输原，经穴经渠合尺泽。

示指阳明手大肠，商阳为井二间荥，三间称输合谷原，经为阳溪合曲池。

中指厥阴心包络，井居中冲荥劳宫，大陵输原同一穴，经属间使尺泽合。

无名指外三焦经，关冲出井液门荥，输为中渚阳池原，经行支沟合天井。

手小指内少阴心，井为少冲少府荥，神门输穴又为原，灵道经穴少海合。

手小指外属小肠，少泽为井荥前谷，输居后溪腕骨原，经则阳谷小海合。

足大趾内太阴脾，井属隐白荥大都，太白输原经商丘，阴陵泉合要须知。

足大趾端厥阴肝，大敦为井荥行间，输原同归太冲穴，经在中封合曲泉。

足第二趾阳明胃，井为厉兑荥内庭，陷谷输穴冲阳原，经居解溪（足）三里合。

足掌心中少阴肾，涌泉为井然谷荥，太溪输原同一穴，经行复溜合阴谷。

足四趾端少阳经，（足）窍阴为井侠溪荥，输则临泣原丘墟，阳辅为经阳陵（泉）合。

足小趾外属膀胱，井为至阴荥（足）通谷，束骨输穴京骨原，昆仑经合委中央。

注：五输穴是十二经脉分布在肘膝关节以下的井、荥、输、经、合穴，《灵枢·九针十二原》："所出为井，所溜为荥，所注为输，所行为经，所入为合。"《灵枢·顺气一日分为四时》："病在脏者，取之井；病变于色者，取之荥；病时间时甚者，取之输；病变于音者，取之经；经满而血者，病在胃，以及以饮食不节得病者，取之于合。"《难经·六十八难》："井主心下满，荥主身热，输主体重节痛，经主喘咳寒热，合主逆气而泄。"井、荥、输、经、合穴的五行属性，阴经为木火土金水，阳经为金水木火土。《难经·六十四难》提出按照"虚则补其母，实则泻其子"的原则应用五输穴。"十二经井荥输原经合穴"歌首见于《医经小学》。《针灸大成》："少商鱼际与太渊，经渠尺泽肺相连。商阳二三间合谷，阳溪曲池大肠牵。隐白大都太白脾，商丘阴陵泉要知。厉兑内庭陷谷胃，冲阳解溪三里随。少冲少府属于心，神门灵道少海寻。少泽前谷后溪腕，阳谷小海小肠经。涌泉然谷与太溪，复溜阴谷肾所宜。至阴通谷束京骨，昆仑委中膀胱知。中冲劳宫心包络，大陵间使传曲泽。关冲液门中渚焦，阳池支沟天井索。大敦行间太冲看，中封曲泉属于肝。窍阴侠溪临泣胆，丘墟阳辅阳陵泉。"子午流注针法是以五输穴为基础，根据井、荥、输、经、合穴的气血流注、盛衰开阖原理，配合阴阳、五行、脏腑、天干、地支推算逐日按时开穴的时间进行针刺的选穴法。子为夜半，阳之始；午为日中，阴之始。子午为阴阳转化之时。经脉气血迎时为开，过时为阖。《素问·八正神明论》："凡刺之法，必候日月星辰，四时八正之气，气定乃刺之。"金元时期的何若愚（生卒年不详）著《子午流注针经》三卷，明代高武论"十二经病井荥输经合补虚泻实"

法，创子午流注纳支法。应用时按天干开穴为纳干法；按地支开穴为纳支法。

原穴是脏腑的原气经过和留止的部位。《灵枢·九针十二原》记载了五脏原穴："五脏有疾也，应出十二原，十二原各有所出，明知其原，睹其应，而知五脏之害矣。阳中之少阴，肺也，其原出于太渊，太渊二。阳中之太阳，心也，其原出于大陵，大陵二。阴中之少阳，肝也，其原出于太冲，太冲二。阴中之至阴，脾也，其原出于太白，太白二。阴中之太阴，肾也，其原出于太溪，太溪二。膏之原，出于鸠尾，鸠尾一。肓之原，出于脖胦，脖胦一。凡此十二原者，主治五脏六腑之有疾者也。"但认为心属火，是阳部的阳脏，故为阳中之太阳，其原出于手厥阴心包络之大陵。《灵枢·本输》补充了六腑原穴："膀胱……过于京骨，京骨，足外侧大骨之下，为原……足太阳经也。胆……过于丘墟，丘墟，外踝之前下，陷者中也，为原……足少阳经也。胃……过于冲阳，冲阳，足跗上五寸陷者中也，为原，摇足而得之……足阳明经也。三焦者……过于阳池，阳池，在腕上陷者之中也，为原……手少阳经也……小肠者……过于腕骨，腕骨，在手外侧腕骨之前，为原……手太阳经也。大肠……过于合谷，合谷，在大指歧骨之间，为原……手阳明经也。"六阳经以输为原，六阴经原穴排在输穴之后。

## 十二、禁针穴歌

禁针孔穴要先明，脑户囟会及神庭，络却玉枕角孙穴，颅息承泣共承灵，神道灵台膻中忌，会阴水分神阙并，横骨气冲手五里，箕门承筋及青灵，更有臂上三阳络，二十二穴记禁针，孕妇不宜针合谷，三阴交穴莫妄动，石门针灸均须忌，女子终身绝妊娠，还有云门并鸠尾，缺盆客主人莫问，肩井深刺易昏闷，三里急救莫消停。

注：关于针刺禁忌的穴位或部位，《针灸甲乙经·针灸禁忌》就有明确记载："神庭禁不可刺；上关禁不可刺深，深则令人耳无所闻；颅息刺不可多出血；左角刺不可久留；人迎刺过深杀人；云门刺不可深，深则使人逆息不能食；脐中禁不可刺；伏兔禁不可刺（本穴云：刺入五分）；三阳络禁不可刺；复溜刺无多见血；承筋禁不可刺；然谷刺无多见血；乳中禁不可刺；鸠尾禁不可刺。上刺禁。"列出禁针十四穴或部位，后世不断总结、演变，如《针灸大成·禁针灸歌》："脑户囟会及神庭，玉枕络却到承灵，颅息角

中医学基础歌诀

孙承泣穴，神道灵台膻中明。水分神阙会阴上，横骨气冲针莫行，箕门承筋手五里，三阳络穴到青灵。孕妇不宜针合谷，三阴交内亦通论，石门针灸应须忌，女子终身孕不成。外有云门并鸠尾，缺盆主客深晕生，肩井深时亦晕倒，急补三里人还平。刺中五脏胆皆死，冲阳血出投幽冥，海泉颧髎乳头上，脊间中髓伛偻形。手鱼腹陷阴股内，膝髌筋会及肾经，腋股之下各三寸，目眶关节皆通评。"《医宗金鉴·禁针穴歌》："禁针穴道要先明，脑户囟会及神庭，络却玉枕角孙穴，颅息承泣随承灵，神道灵台膻中忌，水分神阙并会阴，横骨气冲手五里，箕门承筋及青灵，乳中上臂三阳络，二十三穴不可针。孕妇不宜针合谷，三阴交内亦通论，石门针灸应须忌，女子终身无妊娠。外有云门并鸠尾，缺盆客主人莫深，肩井深时人闷倒，三里急补人还平，刺中五脏胆皆死，冲阳血出投幽冥。海泉颧髎乳头上，脊间中髓伛偻形。手鱼腹陷阴股内，膝髌筋会及肾经，腋股之下各三寸，目眶关节皆通评。"今人张灿玾（1928—2017年）、徐国仟（1921—1995年）等在校注《针灸甲乙经》时指出："所谓刺禁，亦系古人经验之总结，其义有三：一者绝不可刺，一者禁深刺，一者禁多出血。另有些禁刺穴，由于后世对针具的不断改进，造成针伤的可能性减少，加以慎审从事，亦可酌情施针。"

## 十三、禁灸穴歌

禁灸之穴四十五，承光哑门及风府，天柱素髎临泣上，睛明攒竹迎香穴，禾髎颧髎丝竹空，头维下关并脊中，肩贞心俞白环俞，天牖人迎与乳中，周荣渊腋连鸠尾，腹哀少商兼鱼际，经渠天府中冲穴，阳关阳池与五会，隐白漏谷阴陵泉，条口犊鼻及阴市，伏兔髀关委中穴，殷门申脉承扶记，上述禁针禁灸穴，莫可绝对谨参酌。

注：关于艾灸禁忌的穴位或部位，《针灸甲乙经·针灸禁忌》就有明确记载："头维禁不可灸；承光禁不可灸；脑户禁不可灸；风府禁不可灸；喑门禁不可灸，灸之令人喑；下关耳中有干适抵，禁不可灸；耳门耳中有脓，禁不可灸；人迎禁不可灸；丝竹空禁不可灸，灸之不幸令人目小或盲；承泣禁不可灸；脊中禁不可灸，灸之使人偻；白环俞禁不可灸；乳中禁不可灸；石门女子禁不可灸；气街禁不可灸，灸之不幸不得息；渊腋禁不可灸，灸之不幸生肿蚀；经渠禁不可灸，伤人神；鸠尾禁不可灸；阴市禁不可灸；阳关禁不可灸；天府禁不可灸，使人逆息；伏兔禁不可灸；地五会禁不可灸，使

人瘦；瘦脉禁不可灸。"列出禁灸二十四穴，后世不断总结、演变，如《针灸大成·禁灸穴歌》："哑门风府天柱擎，承光临泣头维平，丝竹攒竹睛明穴，素髎和髎迎香程。颧髎下关人迎去，天牖天府到周荣，渊腋乳中鸠尾下，腹哀臂后寻肩贞。阳池中冲少商穴，鱼际经渠一顺行，地五阳关脊中主，隐白漏谷通阴陵。条口犊鼻上阴市，伏兔髀关申脉迎，委中殷门承扶上，白环心俞同一经。灸而勿针针勿灸，针经为此尝叮咛，庸医针灸一齐用，徒施患者炮烙刑。"《医宗金鉴·禁灸穴歌》："禁灸之穴四十七，承光哑门风府逆，睛明攒竹下迎香，天柱素髎上临泣，脑户耳门瘈脉通，禾髎颧髎丝竹空，头维下关人迎等，肩贞天牖心俞同，乳中脊中白环俞，鸠尾渊腋和周荣，腹哀少商并鱼际，经渠天府及中冲，阳池阳关地五会，漏谷阴陵条口逢，殷门申脉承扶忌，伏兔髀关连委中，阴市下行寻犊鼻，诸穴休将艾火攻。"今人张灿玾、徐国仟等在校注《针灸甲乙经》时指出："所谓灸禁，指直接灸而言，其义有三：一者头面部穴位，恐误损美容；二者临近重要脏器及大血管等，恐误为内伤；三者个别穴位，可引起功能改变，如石门女子禁灸等。推而论之，凡与上述三者有关之腧穴，直接施灸时，均当注意。如必须施灸者，后世有非直接灸法，如隔物间接灸，或用艾卷相隔一定距离之灸法等，均可变通施用。"

## 十四、回阳九针歌

哑门劳宫三阴交，涌泉太溪中脘晓，环跳三里并合谷，此是回阳九针穴。

注：《针灸聚英》《针灸大成》均载有《回阳九针歌》："哑门劳宫三阴交，涌泉太溪中脘接，环跳三里合谷并，此是回阳九针穴。"是治疗阳气外脱的主要穴位，有回阳救逆的作用。

## 十五、五大总穴歌

肚腹三里留，腰背委中求，头项刺列缺，面口合谷收，胸胁部疾患，内关针便宜。

注：《针灸大成·四总穴歌》："肚腹三里留，腰背委中求，头项寻列缺，面口合谷收。"四总穴是4个非常重要且应用广泛的穴位，其后将内关

也纳入其中成为五总穴。歌诀言简意赅，深入浅出地概括了足三里、委中、列缺、合谷、内关5个穴位的功能与主治。

合谷疏风邪同荆芥，清燥热似黄芩。《玉龙歌》："头面纵有诸样症，一针合谷效通神。"《席弘赋》："手连肩脊痛难忍，合谷针时要太冲。"《胜玉歌》："两手酸疼难执物，曲池合谷共肩髃。"

足三里是全身重要的强壮穴，俗云"身体若要安，三里常不干。"《玉龙歌》："寒湿脚气不可熬，先针三里及阴交。"《百症赋》："中邪霍乱，寻阴谷、三里之程。"华佗称足三里"主五劳之羸瘦"。

"腰背委中求"是遵"经脉所过，主治所及"的循经取穴法。当腰背痛、起步难时，取委中穴。《席弘赋》："委中专治腰间痛。"《灵光赋》："五般腰痛委中安。"

列缺为手太阴肺经"脉气所发""神气之所游行出入"之处，又为八脉交会穴而通于任脉。列缺一穴通三经，"善疗偏头患"。

内关为手厥阴心包经络穴，又为八脉交会穴而通于阴维脉，"疼痛寻阿是，胸胁内关谋"，《席弘赋》："肚疼须是公孙妙，内关相应必然瘳。"《标幽赋》："胸满腹痛刺内关。"应用于胸闷、心悸、心痛；胃痛、呕吐；眩晕、失眠、偏头痛、偏瘫、癫痫；上肢痹痛；热病。

## 十六、千金十要穴歌

三里内庭穴，肚腹中妙诀，曲池与合谷，头面病可却，腰背痛相连，委中昆仑穴，头项如有病，后溪并列缺，环跳与阳陵，膝前兼腋胁，可补即留久，当泻即疏泄，三百六十穴，不外千金诀。

注：《针灸大全·千金十一穴歌》原载为"三里内庭穴，肚腹中妙诀，曲池与合谷，头面病可彻，腰背痛相连，委中昆仑穴，胸项如有痛，后溪并列缺，环跳与阳陵，膝前兼腋胁，可补即留久，当泻即疏泄。"实际只列了十个腧穴。作为经验总结，较《马丹阳天星十二穴歌》少承山、太冲、通里，而多后溪。

## 十七、行针指要歌

或针风，先向风府百会中。或针水，水分侠脐上边取。若针结，针刺大肠泄水穴。或针劳，须向膏肓与百劳。若针虚，气海丹田委中奇。或针气，膻中一穴分明记。若针嗽，肺俞风门须用灸。或针痰，先针中脘三里间。若针吐，中脘气海膻中补。翻胃吐食一般医，针中有妙少人知。

  注：原见于《针灸聚英》。《针灸大成》将"或针风，先向风门气海中……或针劳，须向风门及膏肓"改为"或针风，先向风府百会中……或针劳，须向膏肓及百劳"。

  关于风，中医总分为内风和外风，常用腧穴包括风门、风市、风府、风池、翳风，外风用风门、翳风、风市，内风用风池、风府。风门与气海配伍主要是针对外风，风府与百会配伍主要是针对内风。关于劳，风门有祛风、清热平喘、扶阳固卫之功，膏肓主治各种虚劳症，善于滋阴清热。风门与膏肓配伍有滋阴润肺、清热平喘之功。《备急千金要方·杂病》："膏肓俞无所不治，主羸瘦虚损，梦中失精，上气咳逆，狂惑忘误。"百劳首见于宋代王执中（生卒年不详）《针灸资生经》："妇人产后浑身疼，针百劳穴，遇痛处即针，避筋骨及禁穴。"但无定位。元末王国瑞（生卒年不详）《扁鹊神应针灸玉龙经·盗汗》："百劳，在背第一椎骨穴上，针三分，灸二七壮。"《针灸大全》认为百劳即大椎。近代将大椎旁1寸处及大椎穴直上2寸后正中线旁开1寸处均称为百劳，前者为下百劳，后者为上百劳，合称为"百劳四穴"。

## 十八、经验特效穴歌

  身热无汗刺复溜，面肿须向人中求，痰多可针丰隆穴，小便失禁关元灸，便秘支沟与大敦，身热多汗合谷留，消渴宜刺两照海，疟疾内踝灸亦须，牙关紧急刺颊车，口眼㖞斜合谷求，风眩烂眼针二骨，两目涩痛光明刺，血压高针涌泉减，头痛发热外关理，胸满腹痛内关刺，气喘天突真言记。

## 十九、马丹阳天星十二穴并治杂病歌

  三里内庭穴，曲池合谷接，委中配承山，太冲昆仑穴，环跳与阳陵，通里并列缺，合担用法担，合截用法截，三百六十穴，不出十二诀，治病如神灵，浑如汤浇雪，北斗降真机，金锁教开彻，至人可传授，匪人莫浪说。

## （一）足三里

三里膝眼下，三寸两筋间，能除心腹胀，善治胃中寒，肠鸣并泄泻，肿满脚胫酸，伤寒羸瘦损，气蛊及诸般，年过三旬后，针灸眼重观，取穴宜举足，八分三壮安。

## （二）内庭

内庭足次趾，本属足阳明，善疗四肢厥，喜静恶闻声，耳内鸣喉痛，数欠及牙痛，虚则不思食，针后便轻醒。

## （三）曲池

曲池拱肘取，屈骨陷中求，能治肘中痛，偏风手不收，挽弓开不得，臂痪怎梳头，喉闭促欲死，发热更无休，遍身风癣癞，针后效速收。

## （四）合谷

合谷在虎口，两指歧骨间，头痛并面肿，疟疾热又寒，体热身汗出，目暗视蒙眬，牙痛及鼻衄，口噤更难言，针入看深浅，令人病自安。

## （五）委中

委中曲腘里，动脉正中央，腰重不能举，沉困挟脊梁，风痹及转筋，热病不能当，腹疼暴吐泻，膝头难伸屈，临床细审证，针入即安康。

## （六）承山

承山名鱼腹，腨肠分肉间，善理腰疼痛，痔疾大便难，脚气足下肿，两足尽寒酸，霍乱转筋急，穴中刺便安。

## （七）太冲

太冲足大趾，节后二寸中，动脉知生死，能除惊痫风，咽喉肿心胀，两足不能伸，七疝偏坠肿，眼目似云朦，腰痛能兼治，针下有神功。

## （八）昆仑

昆仑足外踝，跟骨上陷中，转筋腰尻痛，阳踝连阴通，头痛背皆急，暴喘满心中，踏地行不得，动足即呻吟，若欲求安好，须寻此穴针。

（九）环跳

环跳在髀枢，侧卧足不舒，上腿屈取得，针能废毒驱，冷风并湿痹，腿肿臑痛甚，身体似缠拘，屈伸转侧嘘，有病须针灸，此穴最苏危。

（十）阳陵泉

阳陵泉膝下，外廉一寸中，膝肿并麻木，举止腰背重，面肿胸中满，冷痹与偏风，努力坐不得，起卧似衰翁，针入六分后，神功妙不同。

（十一）通里

通里腕侧后，掌后一寸中，欲言言不出，懊憹在胸中，实则四肢重，头腮面颊红，平声仍数欠，喉闭气难通，虚则不能食，咳嗽面无容，毫针微微刺，方知有神功。

（十二）列缺

列缺腕侧上，次指手交叉，专疗偏头患，偏风手肘麻，痰涎频壅上，口噤不开牙，若能明补泻，应手疾如拿。

注：马丹阳（1123—1183 年），原名从义，字宜甫，是道教支派全真道祖师王重阳在山东收下的首位弟子，入道后更名钰，字玄宝，号丹阳子，世称马丹阳。大定十年（1170 年）王重阳逝世后，马丹阳成为全真道第二任掌教，与王重阳另外六位弟子合称为"北七真"。马丹阳精通医术，善针灸，总结经验创"马丹阳十二神针"，以《天星十一穴歌》首载于《扁鹊神应针灸玉龙经》，后《针灸大全》转引时增加太冲成为十二穴。

# 二十、胜玉歌

胜玉歌兮不虚言，此是杨家真秘传，或针或灸依法语，补泻迎随随手捻。头痛眩晕百会好，心疼脾痛上脘先，后溪鸠尾及神门，治疗五痫立便痊（鸠尾穴禁灸，针三分，家传灸七壮）。髀疼要针肩井穴，耳闭听会莫迟延（针一寸半，不宜停。经言禁灸，家传灸七壮）。胃冷下脘却为良，眼痛须觅清冷渊。霍乱心疼吐痰涎，巨阙着艾便安然，脾疼背痛中渚泻，头风眼痛

中医学基础歌诀

上星专。头项强急承浆保，牙腮疼紧大迎全，行间可治膝肿病，尺泽能医筋拘挛。若人行步苦艰难，中封太冲针便瘥，脚背痛时商丘刺，瘰疬少海天井边。筋疼闭结支沟穴，颔肿喉闭少商前，脾心痛急寻公孙，委中驱疗脚风缠。泻却人中及颊车，治疗中风口吐沫，五疟寒多热更多，间使大杼真妙穴。经年或变劳怯者，痞满脐旁章门决，噫气吞酸食不投，膻中七壮除膈热，目内红痛苦皱眉，丝竹攒竹亦堪医。若是痰涎并咳嗽，法却须当灸肺俞，更有天突与筋缩，小儿吼闭自然疏。两手酸疼难执物，曲池合谷共肩髃，臂疼背痛针三里，头风头痛灸风池，肠鸣大便时泄泻，脐旁两寸灸天枢。诸般气症从何治，气海针之灸亦宜，小肠气痛归来治，腰痛中空穴最奇（中空穴，从肾俞穴量下三寸，各开三寸是穴，灸十四壮，向外针一寸半，此即膀胱经之中髎也）。腰股转酸难移步，妙穴说与后人知，环跳风市及阴市，泻却金针病自除（阴市虽云禁灸，家传亦灸七壮），热疮臁内年年发，血海寻来可治之，两膝无端肿如斗，膝眼三里艾当施。两股转筋承山刺，脚气复溜不须疑，踝跟骨痛灸昆仑，更有绝骨共丘墟，灸罢大敦除疝气，阴交针入下胎衣，遗精白浊心俞治，心热口臭大陵驱，腹胀水分多得力，黄疸至阳便能离。肝血盛兮肝俞泻，痔疾肠风长强欺，肾败腰疼小便频，督脉两旁肾俞除。六十六穴施应验，故成歌诀显针奇。

注：出自《针灸大成》，以七言韵语形式总结了杨继洲家传针灸治疗的经验取穴，名为"胜玉"，意为胜过《玉龙歌》。

# 主病主药

## 一、五脏六腑用药法

### (一) 肝经用药

补肝气：杜仲、续断、陈皮、骨碎补。
破肝气：青皮、三棱、威灵仙。
敛肝气：山茱萸、乌梅。
疏肝气：柴胡、香附、紫苏。
平肝气：白芍、云母、龙骨、石决明。
镇肝气：生铁落、金箔、生代赭石。
升肝气：木香、薄荷。
降肝气：沉香。
补肝血：紫参、当归、阿胶、何首乌。
散肝血：川芎、谷精草、郁金。
破肝血：莪术、干漆、穿山甲。
凉肝血：生地黄、牡丹皮、紫草、蕤仁。
止肝血：青黛、侧柏叶、仙鹤草。
散肝风：木贼、薄荷、荆芥、草决明。
息肝风：白菊花、钩藤、天麻、龟板、全蝎、蜈蚣。
温肝寒：肉桂（油桂、官桂）、吴茱萸、乌药。
逐肝水：甘遂、牵牛子。
利肝水：土茯苓、茵陈蒿、海金沙。
滋肝阴：杜仲、菟丝子、山茱萸、白芍。
清肝热：银柴胡、青蒿、胡黄连、白薇。
泻肝火：龙胆草、夏枯草、羚羊角。

解肝毒：金银花、蒲公英、青黛、紫花地丁。

## （二）心经用药

补心气：龙眼肉、柏子仁、万年青。

通心气：远志、石菖蒲、麝香。

敛心气：浮小麦、五味子。

镇心神：朱砂、珍珠、琥珀。

敛心神：酸枣仁、龙骨、百合、合欢皮。

却心寒：肉桂（桂心）、附子、薤白。

补心血：丹参、当归、桑椹。

散心瘀：没药、红花。

破心血：桃仁、乳香、干漆。

温心血：肉桂（桂心）、延胡索（元胡）。

凉心血：犀角、紫草、牡丹皮。

滋心阴：百合、麦冬。

渗心湿：茯神、灯心草。

利心水：芒硝、续随子。

却心痰：半夏、石菖蒲。

清心热：连翘、郁金、麦冬。

泻心火：黄连、栀子、木通。

解心毒：牛黄、雄黄、射干。

## （三）脾经用药

补脾气：人参、白术、甘草。

破脾积：三棱、莪术、阿魏、鳖甲。

敛脾气：木瓜、五倍子。

散脾气：川厚朴、砂仁、蔻仁（草豆蔻）、藿香。

升脾气：木香、苍术。

降脾气：降香、枳实。

健脾气：砂仁、白豆蔻、使君子、扁豆。

消脾气：鸡内金、神曲、谷芽。

燥脾气：半夏、苍术、陈皮。

润脾气：山药、黄精、郁李仁、麻子仁。

温脾气：干姜、丁香。

燥脾湿：草果、苍术、神曲。

补脾血：龙眼肉、大枣、饴糖。

破脾血：姜黄、穿山甲、莪术。

温脾血：肉桂（油桂）、川芎。

凉脾血：白芍、牡丹皮。

止脾血：三七、百草霜。

却脾痰：半夏、陈皮、常山。

渗脾湿：云茯苓、薏苡仁、泽泻。

逐脾湿：牵牛子、大戟。

清脾热：石斛、白芍。

滋脾阴：玉竹、山药、沙参。

泻脾火：黄连、栀子、大黄。

解脾毒：甘草、金银花、土茯苓、蒲公英。

(四) 肺经用药

补肺气：西洋参、黄芪、蛤蚧、燕窝。

破肺气：枳壳、砂仁壳、马兜铃。

敛肺气：五味子、罂粟壳、诃子。

散肺气：前胡、白前、紫苏、牛蒡子。

升肺气：桔梗。

降肺气：杏仁、苏子、瓜蒌仁、枇杷叶。

清肺气：桑白皮、栀子、芦根、瓜蒌皮。

润肺气：麦冬、蜂蜜、玉竹、辽沙参。

补肺血：阿胶、鳔胶。

逐肺瘀：桃仁、三七、乳香、茜草。

凉肺血：生地黄、小蓟根、藕节、白茅根。

止肺血：血余炭、花蕊石、白及。

润肺痰：天冬、杏仁、紫菀、瓜蒌仁。

降肺痰：瓜蒌、白果、旋覆花、礞石。

散肺寒：麻黄、生姜、葱白、紫苏。

温肺寒：干姜、冬虫夏草、芫荽、木香。
散肺暑：香薷、紫苏。
渗肺湿：云茯苓、薏苡仁、山药。
逐肺水：葶苈子、芫花。
清肺热：浙贝母、知母、柿霜、海参、天竺黄。
泻肺火：黄芩、栀子、桑白皮、马兜铃。
解肺毒：野菊花、金银花、百部、獭肝。

### （五）肾经用药

补肾阴：玄参、熟地黄、枸杞子、山茱萸。
壮肾阳：鹿茸、海狗肾、巴戟天、阳起石。
滋肾水：生地黄、阿胶、龟板。
补命火：补骨脂、仙茅、蛤蚧、硫黄。
温肾寒：肉桂（油桂）、附子、胡椒（古月）、川乌。
泄肾热：玄参、地骨皮、寒水石。
固肾精：金樱子、芡实、莲子、锁阳。
泻肾火：黄柏、知母、龙胆草、苦参。
举肾气：桂枝、木香。
降肾气：沉香、川牛膝、橘核仁、黑铅。
补肾血：何首乌、墨旱莲、女贞子。
破肾血：自然铜、水蛭、生鳖甲。
温肾血：补骨脂、韭菜子、胡芦巴。
凉肾血：地骨皮、胡黄连、冰片。
止肾血：卷柏、瞿麦。
消肾痰：海浮石、礞石。
消肾积：昆布、海藻、牡蛎。
祛肾风：独活、桑寄生、蛇床子、虎骨。
散肾寒：细辛、附子、羌活、淫羊藿。
渗肾湿：泽泻、土茯苓、萆薢、五加皮。
利肾水：猪苓、防己、木瓜、商陆。
润肾燥：天冬、胡桃仁、肉苁蓉、当归。

## （六）胆经用药

补胆虚：黄芪、酸枣仁、柏子仁。
消胆积：皂矾、海金沙、白矾、鸡内金。
镇胆怯：龙骨、牡蛎、朱砂。
升胆气：柴胡。
降胆气：竹茹、枳实。
祛胆风：白菊花、木贼、僵蚕、天麻。
温胆寒：半夏、酸枣仁。
渗胆湿：通草、茵陈蒿。
润胆燥：柏子仁、酸枣仁、萱草根。
清胆热：黄芩、青蒿、竹叶、连翘。
泄胆热：夏枯草、蒲公英、白头翁。
凉胆火：牛黄、龙胆草、黄柏。
解胆毒：大青叶、紫草、青黛。

## （七）胃经用药

补胃气：人参、黄芪、白术。
破胃气：枳实、川厚朴、莪术。
养胃气：陈仓米、大枣、砂仁。
敛胃气：五味子、山茱萸、白蔹。
镇胃逆：代赭石、伏龙肝（灶心土）。
升胃气：升麻、白芷、葛根。
降胃气：降香、枇杷叶、竹茹、柿蒂。
补胃血：大枣、墨旱莲、羊肉、鹿角胶。
破胃血：干漆、苏木、莪术。
凉胃血：犀角、紫草、槐花、藕根。
止胃血：血余炭、大黄炭、侧柏叶。
燥胃痰：半夏、陈皮。
化胃食：神曲、谷芽、鸡内金、麦芽。
消胃积：阿魏、硇砂、莪术、三棱。
杀胃虫：雷丸、使君子、槟榔、榧子。

祛胃风：防风、白芷、白附子、独活。
温胃寒：丁香、高良姜、荜茇、肉豆蔻、胡椒（古月）。
清胃暑：滑石、西瓜、荷叶、石膏。
渗胃湿：云茯苓、土茯苓、萆薢。
燥胃湿：苍术、半夏、天南星、草果。
润胃燥：冬葵子、柏子仁、松子仁、郁李仁。
养胃阴：沙参、石斛、麦冬、芦根、玉竹。
清胃热：石膏、竹叶、白芍。
泄胃热：大黄、元明粉、芦荟。
清胃火：黄连、黄芩、栀子、夏枯草。
解胃毒：蒲公英、紫花地丁、漏芦、升麻、金汁。

### （八）大肠经用药

补大肠气：肉豆蔻、吴茱萸、胡椒（古月）、榧子。
驱大肠气：大腹皮、白檀香、川厚朴、芫荽子。
固大肠脱：赤石脂、禹余粮、罂粟壳、石榴皮。
升大肠气：升麻、白芷。
降大肠气：沉香、川楝子。
补大肠血：阿胶、大枣肉。
破大肠血：干漆、桃仁、三棱。
凉大肠血：槐花、槐角、白头翁。
止大肠血：刺猬皮、椿根皮、地榆炭。
散大肠结：大黄、巴豆、川厚朴、莱菔子。
消大肠积：山楂、麦芽、神曲、硇砂。
杀大肠虫：雷丸、槟榔、使君子、乌梅。
祛大肠风：皂角、白芷。
祛大肠寒：胡椒（古月）、川椒、小茴香、荔枝核。
渗大肠湿：薏苡仁、赤茯苓、车前子、防己。
散大肠湿：防风、独活、秦皮。
润大肠燥：麻子仁、肉苁蓉、桃仁、蜜蜡、蘑菇、韭菜子。
清大肠热：白头翁、黄柏。
泻大肠火：大黄、芒硝、枳实。

解大肠毒：白头翁、绿豆、金银花、败酱草。

### （九）小肠经用药

散小肠气：香附、藿香、荔枝核、砂仁。
祛小肠瘀：乳香、没药、桃仁、红花。
散小肠积：砂仁、山楂、鸡内金。
温小肠寒：小茴香、益智仁、肉桂（官桂）、乌药（台片）。
渗小肠湿：赤小豆、赤茯苓、通草、萆薢。
润小肠燥：柏子仁、桃仁。
泻小肠火：木通、大黄。

### （十）膀胱经用药

温膀胱气：肉桂、木香。
散膀胱气：香橼、肉桂（油桂）、橘核仁。
固膀胱气：益智仁、桑螵蛸、牡蛎。
通膀胱闭：穿山甲、海金沙、琥珀、孩儿茶。
祛膀胱风：藁本、羌活。
散膀胱寒：麻黄、紫苏、生姜。
渗膀胱湿：猪苓、地肤子、滑石、萆薢。
清膀胱热：黄柏、龙胆草、苦参。
泻膀胱火：童便、人中白、木通、萹蓄。

### （十一）三焦经用药

补三焦气：山药、甘草、龙眼肉。
破三焦气：青皮、枳壳、威灵仙。
疏三焦气：山柰、甘松、砂仁、香附、木香。
和解三焦：柴胡、桂枝。
补三焦血：当归、熟地黄、大枣。
祛三焦瘀：乳香、没药、桃仁、红花。
凉三焦血：牡丹皮、犀角、紫草、生地黄。
止三焦血：血余炭、侧柏叶、茜草。
吐痰食积：胆矾、瓜蒂、食盐、藜芦。

祛三焦风：防风、薄荷、荆芥、羌活。
散三焦寒：麻黄、生姜、葱白。
解三焦暑：荷叶、香薷、西瓜。
渗三焦湿：薏苡仁、通草、云茯苓。
润三焦燥：麦冬、天冬、桃仁、蜂蜜。
清三焦热：青蒿、玄参、石膏。
泻三焦火：栀子、连翘、黄芩、石膏。
泄三焦实：大黄、芒硝、枳实。
敛三焦津：麻黄根、浮小麦、桑螵蛸。

### （十二）补五脏之药

谷类：高粱、赤小豆补心；小麦、刀豆补肝；稷米、扁豆补脾；粳米、绿豆补肺；小米、大黑豆补肾。

果类：桃、龙眼肉、葡萄养心；李子、苹果、橘子养肝；大枣、山楂肉、柿子养脾；梨、枇杷肉、杏养肺；栗子、核桃、荔枝肉养肾。

肉类：羊肉、雉肉益心；驴肉、鸡肉益肝；牛肉、鹅肉益脾；猪肉、斑鸠肉益肺；黑犬肉、鸭肉益肾。

菜类：芫荽、胡芹、酱助心；韭菜、青菜、醋助肝；大蒜、怀山药、油助脾；葱、白菜、辣椒助肺；薤、莲菜、盐助肾。

水类：河水滋心；露水滋肝；雨水滋脾；井水滋肺；海水滋肾。另有百捞水可治虚劳。

动物类：虾养心；石决明养肝；鲫鱼养脾；燕窝养肺；海狗肾养肾。

矿类：朱砂养心；云母滋肝；禹余粮益脾；花蕊石敛肺；阳起石补肾。

## 二、六淫病用药法

### （一）祛风药

祛风药：防风、荆芥。
祛风气：威灵仙、紫苏。
散血风：秦艽、川芎。
祛风痰：天南星、白附子、皂角。

祛心风：桂枝。
祛肝风：白蒺藜、蝉蜕、千年健、蜈蚣、全蝎。
祛脾风：苍耳子、白蒺藜、苍术、钻地风。
祛肺风：辛夷、牛蒡子、前胡。
祛肾风：细辛、独活、蛇床子、虎骨。
祛胆风：胆南星、钩藤、天麻。
祛胃风：白附子、白芷、防风。
祛大肠风：刺猬皮、皂角子。
祛膀胱风：藁本、羌活、地肤子。
散血脉风：桂枝、海桐皮、海风藤。
散肌肉风：防风、白芷。
祛经络风：麝香、海风藤、羌活。
祛百节风：秦艽、羌活、茵芋叶。
祛骨髓风：冰片、羌活。
祛风寒：麻黄、淫羊藿、胡芦巴、蛇床子。
祛暑风：白菊花、钩藤、石决明。
祛风湿：豨莶草、桑寄生、五加皮、茵芋叶。
祛风热：木贼、白菊花、蔓荆子、蕤仁。
祛风温：桑叶、白菊花、僵蚕、蝉蜕。

## （二）祛寒药

散寒气：紫苏、生姜、木香。
逐血寒：肉桂、桂枝、川芎。
解表寒：生姜、葱白、苏叶。
散寒风：麻黄、葱白。
逐沉寒：胡椒（古月）、硫黄、天雄。
祛痼冷：附子、肉桂（油桂）、川乌。
祛寒痰：生姜、附子、白芥子。
散暑寒：香薷、生姜。
祛寒湿：细辛、羌活、天雄、草果。
润燥寒：款冬花、杏仁、冬虫夏草。
温心寒：肉桂（桂心）、延胡索（元胡）、胡椒（古月）。

祛肝寒：艾叶、生姜、吴茱萸、肉桂（油桂）。
祛脾寒：草果、苍术、胡椒（古月）。
祛肺寒：葱白、生姜、苏叶、干姜。
祛肾寒：胡芦巴、橘核仁、荜澄茄、附子。
祛胆寒：半夏、胆南星。
祛胃寒：高良姜、川椒、丁香。
祛大肠寒：大茴香、胡椒（古月）、吴茱萸。
祛小肠寒：小茴香、香橼、荔枝核。
祛膀胱寒：麻黄、藁本、肉桂（油桂）。

### （三）祛暑药

祛暑药：香薷、茶叶、荷叶。
祛暑风：薄荷、白菊花。
祛暑寒：香薷、藿香、浮萍、生姜。
祛暑湿：川厚朴、扁豆、草果。
利暑湿：滑石、猪苓、木瓜。
祛燥暑：桑叶、麦冬、乌梅。
清暑热：黄连、石膏、栀子。
散暑气：紫苏、川厚朴、茶叶。
敛暑脱：五味子、麦冬、西洋参。
辟暑秽：藿香、佩兰、郁金、青蒿、金银花。
祛暑瘵：浙贝母、桑白皮、白茅根、犀角、童便。

### （四）祛湿药

祛湿药：苍术、川厚朴、半夏、白术、白矾。
祛风湿：防风、羌活、白芷、苍耳子、蛇床子。
祛寒湿：细辛、独活、天雄、川乌、草乌。
祛暑湿：木瓜、扁豆、滑石。
祛湿热：木通、赤茯苓、龙胆草、黄柏、白果。
散湿痰：半夏、陈皮、草果。
祛湿痹：独活、草乌、土茯苓、威灵仙、五加皮。
祛燥湿：桑寄生、秦艽、豨莶草、狗脊。

渗湿药：萆薢、泽泻、薏苡仁、通草、赤小豆。
利湿药：滑石、木通、猪苓、萹蓄、车前子。
化饮药：半夏、云茯苓、陈皮、白术、草果。
逐水药：牵牛子、甘遂、续随子、葶苈子、蝼蛄。

## （五）润燥药

润气燥：苏子、杏仁、沙参。

润血燥：当归、桃仁、生地黄、郁李仁。

润精燥：肉苁蓉、锁阳、巴戟天、山茱萸。

润液燥：玄参、知母。

润津燥：麦冬、天花粉、乌梅、胖大海、青果。

润痰燥：川贝母、瓜蒌仁、海浮石。

润神燥：柏子仁、松子仁、麦冬、百合。

润虫燥：榧子、使君子。

润心燥：柏子仁、龟板。

润肝燥：桑寄生、何首乌、亚麻子（胡麻仁）、女贞子。

润脾燥：黄精、山药、石斛。

润肺燥：麦冬、燕窝、瓜蒌仁。

润肾燥：枸杞子、龟板胶、胡桃仁、肉苁蓉。

润胆燥：猪胆汁、蜂蜜、竹沥。

润胃燥：沙参、天冬、石斛、玄参。

润大肠燥：麻子仁、郁李仁、獾油。

润小肠燥：柏子仁、松子仁。

润膀胱燥：滑石、冬葵子、车前子。

润三焦燥：玄参、天冬、天花粉。

润风燥：防风、秦艽、天麻。

润寒燥：葱白、大蒜、薤白。

润暑燥：瓜蒌皮、桑叶、梨皮。

润湿燥：秦艽、萆薢、甘松。

润燥药：麦冬、当归、肉苁蓉、郁李仁、蜂蜜。

润热燥：生地黄、知母、麦冬、天冬。

润火燥：秋石、麦冬、栀子仁。

## （六）火病用药

散郁火：淡豆豉、薄荷、葛根、升麻、柴胡、蝉蜕、芦根、西河柳、香薷、藿香、佩兰、麻黄、细辛。

泻实火：黄连、连翘、芒硝泻心火；龙胆草、柴胡、芦荟泻肝火；黄连、白芍、大黄泻脾火；黄柏、知母、芒硝泻肾火；龙胆草、青黛泻胆火；石膏、竹叶、大黄泻胃火；黄芩、大黄泻大肠火；木通、灯心草泻小肠火；栀子、泽泻泻膀胱火；玄参、栀子泻三焦火。

补虚火：龙眼肉、肉桂（桂心）补心火；杜仲、山茱萸补肝火；白术、白豆蔻补脾火；干姜、冬虫夏草补肺火；肉桂（油桂）、鹿茸补肾火。

清虚火：生地黄、竹茹清心火；胡黄连、青蒿清肝火；天花粉、芦根清胃火；白薇、瓜蒌皮清肺火；地骨皮、玄参、龟板、鸡子黄清肾火。

缓火：玉竹、甘草。

滋火：熟地黄、枸杞子。

引火：肉桂、附子、牛膝、荆芥。

敛火：白芍、乌梅。

调火：黄连、肉桂（油桂）、云茯苓、远志。

疏温邪：桑叶、白菊花、淡豆豉、薄荷、蝉蜕、牛蒡子。

解热毒：金银花、连翘、大青叶、板蓝根、射干、山豆根、蒲公英、紫花地丁、败酱草、马勃、犀角、青黛、金汁、人中黄、蚤休、牛黄、大黄、芒硝。

## （七）疫疬病用药

清瘟解毒：清瘟败毒饮、普济消毒饮、牛黄解毒丸。

辟疫：雷击散。雄黄、苍术、槟榔、朱砂、贯众、大黑豆、山奈。

祛瘴气：石菖蒲、藿香、草果、川厚朴、白芷。

逐秽气：佩兰、泽兰、郁金、藿香、麝香、甘松。

祛厉风：大枫子、白花蛇、乌梢蛇、木鳖子、苦参、升麻、威灵仙。

## （八）解毒药

解大头瘟毒：板蓝根、荷叶、薄荷、连翘。

解虾蟆瘟毒：马勃、大青叶、射干。

解咽喉肿毒：甘草、桔梗、山豆根。

解白喉痈毒：土牛膝（杜牛膝）、木蝴蝶、甘草。

解牙疳肿毒：人中白、秋石、冰片、硼砂。

解疔毒：紫花地丁、蚤休、猪胆汁。

解瘟毒：绿豆皮、大青叶、金汁。

解丹毒：紫草、大青叶、犀角、寒水石、金汁。

解疹毒：紫草、牛蒡子、大青叶、羚羊角。

解疮疡肿毒：连翘、金银花、芙蓉花、甘草。

解乳痈肿毒：漏芦、升麻、甘草。

驱梅毒：土茯苓、白鲜皮、甘草。

解肠痈毒：蒲公英、败酱草、红藤。

解砒毒：大黑豆、甘草、绿豆汁、羊血。

解鱼毒：紫苏、生姜。

解杏仁毒：杏树根皮。

解巴豆毒：黄连、凉水。

解猪犬兽毒：甘草、绿豆皮、白糖。

解蛇虫咬毒：半边莲、山慈菇、雄黄。

解狂犬伤毒：蝉蜕。

解心毒：连翘、雄黄、射干、犀角、牡丹皮。

解肝毒：紫草、紫花地丁、败酱草、夏枯草、大青叶。

解脾毒：蒲公英、蚤休、青黛、土茯苓、白鲜皮、甘草。

解肺毒：百部、鱼腥草、甘草、桔梗。

解肾毒：玄参、凌霄花、冰片。

解胆毒：大青叶、青黛、牛黄。

解胃毒：蒲公英、紫花地丁、漏芦、升麻、人中黄、金汁、人中白、秋石、绿豆衣。

解大肠毒：白头翁、马齿苋、大蒜、鸦胆子。

解小肠毒：木通、金银花、竹叶。

解膀胱毒：甘草、萆薢、青木香。

解三焦毒：生栀子、连翘、金银花、大青叶、黄连、甘草。

## 三、内伤七情病证用药法

### （一）气病用药

补气类：龙眼肉、远志补心气；杜仲、续断补肝气；人参、白术补脾气；西洋参、蛤蚧补肺气；鹿茸、补骨脂补肾气。

破气类：石菖蒲开心气；三棱破肝气；莪术破脾气；枳壳破肺气；穿山甲破肾气。

升气药：柴胡升肝气；木香升脾气；桔梗升肺气；桂枝举肾气。

降气药：代赭石降肝气；莱菔子降脾气；苏子降肺气；沉香降肾气。

宣郁气药：石菖蒲、郁金、苏合香通心气；木香、川芎、香附疏肝气；红豆蔻、甘松、木香疏脾气；白前、牛蒡子、马兜铃宣肺气；附子、麝香通肾气；酒、麝香、苏合香通行十二经络之气。

敛气药：浮小麦、莲须敛心气；生龙骨、山茱萸敛肝气；木瓜、白芍敛脾气；五味子、罂粟壳敛肺气；芡实、山茱萸敛肾气。

温气药：肉桂（桂心）温心气；吴茱萸温肝气；丁香温脾气；干姜温肺气；肉桂（油桂）温肾气。

清气药：胡黄连、莲子清心气；青蒿、黄芩清肝气；栀子、白芍清脾气；浙贝母、桑白皮清肺气；地骨皮、知母清肾气。

辟秽气：郁金、苏合香、樟脑、陈皮、甘松、山柰、萱草花、麝香、冰片、苍术可辟脏腑之秽；草果、槟榔辟瘴气；佩兰、香薷辟湿浊之气；雄黄、贯众辟疫疠之气。

固气药：莲须固心气；龙骨固肝气；金樱子固脾气；诃子固肺气；五味子固肾气。莲须固心肾之气；山茱萸固肝肾之气；五味子固肺肾之气；金樱子固脾肾之气。

镇神魂之气：朱砂、珍珠镇心神之气；生铁落、代赭石镇肝魂之气；云母、密陀僧镇脾意之气；牡蛎、琥珀镇肺魄之气；磁石、黑铅镇肾志之气。

### （二）血病用药

血药：当归、丹参补心血；何首乌、紫参补肝血；龙眼肉、人参补脾血；阿胶、西洋参补肺血；熟地黄、玄参补肾血。

破血药：桃仁、郁金、茜草破心血；干漆、莪术、虻虫破肝血；姜黄、鳖甲、皂矾破脾血；乳香、没药、干漆破肺血；自然铜、水蛭破肾血。

逐瘀药：心用丹参、没药、乳香；肝用紫参、五灵脂、蒲黄；脾用干漆、三棱、莪术；肺用紫菀、花蕊石、红花；肾用血竭、桃仁、牡丹皮。

止血药：心用牡丹皮、血余炭；肝用卷柏、仙鹤草；脾用三七、百草霜；肺用白及、侧柏叶；肾用卷柏、瞿麦。

温血药：心用肉桂（桂心）、延胡索；肝用肉桂（官桂）、吴茱萸；脾用川芎、姜黄；肺用肉桂（油桂）、干姜；肾用鹿茸、附子。

凉血药：心用犀角、藕节；肝用紫草、凌霄花；脾用白芍、牡丹皮；肺用白茅根、芙蓉花；肾用地骨皮、冰片、生地黄。

### （三）痰病用药

散风痰：天南星、皂角、前胡、白附子。

温寒痰：生姜、胡椒（古月）、白芥子。

燥湿痰：半夏、陈皮。

行气痰：苏子、枳壳、木香。

润燥痰：瓜蒌仁、杏仁、亚麻子（胡麻仁）、天花粉。

清火痰：浙贝母、栀子、青黛。

祛心痰：射干、川贝母、石菖蒲。

祛肝痰：礞石、前胡。

祛脾痰：半夏、白矾。

祛肺痰：川贝母、白果、天花粉。

祛肾痰：海浮石、沉香、秋石。

祛食痰：莱菔子、枳实、神曲。

祛积痰：昆布、牡蛎、旋覆花。

祛酒痰：葛花、枇杷叶。

攻疟痰：常山、草果。

攻顽痰：礞石、沉香、大黄。

祛皮里膜外之痰：白芥子、竹沥。

祛四肢痰：竹沥。

## （四）消化攻逐积滞药

宣气滞：木香、香附、枳壳、佛手、厚朴花、陈皮、郁金。
消血积：干漆、三棱、莪术、䗪虫、水蛭、乳香、没药。
化痰积：礞石、海浮石、昆布、莱菔子、枳实、大黄。
消食积：焦三仙、谷芽、鸡内金、砂仁。
消酒积：葛花、梨皮、枳椇子。
消虫积：使君子、槟榔、雷丸、阿魏、芦荟、川椒。
消水积：大戟、芫花、甘遂、牵牛子。
消寒积：附子、干姜、肉桂（油桂）、巴豆、硫黄。
消热积：黄连、黄芩、大黄、芒硝。
消虚痞：人参、白术、甘草。
攻实热：大黄、芒硝、枳实、川厚朴。
润燥结：天冬、花粉、当归、郁李仁、肉苁蓉、巴戟天、苏子、麦冬、玄参、知母、柏子仁、蜂蜜。
消噎膈骨鲠：凤仙子（急性子）、阿魏、麝香、壁虎、郁李仁。
消骨鲠在喉：荸荠（地栗）、郁李仁、沙参、威灵仙。

## （五）诸痛用药

祛风痛：防风、羌活、独活、乌梢蛇、蜈蚣、全蝎、白僵蚕。
散寒痛：麻黄、桂枝、生姜、葱、干姜、吴茱萸、附子、肉桂、小茴香、艾叶。
祛暑痛：香薷、紫苏、荷叶、滑石、石膏、西瓜。
祛湿痛：苍术、细辛、蔓荆子、藁本、猪苓、泽泻、云茯苓、木通、萆薢。
润燥痛：天冬、郁李仁、当归、肉苁蓉、玄参、蜜蜡。
泻火痛：黄连、黄芩、黄柏、大黄。
清热痛：石膏、知母、栀子。
破气痛：枳壳、青皮、槟榔、川厚朴。
破血痛：干漆、姜黄、水蛭、䗪虫、乳香、没药。
解郁痛：川芎、香附、厚朴花、郁金、萱草花、益母草、泽兰。
祛痰痛：浙贝母、天南星、半夏、白芥子、竹沥、牡蛎、礞石、常山。

杀虫痛：川椒、乌梅、榧子、苦楝皮、雷丸、阿魏。

补虚痛：人参、黄芪、当归、川芎、枸杞子、熟地黄、肉桂（油桂）、附子。

余痛用药：前额痛用白芷；后头痛用羌活；项强痛用葛根；头侧痛用柴胡；头角痛用川芎；正顶痛用藁本；痛连脑用吴茱萸；眉棱骨痛用白芷；眼珠痛用夏枯草、谷精草；牙齿痛用细辛、白芷、花椒；喉痛用甘草、桔梗、射干；面肿痛用荷叶、升麻；皮肤痛用麻黄；四肢痛用桂枝；后背痛用独活；百节痛用羌活；胸痛用枳壳；左胁痛用姜黄；右胁痛用郁金、川楝子；脘腹痛用川厚朴；脐腹痛用砂仁、蔻仁（白豆蔻）；少腹痛用吴茱萸、延胡索；痢痛用槟榔、白芍；臂膊痛用威灵仙；腰痛用木瓜、补骨脂；下肢痛用牛膝、防己；足跟痛用杜仲；阴茎痛用甘草梢；瘀痛用乳香、没药。

## （六）诸热用药

泄实热：大黄、芒硝、芦荟。

补虚热：阳虚用人参、白术、黄芪、甘草；阴虚用玄参、生地黄、石斛、山药、地骨皮、枸杞子。

解表热：薄荷、葱白、生姜、木贼。

祛肌热：葛根、柴胡、防风、前胡。

清里热：栀子、黄芩、石膏。

清气热：连翘、竹叶、浙贝母、枳壳、黄芩。

解郁热：蝉蜕、淡豆豉、谷精草、萱草花、牛蒡子。

散风热：薄荷、辛夷、决明子、白菊花、桑叶。

润燥热：蕤仁、麦冬、柿霜、谷精草。

清暑热：荷叶、茶叶、西瓜、滑石。

泄心热：栀子、连翘、黄连、朱砂、牛黄。

泄心包热：郁金、浙贝母、川楝子。

泄肝热：石决明、密蒙花、紫草。

泄脾热：白芍、赤芍、石斛。

泄肺热：栀子、黄芩、浙贝母、马兜铃、百部。

泄肾热：地骨皮、黄柏、知母、童便、卷柏。

泄胆热：龙胆草、前胡。

清泄胃热：竹茹、芦根、枇杷叶、石膏、大黄。

泄大肠热：黄芩、大黄、白头翁。
泄小肠热：泽泻、灯心草、栀子。
泄膀胱热：地肤子、茵陈蒿、猪苓。
散湿热：芜荑、五加皮、秦皮、白头翁。
泄心湿热：木通、连翘、瞿麦。
泄心包湿热：苦楝子、萹蓄。
泄肝湿热：龙胆草、青黛、黄柏。
泄脾湿热：木瓜、白鲜皮、薏苡仁、白矾。
泄肺湿热：葶苈子、车前子、石韦。
泄肾湿热：云茯苓、泽泻、防己。
泄胆湿热：龙胆草、土茯苓。
泄胃湿热：白鲜皮、大黄、茵陈蒿。
泄大肠湿热：黄连、苦参。
泄小肠湿热：赤小豆、木通、萆薢、防己。
泄膀胱湿热：黄连、地肤子、猪苓。
凉血热：白茅根、生地黄、牡丹皮、生白芍、犀角。
泄心血热：犀角、藕根、郁金、射干。
泄心包血热：茜草、牡丹皮、郁金、桃仁。
除血虚发热：当归、白芍、生地黄、阿胶。
泄肝血热：紫草、侧柏叶、凌霄花。
泄脾血热：射干、赤芍、皂矾、郁李仁。
泄肺血热：紫菀、生地黄。
泄肾血热：银柴胡、地骨皮、墨旱莲。
泄胃血热：藕根、生地黄、蒲公英。
泄大肠血热：地榆、槐花、椿根皮。
泄痰热：浙贝母、竹沥、海浮石、天竺黄。
泄心热痰：牛黄、射干、石菖蒲。
泄肝热痰：礞石、天花粉。
泄脾热痰：白矾、枳实、莱菔子。
泄肺热痰：瓜蒌、白果、浙贝母。
泄肾热痰：海浮石、旋覆花。
泄胆热痰：前胡、竹沥。

除外感发热：葱白、生姜、紫苏、麻黄。

除伤食发热：枳实、川厚朴、焦三仙。

除骨蒸发热：生地黄、地骨皮、青蒿、牡丹皮、银柴胡。

除瘀血发热：桃仁、红花、乳香、没药。

除疮疡发热：连翘、金银花、穿山甲、皂刺、白蒺藜、蒲公英。

## （七）诸汗用药

心窝汗：茯神、当归、酸枣仁。

腋窝汗：桑叶、酸枣仁。

手足发汗：麻黄根、桂枝、白芍。

阴虚发热汗：熟地黄、当归、石斛。

阴弱盗汗：龟板、石斛、生地。

阴脱发汗：西洋参、五味子、麦冬。

阳虚发冷汗：黄芪、白术、酸枣仁、附子。

阳衰自汗：附子、酸枣仁。

阳脱自汗：人参、附子。

心病发汗：浮小麦、麻黄根。

肝病发汗：龙骨、麻黄根。

脾病发汗：白术、酸枣仁。

肺病发汗：牡蛎、知母。

肾病发汗：五味子、麻黄根。

痰阻发汗：枳壳、半夏、海浮石、川贝母。

表虚发汗：黄芪皮、桑叶、麻黄根。

饮食发汗：白术、黄芪、甘草。

动作发汗：五味子、黄精、石斛。

伤风自汗：桂枝、白芍。

伤湿发汗：羌活、云茯苓、防己。

伤暑发汗：荷叶、石膏、六一散。

骨蒸发汗：地骨皮、银柴胡、青蒿、知母。

实热发汗：大黄、芒硝。

产妇发汗：当归、黄芪、麻黄根。

阴囊发汗：生地黄、黄柏、泽泻。

惊恐发汗：茯神、龙骨、酸枣仁。

扑粉治身汗：牡蛎、白术、麦麸皮、麻黄根、藁本、糯米、防风、白芷，共为末扑身汗。

## 四、六经用药法

（一）太阳宜汗

轻证发汗药：苏叶、陈皮、杏仁、浮萍、木贼。

重证发汗药：麻黄、桂枝、葱白、生姜。

方剂：太阳经证用麻黄汤、桂枝汤；太阳腑证用五苓散、桃核承气汤。

（二）少阳宜和

轻证和解药：茶叶、生姜，浅则木贼、青皮。

重证和解药：柴胡、黄芩，深则青蒿、鳖甲。

方剂：少阳经证用小柴胡汤、黄连汤；少阳腑证用大柴胡汤，重证用柴胡加芒硝汤。

（三）阳明宜下

轻下药：枳实、槟榔。

重下药：大黄、芒硝。

滑下药：桃仁、杏仁、松子仁、柏子仁、麻子仁。

润下药：当归、肉苁蓉。

下水积药：甘遂、大戟。

下瘀药：醋大黄、桃仁。

下寒药：巴豆。

下热药：生大黄。

方剂：阳明经证用葛根汤、白虎汤、清宁丸；阳明腑证用大承气汤、小承气汤、调胃承气汤。

（四）太阴宜温

轻证用药：藿香、川厚朴、陈皮、半夏、木香、砂仁。

重证用药：附子、肉桂（油桂）、干姜、吴茱萸、生姜。
方剂：太阴热化证用桂枝加芍药汤、桂枝加大黄汤；太阴寒化证用理中汤、四逆汤。

### （五）少阴宜补

滋阴：轻者用当归、白芍、生地黄；重者用阿胶、鸡子黄、龟板。
补阳：轻者用附子、肉桂；重者用鹿角胶、虎骨，而黄连、肉桂（官桂）尤交阴阳之良品。
方剂：少阴寒化证用麻黄附子细辛汤、白通汤、真武汤、附子汤；少阴热化证用黄连阿胶汤、猪苓汤。

### （六）厥阴宜清

心包络（轻宣）：轻者用栀子、连翘、石菖蒲；重者用犀角、羚羊角、牛黄。
肝经（清泄肝阳）：轻者用桑叶、白菊花、牡丹皮；重者用龙胆草、黄芩、芦荟。
方剂：厥阴热化证用白头翁汤、白虎汤；厥阴寒化证用当归四逆汤、吴茱萸汤；厥阴寒热错杂证用乌梅丸、麻黄升麻汤。

## 五、卫气营血和三焦用药法

### （一）卫分（上焦）用药

寒邪用药：紫苏、香薷、藿香、桂枝、羌活、生姜、葱白、西河柳、麻黄。方剂用葱豉桔梗汤、香苏饮、香薷饮、藿香正气散、苏羌达表汤、人参败毒散。
温邪用药：薄荷、桑叶、金银花、竹叶、白菊花、连翘、牛蒡子、浮萍、木贼、白前、葛根。方剂用桑菊饮、银翘散、桑杏汤、麻杏石甘汤。

### （二）气分（中焦）用药

清泄里热：栀子、黄连、黄芩、浙贝母、桔梗、知母、天花粉、石斛、沙参、石膏、寒水石、滑石、青蒿、茵陈蒿、通草、枳壳、连翘、金银花、竹叶、枇杷叶、白头翁。方剂用栀子豉汤、葛根芩连汤、蒿芩清胆汤、三仁汤、藿朴夏苓汤、达原饮、清燥救肺汤、薏苡竹叶散、白虎汤、人参白虎汤、苍术白虎汤、黄芩汤、白头翁汤、甘露消毒丹。

泻下清热：大黄、芒硝。方剂用大承气汤、小承气汤、凉膈散、增液承气汤、宣白承气汤、牛黄承气汤、桃仁承气汤、芍药汤。

### （三）营分用药

生地黄、麦冬、玄参、牡丹皮、犀角、白芍、天冬、羚羊角、大青叶、朱砂、冰片、紫草。方剂用清营汤、清宫汤、安宫牛黄丸、菖蒲郁金汤、紫雪散、至宝丹、玉女煎、化斑汤。

### （四）血分（下焦）用药

生地黄、犀角、牡丹皮、白芍、紫草、鳖甲、龟板、阿胶、鸡子黄、藕根、当归。方剂凉血用犀角地黄汤、清瘟败毒饮、化斑汤；息风用羚羊钩藤汤、小定风珠、大定风珠、三甲复脉汤；滋阴用增液汤、竹叶石膏汤、益胃汤、集灵膏、生脉散、养阴清肺汤、青蒿鳖甲汤。

## 六、八法用药举例

### （一）汗法

轻剂：苏叶、葱白、淡豆豉。
重剂：麻黄、桂枝、生姜。

### （二）吐法

缓吐痰涎：橘红、烧盐、参芦。
急吐痰涎：瓜蒂、莱菔子、胆矾。

### （三）下法

慢性润下：海蜇、荸荠（地栗）。
急性润下：元明粉、白蜜。
润老人气秘：当归、肉苁蓉、黄芪。

润产妇血秘：当归、桃仁、柏子仁、松子仁。

下瘀积：桃仁、制大黄。

下痰积：礞石、沉香、制大黄。

下食滞：山楂、神曲、制大黄。

下水积：甘遂、大戟、制大黄。

## （四）和法

苦寒和解：柴胡、黄芩。

清凉和解：石膏、麻黄。

升降和解：蝉蜕、白僵蚕、生大黄。

旁达和解：陈皮、桂枝。

## （五）温法

辛温开上：杏仁、蔻仁（白豆蔻）、陈皮。

辛温和中：半夏、陈皮、砂仁、木香。

辛温暖下：肉桂（油桂）、附子、丁香、沉香。

## （六）清法

辛凉清解：葱、淡豆豉、栀子、黄芩、薄荷。

轻清宣上：杏仁、栀子、连翘、陈皮。

苦辛清中：黄芩、黄连、生姜、半夏。

清利导下：猪苓、泽泻、云茯苓、石膏、滑石、寒水石。

轻清宣气：芦根、灯心草、薄荷。

甘寒清气：知母、甘草、石膏。

轻清凉血：桑叶、牡丹皮。

咸寒凉血：犀角、羚羊角、生地黄。

## （七）消法

消湿痰：陈皮、半夏、云茯苓。

消燥痰：川贝母、瓜蒌仁、竹沥。

消寒痰：生姜、附子、荆沥。

消火痰：海蛤壳（粉）、梨汁。

消谷食：神曲、麦芽。

消肉食：山楂、莱菔子。

消酒食：乌梅、葛花。

消果积：草果、鸡内金。

消水积：商陆、续随子霜。

消瘀滞：桃仁、红花。

消块积：莪术、三棱、阿魏、硇砂。

## （八）补法

补气虚：人参、黄芪、白术、甘草。

补血虚：当归、熟地黄、白芍、川芎。

补阴虚：麦冬、生地黄、玄参、百合。

补阳虚：附子、肉桂（油桂）。

补精虚：枸杞子、熟地黄。

补神虚：酸枣仁、茯神。

补津虚：燕窝、冰糖。

补液虚：知母、玄参、天冬。

补筋虚：杜仲、续断。

补骨痿：虎骨、五加皮、千年健、补骨脂、狗脊。

# 伤寒论选读

张相辰　著
郭晋斌　杨路庭　校订

# 《伤寒论》六经辨证法概述

　　六经辨证是中医学现存最早的临床医学著作《伤寒论》中的证候分类法，是后汉张仲景从《素问》热论六经分证的基础上和《灵枢》经络循行上总结前辈医家的经验，再结合自身的临床实践，总结充实发展而来的一种外感病辨证施治法。原名《伤寒杂病论》，后名《伤寒论》，是一部师古而不泥古，既有科学理论又有实践观点的著作。试看他在序文中的一段话："余宗族素多，向余二百，建安纪年以来，犹未十稔，其死亡者三分有二，伤寒十居其七。感往昔之沦丧，伤横夭之莫救，乃勤求古训，博采众方，撰用《素问》《九卷》《八十一难》《阴阳大论》《胎胪药录》……"从这段话中可以看出其古为今用、理论和实践相结合的科学观点了。

　　《伤寒论》虽是一部外感病专书，实是论述六经之为病，不是专论六经之伤寒，故论中之方剂在临床上可通治杂病。全书按六经分为六篇，共有三百九十七节（有的称为397法）、一百一十三方，后附《辨霍乱病脉证并治》及《辨阴阳易差后劳复病脉证并治》两篇。因此，条节就常为四百有余，方剂也增多了几个。

　　从本篇的内容上看，有外感风寒病及温热病两大类。不过重点论述了风寒病，对温病仅提纲式地说了两条，但也给后来温病学家的发展做了重要的启示。另外，对疾病的治疗、预防措施、预后估计、禁忌处理、病期休养等，都有明确有效的记述和指导。

　　在本论的方剂运用中，有"某某汤主之""宜某某汤""与某某汤"之别，是有其不同且重大意义的。综合古代各医家的见解，其为"主之"二字的，是方证相对必用之方；为"宜"字的，是方证不完全相对，有商酌余地的；为"与"字的，是临时应变，以应其机，然后观其脉证变化，可再做处理。其所述服药法及药后的调养法，对提高治疗效果有重大意义。在读本论时，要注意及之。

　　本篇系文言文记述，文字简奥，语法多有倒装，在研读时须多从其言外之意去探讨，在语句上多去前后互参，才能领会其条文的真实精神所在。

本书虽分六经六篇，但太阳病占194条，阳明病占85条，少阳病较少。这是因三阳经为人身之外卫，而太阳经又为外卫之第一道防线。六淫之邪，当其伺机进犯，本经首当其冲。而邪气进犯，又有其传经传腑的经络通路，故又有"合病""并病""腑病"之病例，更兼有治疗不当及失治误治而造成之重病坏病不少。由于三阴脏气之偏差，影响本经卫外之力，而出现表里同病之症，有先表后里、先里后表、表里同治的轻重缓急治疗证例。

为了使初学者较易学习，在选编时，把各经病的条文，择其有相同意义的列于一个段落，以免在学习时前后不能贯串、在讲授时前后重复而费时耗力，选编次序是否合适，只有在实践中考验一下，并希望同仁及时提出意见，达到边教边改、互教互学、教学相长的目的。

通过以上概述，把《伤寒论》六经辨证的来源、内容简介、在学习中应注意的地方，以及编选情况，先向同仁交一下底，目的在于帮助同仁更好地为革命而学、为人民的利益而学。

# 辨太阳病脉证并治

## 一、太阳病概述

太阳病的性质：阳证、属表、属热、属实。

太阳主一身之表，为人身之外围，统理皮肤营卫。当外邪侵袭，太阳首当其冲，所以当外感病初起之时，由于正气卫外而产生的症状，都表现在体表层方面，因而属于表证；而此时是正气亢盛，阳气奋发所表现出的表证，所以又是属热、属阳、属实。

太阳经与六经的关系：太阳→阳明→少阳→太阴→少阴→厥阴

从传经来说，太阳病既能传入阳明，又能传至少阳，也可以直传三阴，尤其传至少阴更易，所以有"实则太阳，虚则少阴"的说法。"太阳之里，即是少阴"的理论，是因太阳气虚，外围功能不足。厥阴与少阳关系尤为密切，因其为表里之故。

太阳病的治疗原则：以解表发汗为主。如有传变而为"并病""合病"情况时，一般以先表后里为治。但也要根据病情的轻重缓急，采取表里同治，或先里后表的治法。

## 二、太阳病脉证大纲

### （一）太阳病经证脉证提纲

太阳之为病，脉浮，头项强痛而恶寒。（1）

在论中凡冠太阳病三字，必有此脉证。

"脉浮"，太阳经主一身之表，为六经之藩篱，故《内经》有"巨阳"之称。外来六淫之邪，虽各有其特点，而太阳经脉首当其冲，则是不可避免的客观存在。此时正气卫外，奋起抗邪，阳气浮盛，不论其脉象由于邪气性质之不同而呈现何异，但均不能无浮象。

"头项强痛"，头为诸阳之会，三阳经病皆可有头痛。但项部为太阳经脉所过之处，风寒外束，经气不舒，故头项强痛为太阳经病之独有症。

"恶寒"，卫外之阳，被邪遏阻，阳不外达，被郁于内，表无阳温，故必恶寒，虽因邪性不同而使恶寒之程度不同，而或轻或重之恶寒感为所必有。

在本经病中，由于邪气不同，脉证可有多样。但此提纲所举三种脉证，是太阳经外感病所必有之症，故列为本经病之提纲。在全书条文中，凡冠有太阳病三字者，不论列出与否，都要认定是有这三种脉证存在，然后去分析病情。

（二）太阳病中风、伤寒、温病鉴别脉证

*太阳病，发热，汗出，恶风，脉缓者，名曰中风。（2）*

即凡出现头痛（后头痛），项强（后脖子强硬），恶风（可能有轻度短暂的恶寒），发热，汗出，脉浮缓的，就名太阳中风病。

*太阳病，或已发热，或未发热，必恶寒，体痛，呕逆，脉阴阳俱紧者，名曰伤寒。（3）*

其出现的脉证病理机制如下。

"恶风"是当风则怕风，若居于密室帷帐之中，则觉舒服，体表无所畏恶。这是风邪伤了体表卫气，使毛窍疏松，不能固密之故。

"恶寒"是既不当风，又居密室帷帐之中，亦觉体表寒冷。这是寒邪伤了营气，使毛窍因寒气刺激而紧张地收束起来，使寒气留滞营分而未化热的表现。

"体痛"，寒邪留恋体表肌层，寒性收引，使体表肌肉内之气血阻滞不能畅通，即"不通则痛"。

"脉浮缓"是脉轻按即能应指，而又柔缓跳动没有急迫之象，不是迟缓不足四至之意。风为阳邪，使皮肤肌肉疏松，正气驱邪外出，故脉浮缓而必兼自汗出之症。

"脉阴阳俱紧"是指寸、关、尺，在浮、中、沉整个脉管应指有力，其形如绳索之转动样紧张有力。这是寒邪侵体，使体表肌肉层收缩紧张，血流努力冲过的表现。

"发热"是邪气化热，充斥全身，烧得人很不舒服。

"灼热"是热势更甚，如火之烧灼，有难以忍受之感。

"恶热"是热邪充斥内外，烧热难受，弃衣去被，扬手掷足，欲使热气赶快放散出去，怕热停留下来。

"呕、逆、吐"之别。胃气以下行为顺，胃受邪气干扰，不论是寒邪、热邪，均能使胃气失其下行之顺而为上逆之机。因寒能收引热邪向上，造成胃肌反蠕动。如胃内空虚，仅气上逆，内无食物收引而难受，谓之胃逆；若邪扰较甚，胃无内容食物，胃肌受到刺激，向上反逆有响亮的声音，有呕恶的气味，同时也感胃部难受，则谓之呕；若胃内有物，受邪干扰刺激，胃气上逆，连内容物吐出，声响不大，即谓之吐，即医语所谓"有声无物谓之呕，有物无声谓之吐，有声有物谓之呕吐"。

关于"风伤卫""寒伤营"的意见，诸家说法不同，如有的人认为寒邪是经过卫分而入营分；有的人认为是经过卫气入营血；有的人认为是直入营气。

我想要有个比较明确的认识。首先把卫营二气弄清楚。古人对桂枝汤证的汗出，一致认为是营弱卫强的病理机制。由于营气弱不能固摄阴津，因体表卫气强盛而有自汗出。但对此"强"字，必须理解为邪实之意，即因风邪留于卫分，风为阳邪，结合体表之阳气向外开泄，使皮毛不能收闭，加之营阴不固而外泄汗出也。

从各医书中对卫气的解释，如卫为气之外围，肺卫一家，肺主皮毛，卫行脉外，因感冒引起的咳嗽为肺卫不和所致等，可以认为卫为气的最外层，在体表组织部分，是毛窍汗孔。在正常情况下，卫气开合有时，防御外邪侵入人体。一旦外邪乘虚中人，则风邪因卫阳之同气而留恋于毛窍汗孔，造成邪实之强的病机，使皮毛之孔窍不能合而开，使阴津（血液）之外围的营气，亦不能固摄津液而泄出于体外导致自汗病。综合以上的意义，我们是否可以理解"卫气"的作用是保卫人体正气、调节人体体温，而在身体存在的物质部分，即理解为毛窍汗孔。

关于营的说法，有"营行脉中""营血""营阴""营气"，以及叶天士的"卫之后方言气，营之后方言血"和耗营伤血等理论。结合临床体会，是否可理解为，营是保证血液流行的外卫动力，从具体的物质来说，是否为血液的血清部分呢？

综合以上各种说法，对"风伤卫"的理解是，风为阳邪，其性轻缓，乘虚袭人，留于毛窍汗孔，阻止了正常的毛窍开合作用，造成邪实正虚之象，故对中风证名之为营弱卫强的表虚证。对"寒伤营"的理解，寒为阴邪，其性凛冽，其中人也深，由卫及于阴血的营分，留恋不去之寒邪。因其寒的收引刺激作用，反使毛窍汗孔收缩。如人在冷时皮肤常起寒栗，俗云"鸡皮疙瘩"，而无汗出，所以对太阳伤寒名之曰表实证。

太阳病，发热而渴，不恶寒者为温病。若发汗已，身灼热者，名风温。风温为病，脉阴阳俱浮，自汗出，身重，多眠睡，鼻息必鼾，语言难出。若被下者，小便不利，直视失溲。若被火者，微发黄色，剧则如惊痫，时瘛疭，若火熏之。一逆尚引日，再逆促命期。（6）

此条是温病与中风、伤寒的鉴别。即太阳病一开始即身热、口渴，而不怕风寒的，就是温病。并指明宜用辛凉发汗法治疗，若用辛温剂发汗，必使发热得更厉害。其症状及病理机制如下。

"脉阴阳俱浮"，一般脉象是尺部多较沉。关前寸部属阳，关后尺部属阴，寸部较浮，尺部较沉，是正常现象，即"阳道常饶，阴道常缺"之意。今因温热之邪，充斥内外上下，阳热浮盛，故三部俱浮而具有数象之脉。

"自汗出"，阳热充盛，迫使津液外泄，同时机体本能地借汗出而发散热量。

"身重"，热盛伤阴，火热伤气，即《内经》"壮火食气"之意。

"多眠睡"是气阴两伤，困乏欲睡，非高热昏迷。

"鼻息必鼾"，因风热上壅，肺燥鼻干，失其清润之性，出现鼾睡之声。

"语言难出"，因津液缺少，口燥舌干，语言不甚清利，同时亦因精神差而不愿多言，不是神志不清而不言的情况。

如果在火热厉害之时，误认为是阳明结热之证而用下法，则变证如下。

"小便不利"，因下使水液失去过多，以致尿少或尿赤而排出不利。

"直视"，津液损失过多，致使肾水不足，水不涵木，肝风内动，同时肾水不能上行滋润眼目，瞳神水缺，眼球失其运动灵活之机。

"失溲"，因大下伤及肾气，使调节二便的功能减退，故出现二便失禁之症。

若此时再用火针火灸去误治，其变证如下。

"微发黄色"，因体内津液已大少，今更加火针火灸之热，两热相合熏蒸其体内微少之液，而出现皮肤微黄之色。

如惊痫时瘛疭，体液缺乏，筋内失去濡养而抽动时发；水不涵木，肝风内动，以致口鼻眼目歪动如惊痫病之发作。说明不是真惊痫病。

若此时犹认为是汗出不彻而再用火熏法迫使出汗，必致阴枯阳绝，促使其生命之危亡。

以上三条，也可以认为是太阳中风、太阳伤寒、太阳温病的提纲。

### （三）汗下缓急辨证例

本发汗，而复下之，此为逆也；若先发汗，治不为逆。本先下之，而反汗之，为逆；若先下之，治不为逆。（90）

张仲景对汗下先后，立法甚严，一般原则是先汗后下、先表后里。但亦必须根据具体情况去分别缓急施治，灵活运用。如本条即可说明。

"本发汗"，从这一"本"字，即示人其患者本来有发汗的症状，如头痛、发热、恶寒等较急重的表证，同时亦有轻度的腹满或痛、大便难等里证。按其证之轻重，是表急于里，这就应用先汗后下之法去治疗，才算正当治法，反之则为逆治，可能造成变证或不能很快治愈。

本条文使我们得到启示：在表里俱病之时要注意认清主要矛盾所在。在体会文义时，要多从言外去寻找实际问题的重要性。

### （四）测定预后时日的证例

病有发热恶寒者，发于阳也；无热恶寒者，发于阴也。发于阳，七日愈。发于阴，六日愈。以阳数七、阴数六故也。（7）

既发热又怕冷的病，是病在三阳经；不发热只恶寒的病，是病在三阴经；只要没经过误治，可以在六天或七天时自行好转。这是因为阳的成数是七，阴的成数是六，到那时其本经之气复，亢力旺盛，同时邪气衰微，正气驱邪外出而愈。

"六日愈、七日愈"是古人根据伏羲氏的河图"水火成数""阴阳奇偶"推演而来。如"天一生水，地六成之""地二生火，天七成之"，水属阴，成数是六，为偶数；火属阳，成数是七，为奇数，故以此推病的愈期。此说唯心论色彩很浓，不必细研，只借此做临床观察可也。

风家，表解而不了了者，十二日愈。（10）

"风家"，由"表解"二字，可知为中风患者，经治汗解，风邪已去了。但因此"家"字，则可体会出是平素好受风寒外感的人。同时也说明是体质差的人。

"不了了"，是说不太舒服。若是正常体质的人，外感病经汗表解，很快就可恢复原状，今虽已表解，正气尚不能很快恢复，必须经过约十二天的时间，才能正气全复，健康如常。其原因如下。

十二日的数字由来，是按六经之循行，六天为一候，第七日为太阳主气之期，再过一候，加上五脏正气亦复，即经气脏气皆能复原，则自可了了痊愈，估计约为十二天。

仲景在文中凡用"而"之处，皆有重点之意，在学习本论时，要注意体会。

太阳病，欲解时，从巳至未上。（9）

六经病皆有其解除的时刻可能性。这是《内经》"天人感应""天人合一"的说法。古人认为六经之气除每天有一经当令外，在每日的十二时辰中，尚有各经当令之时，即把十二地支的子、丑、寅、卯、辰、巳、午、未、申、酉、戌、亥，分配为一昼夜十二时辰，日中为午时，半夜为子时。古人在实际观察中，感到某些病在某个时间，有的减轻或解除了；有的加重了，如阳明病的潮热。因此把六经配合到时辰中来说明其病邪解除的道理，其理论和上条"六日愈""七日愈"是一样的，不过把日期变为时辰了。我们在生活中及临床上也常遇到某些患者在气候将要变时，能自我感觉病情有不同的变化，对此不必深究，知道有这种说法即可，以免在学习中成为绊脚石。

伤寒一日，太阳受之，脉若静者，为不传；颇欲吐，若躁烦，脉数急者，为传也。（4）

"颇欲吐"是少阳经升降失常的病象。

"躁烦"是阳明经大热的现象。数是热象之脉。急是弦、紧二脉结合象。今太阳伤寒才一天，其脉是浮紧，何能有安静无病之脉？从其一"若"字之加，即示脉象静止在"浮紧"的原形上，这就说明病邪未有传别经的趋势。

如在原太阳病，头项强痛、恶寒、体痛等症又加了一直想吐的症，同时脉也出现了浮紧而兼急促之象，就是要传少阳经的征象了；如脉在浮紧中又有数象，同时又出现躁烦之症，又是病邪要传阳明经的征象了。

"颇欲吐"是喜呕的开始，今因邪扰，故出现颇欲吐之症。

躁烦与烦躁，躁是躁动不安之意，是阴气受邪干扰而不能保持其阴静的常态之象；烦是阳气受热干扰，互争不息，以致心阳不能畅申，而心烦麻乱之象，医语有阳烦阴躁之说。所以躁烦是形容心中躁动不安，尚能安静下来；烦躁是烦热很甚，使人心烦得不能安静下来的现象。

太阳病，头痛至七日以上自愈者，以行其经尽故也。若欲作再经者，针足阳明，使经不传则愈。(8)

"行其经尽"的意思，历代注家不一，如方有执等认为是"日传一经"，六天传尽六经，第七日又逢太阳经气旺日，驱邪力强，即可自愈。如周扬俊、柯韵伯等则认为是"行其太阳本经"之气，即六经各按次序主气一天，至七日又为太阳本气主气，太阳经之功能旺盛，留在本经之邪势衰微，正复邪退，故而自愈。

今按《内经》"七日巨阳病衰，头痛少愈"之"巨阳病衰"的意思，是指留在太阳经的病邪衰退，一日行一经，六经行完，七日又值太阳主气，驱邪尽去而自痊愈。再从条文"行其经尽"的文义来说，是符合《内经》之义的，故方氏等的意见正确。

我们在平常也确实见到有些外感患者，不加任何治疗，经过六七天，病情也就自行痊愈了。在临床上的确有些病，得不到适当治疗，反不如待其自愈为好。

"若欲作再经者"，即指上条之"脉数急"和"颇欲吐""若躁烦"之症，可针刺足阳明经的腧穴足三里以泄其传来之邪，不但防止了传入少阳经和阳明经的病邪，且有可能使太阳经的病亦随之而痊愈了。

◇ 小结一

通过以上选读经文的学习，对太阳经的辨证大法，以及本经病的发生、部位、发展转归、预后、防治传经等，可以有个概括的认识。

**1. 太阳病的脉证提纲**

在太阳经病中，不论是中风、伤寒、温病，其兼脉虽有缓、紧、数的不同，但其主脉必有浮象；其证必有程度不同的头项强痛、恶寒。

**2. 太阳病中风、伤寒、温病的主要鉴别**

(1) 发热，汗出，恶风，脉浮缓——中风。

(2) 恶寒，体痛，呕逆，无汗，脉浮紧——伤寒。

(3) 始病即发热而渴，不恶寒，脉浮数——温病。

**3. 表里同病汗下缓急的处理法**

(1) 一般是先表后里，即先汗后下。

(2) 里证急，可先里后表，即先下后汗。

(3) 表里同急，可汗下两解。

**4. 测定预后的时日**

(1) 太阳病的愈日

1）恶寒甚的，只要日渐好转，可以经过六天自行愈好。

2）发热重的，只要逐渐减轻，可以经过七天自行痊愈。

3）伤风患者，或平常好伤风的人而伤风后，经治表解，尚感不舒服时，可能要经过十二天的休养才能全好。

(2) 六经病可能解除的时间

1）太阳病欲解时——巳午未时，即9—15时。

2）阳明病欲解时——申酉戌时，即15—21时。

3）少阳病欲解时——寅卯辰时，即3—9时。

4）太阴病欲解时——亥子丑时，即21—3时。

5）少阴病欲解时——子丑寅时，即23—5时。

6）厥阴病欲解时——丑寅卯时，即1—7时。

**5. 太阳病的转归和防治**

(1) 脉静者——没有传经的标志。

(2) 脉数急者——有传经的可能：①颇欲吐，脉急促，是传少阳经的征象。②躁烦，脉数者，是传阳明经的征象。③邪气停留在本经，七日以上自愈。④有传经象征，如脉数急，证加躁烦时，可针刺足阳明胃经腧穴足三里。

# 三、太阳病经证脉证并治选例

## (一) 桂枝汤证证治选例

太阳病，头痛，发热，汗出，恶风，桂枝汤主之。(13)

既曰太阳病，则提纲中所提脉证的主症，是自然存在了，但条文中还有未指出的项强、脉浮、恶寒，以及中风提纲中的脉缓等。今未指出的恶寒，是本汤证以恶风为主，恶寒为次症，可有可无，即有也比较轻微，往往为恶风所掩盖，其脉象也必然是浮缓脉。因风为阳邪，其性散缓，其中人也，多在最表层之卫分，使皮毛汗孔不闭，邪留其部，造成卫分邪实，正气奋起抗邪之强象，显得营阴不足，不能固摄津液而外出，成为汗出的营弱现象。故医学中的术语为"营弱卫强"。所以必须用桂枝汤以和其营卫，此为唯一的主治之方。

太阳中风，阳浮而阴弱，阳浮者，热自发，阴弱者，汗自出，啬啬恶寒，淅淅恶风，翕翕发热，鼻鸣干呕者，桂枝汤主之。(12)

"啬啬"，害怕但又不怕的意思。"啬啬恶寒"是形容患者又怕冷又不怕冷的轻度恶寒的感觉。淅淅，有洒水之意。"淅淅恶风"是形容患者一阵阵怕风寒的畏缩现象。翕翕，有热在体表，时欲抬臂鼓肩以散其热之意。"翕翕发热"是形容患者拱肩抬臂，欲散去体表之热势，如鸡在孵卵时，微微张开它的翅膀，以放散其过高热度。

"阳浮而阴弱"是指脉象轻取浮缓、沉取则力不足的现象。阳浮者，热自发，阳浮是因阳热盛于外，主卫分之邪强阳盛，故热必自发。阴弱者，汗自出，脉象沉取不足，是营阴不足。营气虚弱不能收敛阴津水液，故必汗自出。

"鼻鸣"，由于风热上壅于肺，肺失其清润之性，波及鼻腔，阻滞开合，呼吸气出入不利而鼻鸣。干呕，是风热犯胃，阻滞了胃气下行之性，使胃气上逆的表现。

以上见症，虽然复杂，但主要矛盾还是营卫不和，桂枝汤还是对证主方。

病常自汗出者，此为荣气和，荣气和者，外不谐，以卫气不共荣气谐和故尔。以荣行脉中，卫行脉外。复发其汗，荣卫和则愈。宜桂枝汤。(53)

"营、荣"二字同义，皆系阴血之外围，能推动血液流行的，属阴血中之阳的东西，我们可以设想为血清类物，与人身大气中的卫气有相同的作用。

"病常自汗出"有两种见解：一是太阳病经过治疗，各表证均痊愈，唯留下个常自汗出症；二是有的人平常好自汗出，没有别的表证可见。如单从此句去看，则两种见解均可；但从全文去看，有"复发其汗"之句，则以前一种见解为合适。

此为荣气和，即荣阴之气正常的意思。汗出是因卫外的卫气虚，不能起到固表的作用，使毛窍汗孔应机开合，使荣阴津液外泄适时，这就是由卫气不能同荣气平和谐调导致的现象，也就是病源在于卫气。

荣行脉中，卫行脉外，即荣血在脉管中行动，卫气运行于脉管之外，只要加强卫气之固表作用，取桂枝汤内敛荣阴、外强卫阳之剂，再发其汗，自可使荣卫和谐，不再自汗出。

"宜桂枝汤"，是说可以用本汤去治疗，也可以用别的能调和荣卫的方剂去治疗。此"宜"字的意义是有商酌的余地，与桂枝汤主之的"主"字，有肯定之意明显不同。由此也可看出其治法，既有原则，又灵活。

由上两条桂枝汤的运用，可以看出本汤既能调和营卫以治太阳中风病，又能使营卫和谐而起止汗的作用。但必须对自汗出的病理有十分明确的诊断才行，如对中风的恶风自汗；伤湿的身重自汗；中暍（暑热）的烦热自汗；湿温的妄言自汗；风温的鼾睡自汗；柔痉的搐搦自汗；阳明病的潮热自汗；阴虚的身倦自汗；阳虚的身乏自汗；亡阳时的漏汗不止；阴绝阳脱的汗如贯珠等，绝不能马虎运用本汤。

*病人脏无他病，时发热，自汗出，而不愈者，此卫气不和也，先其时发汗则愈，宜桂枝汤。*（54）

"病人脏无他病"，即云病人又说脏无他病，这该如何理解呢？从全条文去看，是指此患者原是太阳中风，经过治疗，表证轻，里证也无（如饮食二便等）。

"时发热，自汗出"是有时发热，不是未治前一直发热，并且一发热即要出汗；不是少阳病的寒热往来、热后汗出；也不是阳明病的恶热、潮热大汗。这是因治后邪气很衰，正气尚能抑止其势，但要彻底清除，有时力尚不够，故可使余邪乘机起与正气斗，以作垂死挣扎。

"先其时发汗则愈"，推其病机，尚属营卫不和之象，但在治疗的战术上，须改变，乘其未发之前，正气强盛之时，先服药助其正气，以驱其残余之邪，自可达到清除之目的，还宜用桂枝汤以调其营卫，再发其汗，则自可痊愈。

*太阳病，外证未解，脉浮弱者，当以汗解，宜桂枝汤。*（42）

此条是以"脉浮弱"为重点，必是"阳浮而阴弱"之脉象。因论中对太阳病表证的三大类型：太阳中风是脉浮缓、太阳伤寒是脉浮紧、太阳温病是脉浮数，均指初起病之脉象。而此条之文义，则非初病之日，因各代注家意见不一，如有人认为是太阳中风，有人认为是太阳伤寒，有人认为是太阳病经过治疗的脉象，有人认为是没经过治疗的脉象等。

今以脉测证，从个别字义及文义来看，可以肯定是非典型的中风、伤寒、温病。从太阳病三字及脉浮，可以肯定病仍在表；从文中外证未解之义，又可说明非病之初期；既然经过一段时间，又未传入他经，其邪之不强，正之不弱，可想而知。今脉仍浮，是正气抗邪于外的表现，脉不紧不缓而为弱象，又可说是邪气衰微，正气亦有不足之象。因此，其外证虽有，必非典型之头痛、项强、寒热之症，但发热汗出必有，仍属营卫不和之病机，故仍宜用桂枝汤解表发汗和其营卫为治。

太阳病，外证未解，不可下也，下之为逆，欲解外者，宜桂枝汤。(44)

此条是表里兼病，表重里轻的治法。一般治疗原则是但有表病，单解表；但有里病，单治里；表里兼病，则看表里病之轻重缓急。如表急于里，则先汗后下；里重于表，则先下后汗；若表里同急，则汗下同施。

何以知本条之证是表急于里之表里兼病呢？从"不可下也"一句，可知其有可下之症，如腹胀、硬满等，但较之外证未解的表证，如头痛、寒热等则为轻缓，再参其脉象，必仍以浮为主象，其里证之兼脉如实或数必是轻缓，故仍宜解表为治。如表解而里仍不清者，再从里治可也。绝不可先下后汗。

○ 桂枝汤方

桂枝（去皮）三两，芍药三两，甘草（炙）二两，生姜（切）三两，大枣（擘）十二枚。

上五味，㕮咀，以水七升，微火煮取三升，去滓，适寒温，服一升。服已须臾，啜热稀粥一升余，以助药力。温覆令一时许，遍身漐漐微似有汗者益佳，不可令如水流漓，病必不除。若一服汗出病瘥，停后服，不必尽剂。若不汗，更服依前法。又不汗，后服小促其间。半日许，令三服尽。若病重者，一日一夜服，周时观之。服一剂尽，病证犹在者，更作服。若汗不出者，乃服至二三剂。禁生冷、黏滑、肉面、五辛、酒酪、臭恶等物。

㕮咀，㕮音府，咀音居，用牙咬碎成粗块之意。啜，喝的意思。

本方桂枝君芍药，是于发汗中寓敛汗之意，芍药臣桂枝，是于和营中有调卫之功。生姜味辛，可助桂枝解肌泄邪。大枣味甘，可助芍药以和营益阴。甘草味甘性平，调和诸药，有安内攘外之功。

桂枝配芍药，不致汗多伤阴；芍药配桂枝，不致汗出不彻；生姜既助桂枝解表，又防甘草、大枣之甘腻；甘草合大枣，能和养胃气，使津液充足，为发汗之资；啜热粥，养胃生津以助汗。

正因配合适宜，故凡症见发热、恶风、头痛、汗出、脉浮缓或弱等，服之无不见效。其他因失治误治的变证，亦多以本方化裁施治，故后世称其为群方之冠。

服药方法如下。

(1) 温覆取微汗，以遍身漐漐有汗为佳，若大汗淋漓，病反不除。

(2) 中病即止，不必尽剂。

(3) 若不汗，可改进服法：①不汗出，更服，依前法；②仍无汗，服后可小促其间，半日许令三服尽；③病仍在，可更作服。

全料为一剂，三分之一为一服。药之炮制、煎煮时间、先下后入、服药时间和方法均有影响治疗效果的作用，希学时留心，用时注意。

## (二) 桂枝汤证变证证治选例

太阳病，下之后，其气上冲者，可与桂枝汤，方用前法。若不上冲者，不得与之。(15)

此条亦是表里兼病，表急于里之证。

"下之后"，本太阳病，虽有可下之证，但没表证之急重，应先汗解表，方为不逆，今反先下，造成误治。

"其气上冲者"，幸喜其人体强气胜，未因误下使正伤邪陷，造成结胸、心下痞、微热下利等症；正气反起抗邪于上，故有气上冲之作，可乘此机予桂枝汤，助正祛邪，因势利导，处方服法如前，以观其变化，再作临机应变处理可也。

"若不上冲者"，经误下后，没有气上冲时，则看其造成何种变证，采取对证施治之法，切不可妄用桂枝汤去治，以免一误再误。误下已伤其阴，妄汗损其卫阳。

伤寒不大便六七日，头痛有热者，与承气汤。其小便清者，知不在里，仍在表也，当须发汗。若头痛者，必衄，宜桂枝汤。(56)

"宜桂枝汤"句应在"当须发汗"句后，此是文言倒装文法常用之法，今后多注意之。

"小便清者"，此症是本条文的重点。由此可知患承气汤证时，其小便必定不清而红黄了。对一般患者来说，由于饮食不正常，其大便往往也不正常，六七日不大便者，不能认为是必下之症；问题在于认清是否为里热之便结。如系里热便结，小便必定红黄，则其头痛是因污热之气上熏所致，其发热必有或甚或不甚之恶热、潮热形势，这就成为太阳传入阳明之腑证，必有不同程度之腹满、硬满等症存在，脉亦必为洪大而实之象。这就须进一步认清其热结之程度，选用三承气汤中何者为宜了。若其小便清时，虽有不大便六七日里不和之现象，如腹微、胀满等，则其头痛亦必为后头及项部较重，其发热同时亦必有恶风寒之感及自汗出等表不解证存在，其脉亦必是浮象为主，故宜用桂枝汤解表发汗，可能有因外解而里亦和的希望；如外解里仍不和时，则再诊其病情之轻重，而用不同之清下治法为宜。

"若头痛者，必衄"，原有头痛、发热，是热邪上盛之势，今用桂枝汤后而头痛更甚者，是因桂枝之辛温，使热上盛，迫血妄行而鼻出血，可能热随血泄而病愈。此种情况在临床常有，即"鼻衄伤寒"。

此条与承气汤之证，着重指出头痛、发热，对腹部症未指出大实之象，仅说是六七日不大便，可以说明其热结不甚，仅在胃部热邪充盛，予三承气中之调胃承气汤和其胃、下其热，可以自愈。

太阳病，先发汗不解，而复下之，脉浮者不愈。浮为在外，而反下之，故令不愈。今脉浮，故在外，当须解外则愈，宜桂枝汤。（45）

上条是重在认证，此条是重在认脉。既确认为太阳经病，用发汗解表法，是正确的治法。但经汗法而表不解，则应遵照桂枝汤的服法再服，不可死搬先表后里之法而改用下法。病仍不愈，诊其脉仍为浮，浮为病在表，应从脉治，再用桂枝汤以解外，则病自愈。由此条可说明脉之重要及服药法之重要。

伤寒发汗已解，半日许复烦，脉浮数者，可更发汗，宜桂枝汤。（57）

既诊为伤寒，则为太阳病表实证，必脉浮紧，用麻黄汤发汗，其表必解无疑。

"半日许复烦"，即病症好转半天后而又烦乱不安起来，这是余邪未尽，有死灰复燃之势；诊其脉变为浮数，成为表虚之象，可更行发汗以解之。

"宜桂枝汤"，因前已用过麻黄汤之峻汗剂解其表实，肌腠毛窍已疏，况且脉转浮数，病机在于营卫不和，故用桂枝汤以调和营卫为宜。

太阳病，初服桂枝汤，反烦不解者，先刺风池、风府，却与桂枝汤则愈。（24）

此条着重点在"初"字，提示医家要采取多种治疗方法，加速解除患者痛苦，为医者之本职。

"初服"，本太阳中风病，仅服用桂枝汤一剂的三分之一剂，不仅症状未减轻，反而心烦起来，这是病重药轻，药力助正不足，正与邪争，正不胜邪之势，即医语"瞑眩"现象，照本汤服法再进继服，使药力足，则病自会痊愈。

"先刺风池、风府",即为了加快疾病治愈,可在服药前先刺项部风池、风府二穴以泄太阳经之邪,再服本汤则疾病好得更快。

### (三) 禁用桂枝汤证选例

……桂枝本为解肌,若其人脉浮紧,发热汗不出者,不可与之也。常须识此,勿令误也。(16下)

"桂枝本为解肌",肌为皮肤之里层,即毛窍汗孔之内部组织,亦即中医学中所称之营分处。桂枝味辛性温,有温通辛散肌肉的作用。因此桂枝汤证是脉浮缓、或浮弱、浮数,症为发热、汗出、恶风之表虚证。

"若遇脉浮紧",症为发热,汗不自出之表实证,则万不可用桂枝汤去发汗。这须用发汗解表峻剂之麻黄汤。

"常须识此,勿令误也",这在《伤寒论》太阳病中是重点,故张仲景再三告诫于人。

若酒客病,不可与桂枝汤。得之则呕,以酒客不喜甘故也。(17)

因平日好喝酒的人,胃中多停有湿热之邪,往往不喜吃甘性之物;桂枝汤是辛甘温散之剂,有助热碍湿作用,故对酒客有患太阳中风病时,要小心使用,最好不用。但此亦非绝对禁用,如酒客且喜甘甜滑腻之物,也可用之。我们要师古而不泥古,才不会读死书。

凡服桂枝汤吐者,其后必吐脓血也。(19)

因桂枝汤为辛温甘散之剂,有耗阴助热的不良反应,如服本汤而吐者,可说明其人内蓄湿热,服药助热,造成热甚血腐之机,后必有吐脓血之时。因此平素好吐黏液及咳黄黏痰之人,如肺脓肿、肺癌等患者,虽有桂枝汤证,也要小心使用,最好不用。

### (四) 桂枝汤类证变法证治选例

什么叫类证变法?其病证既有桂枝汤证的表现,又有非桂枝汤证的表现,此时用桂枝汤需变化其药物组成。

喘家作,桂枝汤加厚朴、杏子佳。(18)

喘病而称家,是指患喘病的资历甚老,即有喘病宿疾的人。喘疾发作,不曰病而云作,则此"作"字即含平素虽喘甚微,由于太阳中风,使喘疾发作加重,又兼有太阳中风的脉证。

其病理机制是，风邪伤卫，毛窍失其代肺呼吸的作用，使肺气不能宣畅。气急而喘，即"肺卫一家"之意，其主要矛盾仍是"营卫不和"。故仍用桂枝汤和其营卫，解肌发汗，畅其毛窍汗孔，恢复其原代肺呼吸的作用；另加用杏仁以降逆定喘，取厚朴以下气泄满，使肺还其肃降之性，达到主次矛盾一起解决，新病宿疾都可见好，故文曰佳。

太阳病，下之微喘者，表未解故也，桂枝加厚朴杏子汤主之。(43)

此条末句应是"桂枝汤加厚朴杏子主之"才和方义相合。

此条有两种意见：一是纯系应汗而误下之；二是有极轻度的可疑下证，如好几日不大便，或微腹胀满等，没有认清表里缓急，而用了下法。不论哪种，均系误下造成此微喘之症。

所幸患者正气旺盛，因下而里气上逆，抗邪于上，使肺肃降之机有所不常，故出现此轻微之喘症。但其病机关键，仍在表邪未解，故仍用桂枝汤和其营卫，以解表驱邪外出，兼使肺卫相和，以通肺气之畅顺，并取杏仁以降逆定喘，用厚朴以宽胸下气，自可使表解而逆降，汗出而喘除也。

从以上两条文之病例来看，虽喘的病机不同，一是新邪引动宿疾，二是因汗误下造成，但总的机制均在于表邪未解、肺卫不和，因而可使用一方去治。在中医学中，常说"一方可治多病，多病可用一方"，是有其一定实践根据的。

○ 桂枝加厚朴杏子汤方

桂枝（去皮）三两，芍药三两，甘草（炙）二两，生姜（切）三两，大枣（擘）十二枚，厚朴（去皮炙）二两，杏仁（去皮尖）五十枚。

上七味，以水七升，微火煮取三升，去滓，温服一升，覆取微似汗。

厚朴，苦辛温，有健脾燥湿、下气散满的作用。杏仁，苦辛温，有小毒，有宣肺润肠、止咳平喘的作用。

太阳病，项背强几几，反汗出恶风者，桂枝加葛根汤主之。(14)

"项背强几几"，几音殊，如短羽鸟飞时的形象，是说在肌肉经脉轻度受邪，于舒张时受牵制之象。其病的部位面积比"项强"的面积大。《内经》云"邪入于输，腰脊乃强"，是因邪入于经脉，已超过风伤卫之深度和广度。

"反汗出恶风者"，是说此症不该有汗出。恶风症，因此症是邪入经脉，已及营分，应是无汗、恶寒的太阳伤寒征象才对。

由以上的分析可得，"背强几几"的病理机制，主要是津液不足，背部的经脉失于濡养，以致经气不舒，而感伸张不如了。由此可推想此人平素胃气不够正常，故在一有外感时，往往会引起胃的功能障碍，反映出病理现象。

综合以上征象及病理现象，可以肯定此病是太阳中风而兼背部经脉濡养不足，故用桂枝加葛根汤为主要对证之良方。

○ 桂枝加葛根汤方

桂枝（去皮）三两，芍药三两，甘草（炙）二两，生姜（切）三两，大枣（擘）十二枚，葛根四两。

上七味，以水一斗，先煮麻黄、葛根，减二升，去上沫，内诸药，煮取三升，去滓。温服一升，覆取微似汗，不须啜粥，余如桂枝法将息及禁忌。

桂枝汤解肌和营卫，以解太阳中风之表证；葛根鼓舞胃气上行，以升津液，濡养经脉，解除项背强几几之苦。

关于葛根之效用，《神农本草经》云葛根能"起阴气"，张洁古谓葛根能"升阳生津"。其他各家之说：葛根其气轻浮，能鼓舞胃气上行以生津液；葛根能解太阳经脉之邪；葛根有解肌之力；葛根能解肌退热，生津止渴，透疹止泻。

有的版本，把本汤说成是葛根汤，历代注家只敢在解说中说明葛根汤中有麻黄，而本证是"反汗出恶风"，应该是桂枝汤原方加葛根一味，而对本条之桂枝加葛根汤缘成葛根汤则固执为经方不可改移，以错传错，这种观点，我们应当纠正。

太阳病，得之八九日，如疟状，发热恶寒，热多寒少，其人不呕，清便欲自可，一日二三度发。脉微缓者，为欲愈也；脉微而恶寒者，此阴阳俱虚，不可更发汗、更下、更吐也；面色反有热色者，未欲解也，以其不能得小汗出，身必痒，宜桂枝麻黄各半汤。(23)

此条文应分三段去理解。

第一段："太阳病……为欲愈也。"太阳经外感风寒之邪，已有八九天了，若是行经自愈，也就会好的，但还有寒热如疟疾的现象，不过是发热的时间长、恶寒的时间短，且是一天寒热发作二三次，这可说明不是真正的疟疾。"其人不呕"，说明没有传入少阳经的喜呕症状。"清便欲自可"，说明大小便正常，没有传入阳明的征象。今根据其脉是"微缓"，微是邪衰之势，缓是正复之机，寒热又"热多寒少"，热多是正气胜、寒少是邪气退的正气胜邪表现，故可判断为病要自愈的好现象。这是里气未虚，病邪仍在表。

第二段："脉微而恶寒者……更吐也。"如果不是寒热如疟，而是只恶寒，脉不是微缓，而是沉微无神，则是内外俱虚证。因不发热而只恶寒，是正不胜邪，阳气不能温固于外。脉沉微无神，是内阳虚衰，气不生血，内虚不振之少阴证。此时既不可发汗以伤其阳，亦不可泻下以伤其阴，更不可用吐法以损其胸中之心阳，促其命期！只有用回阳解表之法，试用桂枝加附子汤或附子汤以温阴回阳耳。

第三段："面色反有热色者……宜桂枝麻黄各半汤。"若有第一段"如疟状……一日二三度发"的症状，同时见到面部"热色"（颜面赤色），是邪郁肌表，不能透达之故。且因以前当汗不汗，故必有身痒之症，此时当用汗法。但因病已八九日，正气稍衰，不可过汗，而郁于肌表之邪又不能不汗自解，只有采取小汗之法，故以桂麻二汤各取其三分之一的药量，合而服之，取其小汗，以既不伤正，又可祛邪为宜。

○ 桂枝麻黄各半汤方

桂枝（去皮）一两十六铢，芍药，生姜（切），甘草（炙），麻黄（去节）各一两，大枣（擘）四枚，杏仁二十四枚（汤浸，去皮尖及两仁者）。

上七味，以水五升，先煮麻黄一二沸，去上沫，内诸药，煮取一升八合，去滓，温服六合。本云：桂枝汤三合，麻黄汤三合，并为六合，顿服。将息如上法。

另外尚有桂枝二麻黄一汤证、桂枝二越婢一汤证，亦属小汗之法，只要细心钻研本条之文义，自可举一反三，兹不再述。

（五）麻黄汤证证治选例

太阳病，头痛，发热，身疼，腰痛，骨节疼痛，恶风，无汗而喘者，麻黄汤主之。（35）

太阳伤寒的提纲证条（3）和本条互参，则对本汤证的脉、证、治法，就有个全面认识。

"头痛"，未言项强，因在太阳病提纲中指出，已是太阳病各类证中的共有之症。可能有轻重之不同，但它是必有之症。其病机即因太阳经脉经过后项上至头部，经脉受邪不舒，故有此症出现。

"发热"，为太阳经外感风寒，阳气向上向外，抗邪不使内入所致。

"身疼，腰痛，骨节疼痛"，太阳经脉被寒邪所束，营气不利，使经气郁束不舒，流通不畅，即"不通则痛"。

"恶风，无汗而喘"，恶风应理解为恶风寒，因有时恶风恶寒不能截然分开，更不要固执地认为是太阳中风证。其机制是，太阳经气为风寒所束，卫外之阳被遏，腠理毛窍闭塞，故尔既怕风寒之感，又无自汗之症；又因肺卫失调，肺气不宣，外之毛孔不透，内则清肃不降，所以作喘。

由上证病机，为风寒侵袭体表，营卫闭塞不透，致成无汗表实之证，故必用解表发汗之峻剂，麻黄汤不可。

○麻黄汤方

麻黄（去节）三两，桂枝（去皮）二两，甘草（炙）一两，杏仁（去皮尖）七十个。

上四味，以水九升，先煮麻黄，减二升，去上沫，内诸药，煮取二升半，去滓，温服八合。覆取微似有汗，不啜粥，余如桂枝法将息。

麻黄，性温，味辛苦，能解表发汗、平喘利尿。杏仁，性温，味辛苦，能宣肺润肠、止咳平喘。麻黄，一则走表，开毛孔而逐风寒之邪；一则入肺，宣肺定喘。桂枝入营分，升阳气走卫分，以助麻黄发汗。杏仁利肺气以宣疏，降肺气以下行，助麻黄定喘。甘草调和诸药，补中气，助阴阳。全方辛甘化阳，苦甘化阴。

脉浮者，病在表，可发汗，宜麻黄汤。(51)

上条言证，此条言脉，可以互参。论中对麻黄汤证之脉有浮紧、阴阳俱紧、浮数等，这是因人之体质不同，如有的人是六阴脉型，有的人是六阳脉型，示人要有具体事物具体对待的灵活之意。

文中泛言"脉浮"，而不言兼脉之紧数者，是先从脉象上肯定其病之在表，再进一步从证上去分析其表证之虚实耳。又泛言"可发汗"，意病既在表，就可用发汗法去治，但必须认准虚实，采用不同之方剂，如系无汗之表实证，则宜麻黄汤之峻剂汗之，如系自汗之表虚证，则就须桂枝汤之缓剂了；如是前（23）条之小发汗的症状时，就宜麻桂各半汤了。

本条指出"宜麻黄汤"，则必为无汗之表实证。本条之意为让人们体会到在病疾诊断上对脉和证绝不要孤立地去看，一定要四诊合参，才可能做到稳、准，而又达到灵活"辨证施治"的目的。

(六) 麻黄汤变证证治选例

太阳病，十日以去，脉浮细而嗜卧者，外已解也。设胸满胁痛者，与小柴胡汤。脉但浮者，与麻黄汤。(37)

此条说明太阳病经过十天以上时，可能有三种转归。第一，脉浮细。浮是表证的现象，细是无邪干扰之征。今浮而兼细，是表气无邪，即正胜邪退的征象。嗜卧是只愿意躺下休息，由于全身感到十分疲乏，这与少阴病"但欲寐"的只想睡不同。因此可以认为是太阳表症，经过十余天的休息，邪已衰退，正气恢复，故感到很疲乏而时刻想躺下休息，所以云"外已解也"。第二，如果出现了外证虽解，但有胸满、胁痛等少阳症状时，这是邪已传入少阳，应从少阳论治，故应予小柴胡汤治之。第三，若十日以后，脉但浮而无其他兼脉，仍有发热、汗不出时，表证仍在，则需仍予麻黄汤，以观其变化，再作随机应变之治。因病程较长，不能因有此证而不用此药，亦不能不防其病久多变，而不小心。

太阳病，脉浮紧，无汗，发热，身疼痛，八九日不解，表证仍在，此当发其汗。服药已微除，其人发烦目瞑，剧者必衄，衄乃解。所以然者，阳气重故也。麻黄汤主之。（46）

此条是说明药后瞑眩，引起鼻出血的原因。文中"麻黄汤主之"应在"此当发其汗"后。

"发烦"，心里烦闷不安，是因胸中阳热增盛，心阳被郁之象。

"目瞑"，乃闭上眼皮反觉眩晕，也是阳热上盛，眼皮闭上使热放散不畅的机制，即"瞑眩"之意。也是临床常说的"头晕目眩"，上焦有火的意思。

"衄乃解"，流了鼻血病也好了，即医语"红汗"之意，也有乡语叫"鼻血伤寒"。这是因阳热上盛逼血妄行，但由热随血泄外出，使病痊愈了。

"阳气重故也"是说此人因八九日表不解，有热郁火盛之象，在服麻黄汤辛温之剂后，其辛温之热助长了上火之势。因火为阳邪，故火热盛者，称为阳气重。

"服药已微除"是说服麻黄汤后，表证稍有减轻，而出现了瞑眩现象，如果心烦目瞑逐渐加重，就必定有鼻出血，因鼻出血而使各病有解除的希望。

此文中"八九日不解"之意，应当深刻地体会。试想已病八九日，还没有发汗而使表解，这不是当汗不汗而成失治之证吗？因为当汗不汗则寒闭于卫而不能散，热郁于营而不能泄，从脉证来看，麻黄汤之表实证仍备，故在服药后变证出现是必有且可以估计到的，因此在运用方剂和服药后变证的出现，大有"任凭风浪起，稳坐钓鱼船"的气势，是胸有成竹。

太阳病，脉浮紧，发热，身无汗，自衄者，愈。(47)

此条文的病理机制，亦是当汗不汗，造成寒闭于卫而不能散，热郁于营而不能泄，热盛逼血妄行，热随血出而病愈的太阳伤寒例证。

伤寒脉浮紧，不发汗，因致衄者，麻黄汤主之。(55)

此条是鼻衄后，表证仍未解时，仍可用麻黄汤治之。关于发汗与鼻衄的理论，今引《医宗金鉴》的解说："太阳病，脉浮紧，发热无汗，此伤寒脉证也，当发其汗。若当汗不汗，则为失汗，失汗则寒闭于卫，热郁于荣，初若不从卫分汗出而解，久则必从荣分衄血而愈也。故太阳病，凡从外解者，惟汗与衄二者而已。今既失汗于荣，则荣中血热妄行而为自衄，热随衄解，必自愈矣。"

通过上两条的证治，是否和论中禁例"衄家不可发汗"、"亡血家不可发汗"及《内经》中"夺血者无汗"的说法有矛盾呢？须知所指的"衄家""亡血家""夺血者"，是平素有失血或大量出血的人，营血已呈不足，故不宜发汗再伤其津液。因津液与血，同是营阴所化，本是同源而异名。汗和津液及血亦是一物而异途，如《内经》"心生血""汗为心液"等理论，自可说明。而本条是表邪蕴遏，体壮气实，有表证而麻黄汤证悉具之患者，故衄后再汗，非所禁例。

（七）麻黄汤禁证选例

脉浮紧者，法当身疼痛，宜以汗解之。假令尺中迟者，不可发汗。何以知然？以荣气不足，血少故也。(50)

此条是营血不足的人，不可用麻黄汤峻剂发汗。

尺中脉迟，按脉三部之候，关前为阳为气，关后为阴为血。关上为阴阳气血交会之处，中土生万物之地，即所谓"坐中央以治四旁"之指挥机关。今尺部脉迟，迟为虚寒之征，尺部候营血，故诊为营血虚少之证也。

营气与血液，二者为一物二质之分，营气为血中之阳，是推动血液前进的动力，可能相当于血清；血液为血中之阴，是保证血为有形的物质，可能相当于血浆。故中医中的"阴血""营气""营血""营阴""血液"等名词，皆有代指"血"的意义。

为什么营血不足，不能用峻汗剂麻黄汤呢？在上一条研讨中对血与津液、汗液的关系，以及失血者无汗的理由，均已概括地说明了，可以参考。今具体地说，是因营血不足的人，如用峻剂麻黄汤发汗，往往会造成汗多伤阴，阴虚不能维阳，阳越阴绝之险证，即常说的"大汗亡阳"危重证。对唐容川提出此证可用桂枝汤加附子做治疗有参考价值，是因桂枝汤本为和营卫之汗剂，虽汗出而又有敛阴作用，使汗源有继，更加附子有温阴回阳之力，不致因汗而使阴阳离决也。

脉浮数者，法当汗出而愈。若下之，身重心悸者，不可发汗，当自汗出乃解。所以然者，尺中脉微，此里虚，须表里实，津液自和，便自汗出愈。(49)

此条是误下伤津损血，造成里虚，虽表未解，以脉测证，须禁峻汗之例。脉浮数为表实有热之征，按法当乘此正胜邪实之际，用汗法解表透热以治愈。反用下法，虽幸未造成结胸、心下痞、协热利等变证，但已造成里虚之象。其见症，身重为气虚不能支持之势，心悸为心血不足所致。再诊其脉为尺中脉微的阴津不足里虚现象。因此虽表邪仍在，也绝不可峻汗再误，使成变证百出之体、危证丛生之躯。

该如何治呢？从其误下后的转变来看，外邪因误下内陷，可说明其体质尚可，正气抗力尚足，所以表证仍在，阳气犹胜。虽脉有尺微，而寸口尚浮，虽有里虚阴弱之缺，但存阳生阴长之机，故可待其津液生，里气足，表里俱实，正气抗邪外出，可能自汗表解而愈矣。

论中尚有其他禁证，如胃寒者、咽喉干燥者、淋家疮家、衄家、亡血家、汗家等，只要把上面几条机制理论弄通，自可自行研读，故兹不再述。

## （八）麻黄汤类证变法证治选例

### 1. 大青龙汤证证治选例

太阳中风，脉浮紧，发热恶寒，身疼痛，不汗出而烦躁者，大青龙汤主之。若脉微弱，汗出恶风者，不可服。服之则厥逆，筋惕肉𥆧，此为逆也。(38)

此条文前段除"中风"二字外，实是典型麻黄汤证加"烦躁"一症。因之对"中风"二字，引起不少意见，有人认为是传抄之错；有人认为是泛指风寒；有的版本把中风改为伤寒二字，如长沙本与桂林本；有人认为风寒有轻重，脉证可以有差异，如柯韵伯说："寒有重轻，伤之重者，脉阴阳俱紧而身疼；伤之轻者，脉浮缓而身重，亦有初时脉紧渐缓，初时身疼，继而不疼者。"虽然不必深究，但我认为还是按论中大纲常例有所区别，使初学者有规可循为好，即本条中风二字，改为伤寒二字，下条之伤寒改为中风,是师古而不泥古的作风。

此条证的重点,在"烦躁"一症。因烦躁之出现,在阳热被郁时可以出现,但在虚阳虚热上扰心神时,亦可出现,所以必须有肯定明确的认识,才不致犯"虚虚实实"的错误。按本条前段的脉证,确是典型的太阳伤寒之表实证,寒邪外束郁表,内热难泄,因而与阳明燥气相引,热甚燎原,上扰心阳,推想必有渴饮之症出现,故用麻黄汤辛温峻汗之剂,以解束表之外寒,加生石膏一味辛寒之药,以清内热,内凉外汗,互助互用,病必解除,所以曰"大青龙汤主之"。

若脉为"微弱",证有"汗出恶风"时,则病机不同于前证。因微为阳虚之征,弱为阴衰之示,汗出为营弱之机,恶风为表虚之症,综合起来,有阳虚不能卫外之势,阴虚不可内守之危,则此烦躁之出现,实为虚阳亡脱之机,则本汤在所必禁,此时须急用真武汤辈以固本回阳,再随机应变而治之。若不按此择之,仍用前大青龙汤,必逆治成阳虚不能温通四肢而厥逆、阴液不能滋润筋肉而筋惕肉𥆧的危重病不可。

"厥逆",厥是阴寒之意;逆是水冷之意。合之为四肢以下或手足寒冷之症状。这是阳虚不能温通到四末的病机表现。

"筋惕"是筋肌突突不止的表现。肉𥆧是肌肉跳动不安的现象,其病机是阴津不能滋润筋脉肌肉,即脱水的严重现象。

伤寒脉浮缓,身不疼,但重,乍有轻时,无少阴证者,大青龙汤发之。(39)

此条所见之脉证,实非大青龙汤所宜。在论中对某汤之施用,必有某汤之主证,在汤后多用"主之"二字以肯定。但在不少条文中,有主证之主方,而无主证之叙述,这就示人要用以方测证的方法,去理解其全文之精神。对可有可无的兼证,反列出来,这是在竹简漆书时代,不得不尔以省笔墨之法也。从本条以汤测证,即上条之"脉浮紧,发热恶寒,身疼痛,不汗出而烦躁者"。本条见症,仅身不疼,但重,乍有轻时,脉是浮缓。为了肯定"身不疼,但重"是本汤证可有的症状,接言"乍有轻时"以区别于少阳、阳明之"一身尽重,难转侧"。又恐人疑为少阴证之"四肢沉重",故接言"无少阴证"。思虑之周,启人之深,可以见矣!又由此可以启人推想。邪有轻重,体有强弱,患者所出现的某些脉证,就会有程度不同之变异,如本证之脉由浮紧而为浮缓,证由身疼痛可为身不疼,但重;而对脉证之精神实质,则依然存在,如脉之浮象,症之但重,因"浮"为病在表未变,"重"为邪留表未去。

由此可以体会到脉之紧与缓、症之疼与重,是和邪势轻重、体质强弱有关,但邪之性质未变,即其主症"发热恶寒不汗出,而烦躁"仍是表寒外束、内热壅盛之证也。

○ 大青龙汤方

麻黄(去节)六两,桂枝(去皮)二两,甘草(炙)二两,杏仁(去皮尖)四十枚,生姜(切)三两,大枣(擘)十二枚,石膏(如鸡子大,碎)。

上七味,以水九升,先煮麻黄,减二升,去上沫,内诸药,煮取三升,去滓,温服一升,取微似汗。汗出多者,温粉粉之。一服汗者,停后服。若复服,汗多亡阳遂虚,恶风烦躁,不得眠也。

方用麻桂之辛温,解其外束之表寒,佐石膏之辛凉,清其内郁之里热,妙在使生姜之辛散温辣,既防石膏寒凉伤胃,又发挥其辛辣之性,合甘、枣化阳之作用,外助麻、桂,使寒邪毫无留滞余地,内鼓胃气,助石膏清内,使里热荡涤无存,真安内攘外之方也。

**2. 小青龙汤证证治选例**

伤寒表不解,心下有水气,干呕发热而咳,或渴,或利,或噎,或小便不利、少腹满,或喘者,小青龙汤主之。(40)

伤寒,心下有水气,咳而微喘,发热不渴。服汤已渴者,此寒去欲解也。小青龙汤主之。(41)

大青龙汤证是外寒内热证,本汤证是内外皆寒证。本汤证(40)条指明证治大法,又恐人对异常反应有错误认识,故又以(41)条证以防之。

张仲景在《伤寒论》中,对内外兼病者多用"表不解"三字示之,对病的性质则以"中风""伤寒"别之,这就省去许多笔墨。

"伤寒表不解",这就把本条的脉证和太阳病提纲的脉证都暗示出来了。但在具体临床时,未必证证典型,只要识清其主证或兼证的性质,就可掌握其病情的实质,不会错诊或误诊,造成变证、危重或死亡不治之证。

"心下有水气"是本汤证内有水邪的概括之辞,对水邪的具体表现,从其或然证可以得知,因为水邪侵袭脏器不是固定的,同时也由于各患者的不同体质而有所异。如本汤证之"干呕发热而咳",是心下有水气的主证。因水邪不化,阻碍了胃气下行之顺性,则上逆为干呕;水邪射肺,影响了肺气肃降则咳;肺气逆郁,外寒束表造成肺卫不和,宣化失职,则发热矣。

其所以有或然证，是水邪乘机为害。如或渴，是因水聚胃中，无阳蒸发，化生津液上润之故；或利，是水邪在胃，乘肠气有衰之隙，水溃肠间下流也；或噎，是水饮留胃，阻碍胃气下行，反而上逆的表现；或小便不利、少腹满，是水邪流于下焦，膀胱气化功能不足，使积水不化，以致小便不利及少腹胀满。对（41）条之"咳而微喘，发热不渴"的病理机制，同上"干呕发热而咳"。

本汤证之脉象，虽未指出，必系弦紧之脉，因外寒与内饮同属阴性，寒饮搏结，脉必有弦紧急之象。

"发热不渴，服汤已渴者"，因水气停在心下，阴寒之气上乘，故口多不渴。在服小青龙汤后，外寒解除，内饮温化归源，在此温解之余，一时不能津液上润，所以由不渴转为口渴，这是邪退正复的过渡空白瞬间现象，故文云"此寒去欲解也"。

○ 小青龙汤方

麻黄（去节）、芍药、细辛、干姜、甘草（炙）、桂枝（去皮）各三两，五味子半升，半夏（洗）半升。

上八味，以水一斗，先煮麻黄，减二升，去上沫，内诸药，煮取三升，去滓，温服一升。若渴，去半夏，加栝楼根三两；若微利，去麻黄，加荛花，如一鸡子，熬令赤色；若噎者，去麻黄，加附子一枚（炮）；若小便不利，少腹满者，去麻黄，加茯苓四两；若喘，去麻黄，加杏仁半升（去皮尖）。

麻黄、桂枝、甘草，解外来之风寒；干姜、细辛、半夏，散内停之水饮；五味子、芍药，酸敛治咳。对其或有之证，则按上述加减法，达到药证相投，丝丝入扣之目的。如表证较重，以不去麻黄为好。

大小青龙汤证的鉴别如下。

（1）相同点：均是表里两病，寒邪外闭。

（2）不同点：大青龙汤证为热闭于里，表证甚重，只烦躁，属里证；小青龙汤证为饮伏于内，里证为多，只发热、形寒是表证。

**3. 葛根汤证证治选例**

太阳病，项背强几几，无汗恶风，葛根汤主之。（31）

此条重点在"项背强几几"一症，实际只是"背强几几"之症，与前（14）条桂枝加葛根汤证仅是表虚表实之别。因前条证是"反汗出，恶风"为太阳经中风的表虚证；此条证是"无汗恶风"的表实证；推知前证之脉为浮缓，此条证之脉必为浮紧；故前证之治，桂枝加葛根汤中无麻黄，而此汤中有麻黄以透表发汗为别耳。

○ 葛根汤方

葛根四两，麻黄（去节）三两，桂枝（去皮）二两，生姜（切）三两，甘草（炙）二两，芍药二两，大枣（擘）十二枚。

上七味，以水一斗，先煮麻黄、葛根，减二升，去白沫，内诸药，煮取三升，去滓，温服一升。覆取微似汗，余如桂枝法将息及禁忌。

本汤实际是由桂枝汤加葛根、麻黄二味药组成。用桂枝汤以解肌和营卫，用麻黄开腠理以透表，用葛根通经输以升胃气而治背强几几，达到通体治疗的目的。

◇ 小结二

通过以上条文的学习和六大汤证的研讨，可以初步掌握太阳经辨证治疗的梗概。为了掌握各证治的重点，兹列鉴别要点如下。

**1. 中风**

证：脉浮缓（或数弱），发热，恶风，汗出，是表虚证。

治：桂枝汤。解肌发汗，和营卫，止汗。

**2. 伤寒**

证：脉浮紧（或阴阳俱紧），恶寒，体痛（或重，乍有时），无汗，是表实证。

治：麻黄汤。辛温透表，为发汗之峻剂。

**3. 邪入经输（表虚证）**

证：项背强几几，汗出，恶风，脉浮缓。

治：桂枝加葛根汤。桂枝汤和营卫，解表邪；葛根滋润经输，以疏经气。

**4. 表里兼病外寒内热**

证：脉浮紧，发热、恶寒，身疼，不出汗，而烦躁，表有寒，内有热。

治：大青龙汤。麻黄汤，解表发汗，散寒；生石膏，清散内热，去内烦躁。若脉弱，汗出，恶风，禁服本汤。

**5. 表里兼病内外皆寒**

证：主证为伤寒表证，兼干呕、发热而咳的里证。兼证为或然证的渴、利、小便不利、喘等。

治：小青龙汤。麻、桂解外寒，透表发汗；姜、细、夏散饮祛水，温内寒。对或然证，随证加减。

**6. 邪入经输（表实证）**

证：太阳表证，无汗，恶风，项背强几几，脉浮紧。

治：葛根汤。麻、桂解表发汗；葛根升胃气，滋养经输，治项背强几几。与桂枝加葛根汤比较，桂枝加葛根汤证有汗出，方内无麻黄，治表虚；本汤证无汗出，是表实证，故方内有麻黄。

# 四、太阳病腑证脉证并治选例

膀胱为足太阳经之腑，经病可以传腑，太阳腑证可分为蓄水、蓄血两大类型，兹分别举例如下。

（一）膀胱蓄水证证治选例

太阳病，发汗后，大汗出，胃中干，烦躁不得眠，欲得饮水者，少少与饮之，令胃气和则愈。若脉浮，小便不利，微热消渴者，五苓散主之。(71)

此条是指出汗不如法之后遗现象及传腑的证治。

在前各解表方剂服后将息法中，均有"覆取微似汗"之语，尤其在桂枝汤后有"……温覆令一时许，遍身漐漐微似有汗者益佳，不可令如水流漓，病必不除"之告诫。今治法虽顺，而汗不如法使"大汗出"，以致阴津耗伤，尤其胃中津液受损，出现了阴虚阳盛的烦躁，因烦躁而不能安卧入睡的阳明燥热现象，故欲得饮水以自救其胃干之急；但因胃津伤，胃阴损，影响胃气亦不足，如尽情多饮，必致水聚胃中，一时不化，不能游溢精气，反有呕逆变证出现，故只可多次少与，使胃阴渐复，胃气转和，则胃干烦躁之症自愈。

胃气即胃的气化作用，现代所谓的"胃功能"，即《内经》"饮入于胃，游溢精气，上输于脾……"的作用。欲得饮水是想喝些水以解渴，但不饮亦能支持下去，与下节的"消渴"不同。何以知是汗不如法，以致伤津胃燥、胃气不和之正气未复呢？从五苓散证"若脉浮……"的"若"字，可知其在"大汗出"后的脉已不浮，小便也利，没有微热，其脉可能微弱，说明是表已解，正气稍衰。从五苓散的脉证来看，脉浮是表邪未净的示征，小便不利是膀胱气化不行所致，微热是邪气未净的表现，消渴是虽饮而渴不解，加之小便不利，有如水从内消之象，非《金匮要略》中消渴证饮一溲一的现象。

综合以上脉证的机制，是大汗出伤阴损阳，外邪乘虚顺经传腑，水邪相结，致使膀胱气化不行，水津下不能从小便畅行，使水留膀胱，又不能化津液承润上焦而口渴，中不能从胃气游溢精气而渴不解，造成了表里不解的膀胱蓄水证。

根据以上病机，必须用化气行水，开鬼门洁净府，透上窍以通下窍之法，使表里两解，中土有权，三焦协调，非五苓散不可。

○五苓散方

猪苓（去皮）十八铢，泽泻一两六铢，白术十八铢，茯苓十八铢，桂枝（去皮）半两。

上五味，捣为散，以白饮和服方寸匕，日三服。多饮暖水，汗出愈。如法将息。

猪苓、茯苓、泽泻淡渗利水，白术健脾利水，桂枝通阳化气，内使膀胱气化振作，外使卫阳通畅表解，合之使中土有权，上窍鬼门开，下窍净府洁，达到表里两解、经腑两清的目的。

本以下之，故心下痞，与泻心汤。痞不解，其人渴而口燥烦，小便不利者，五苓散主之。(156)

此条是因误下而成的水蓄膀胱证。

本以下之，是证本应汗而以下法治之之义。

"心下痞"，心下痞塞满闷，这是太阳病误下成痞的常见症状，是外邪乘误下造成之虚，入内与气或水热相结之证。但按痞用泻心法治之，痞证不解，则可知痞非由气或热与邪相结，再结合其见症。

"渴而口燥烦，小便不利"，渴而更见口燥且烦，可见其口干之甚，似乎体内已无津液输布。再有小便不利，似乎已成水液涸竭之势。但心下痞实，有症现存，则此为水饮内蓄，津液不行，成为上不能承润、下不能行州都之令的蓄水证。故用五苓散以通利膀胱气化，使汗出，小便利，水饮化则痞自消而愈。在条文末常有"一方云，忍之一日乃愈"之句，是说痞与渴为水停不化，如能忍之不饮，则停水可化而痞亦自愈。

## (二) 膀胱蓄血证证治选例

太阳病不解，热结膀胱，其人如狂，血自下，下者愈。其外不解者，尚未可攻，当先解外；外解已，但少腹急结者，乃可攻之，宜桃核承气汤。(106)

"其人如狂"仅系神志不正常，时有妄言妄动的情况。古人经验，病及血分，常引起知觉昏昧。此条分三段去解。

第一段：太阳表证不解，可以顺经传入本腑而为热结膀胱之证。因未经误治或治不如法，正气尚盛，膀胱气化功能未损，故小便正常，但热结下焦膀胱部，与血搏结，热迫血妄行，由直肠外出，热随血去，故可病愈。

第二段：如其人虽有如狂、热结膀胱之里证，而无自行下血之见，且尚有些表证时，必须先解其表证，减轻邪热之势，再攻消其热血之结。

第三段：如外表症状解除，但留有少腹部急迫之感，则可用桃核承气汤以和血化清下之。

关于蓄血的部位问题，钱潢云本证是太阳表邪不解，"热在下焦，血受煎迫，故溢入回肠，其所不能自下者，蓄积于少腹而急结也。"山田正珍说："热结膀胱者，邪气郁结于下焦膀胱部分之谓，下文所谓小腹急结，便其外候已，非直指膀胱一腑言之也。"兹据二氏之见解，是血蓄于下焦少腹部位，比较确切。

为什么热入血分会出现狂证？中医的理论是"心生血""心主血""心主神明"，今热犯血分，自可波及心主，干扰心主意识的清明，而出现程度不同之狂乱现象，此"如狂"是神志不清之轻者，他如阳明之"弃衣而走，登高而歌"，再如温病中"逆传心包"之昏迷等，皆此理也。

"当先解其外"的意见，仲景未指出方药，今综合各家之说，予桂枝汤为宜，因本汤有解表及温通血行的作用，与《素问·调经论》"血气者，喜温而恶寒，寒则泣不能流，温则消而去之"的原则相同，故录之以作参考，但仍必须强调随证施治的大法，才不会犯死搬硬套的错误。

从蓄血的部位和见症，有关这方面的记载如"如狂""发狂""小便自利""少腹硬满""少腹急结"，温病中有"小便清长，大便色黑"等，也只能说明是热入血分及血在下焦部分，也没有见到尿血的症状，相反是以小便利与不利而为蓄血、蓄水的主要鉴别点。我在这方面的临床经验极少，很难说出具体解剖部位。希望同仁多在临床去探讨吧！

本条证是蓄血证之新而轻者，如论中关于抵当汤、丸证的条文记述，则属于久而重证之例，其病理机制，与本条例证相同，自可举一反三，兹不再述。

○ 桃核承气汤方

桃仁（去皮尖）五十个，大黄四两，桂枝（去皮）二两，甘草（炙）二两，芒硝二两。

上五味，以水七升，煮取二升半，去滓，内芒硝，更上火，微沸下火，先食温服五合，日三服，当微利。

本方由调胃承气汤加桃仁、桂枝组成。桃仁能润肠活血，并有祛瘀生新的作用；桂枝有利血行滞，温通经脉之力；大黄能推陈致新，清涤肠中热邪；芒硝软坚润燥，使血热相结分散；甘草调和诸药，并缓硝黄寒峻之烈。合之使热解瘀消，邪去而正不伤。"先食温服五合"即食前先服药之意。

◇ 小结三

膀胱蓄水、蓄血二证鉴别如下。

成因：均系热邪随经传腑，一为水结，二为血结。

症状：一是小便不利（蓄水），脉浮，微热，消渴或烦渴。二是小便自利（蓄血），脉沉，如狂或发狂，少腹急结，或大便黑色。

治法：蓄水，用化气利水，即解表行水法，亦即常说的透上窍以通下窍的方法，五苓散主治之。蓄血，用泄热化瘀、活血软坚法，桃核承气汤主治之。

## 五、太阳病经证误治变证选例

太阳病经证总的治疗原则是解表发汗，根据辨证施治的原则，不外上述六大汤证；由于汗不如法而随经入腑的，有上述蓄水、蓄血二型。但在论中所述的其他太阳病，均系误下误治的变证坏证。兹将误治后常见的变证，选列几则条文如下，以资启发辨证论治的方法。

### （一）太阳病误下变证的脉象

太阳病，下之，其脉促（《医宗金鉴》作浮），不结胸者，此为欲解也。脉浮者（《医宗金鉴》作促），必结胸。脉紧者（《医宗金鉴》作细数），必咽痛。脉弦者，必两胁拘急。脉细数者（《医宗金鉴》作紧），头痛未止。脉沉紧者，必欲呕。脉沉滑者，协热利。脉浮滑者，必下血。（140）

此条是太阳病误下变证的脉证总纲。

太阳病应汗而误下，病邪乘虚入内，因患者的体质不同，其所出现的脉证各异。后世诸注家对此条是否为张仲景原著，意见不一，我认为在临床上作为诊断参考，有其一定意义，故选录之。

其脉促，不结胸者，此为欲解也。太阳病应汗而误下，脉由浮而变为促，症未见胸痛拒按的结胸象，此是邪未内陷，有欲解之势。《医宗金鉴》认为此脉促应是脉浮，才脉证相合，但考诸古医有"表病误下见脉促，邪有外达之势"的说法；又参考结胸证之脉，是寸浮关沉；再按前传经条文有"脉数急者为传也"，数急即促脉之意。今综合各说及条文之义，脉促是比较正确的。因脉促虽是邪势进展之候，但也说明有正气抗盛之势，可能由此误下变乱之机，正气奋起抗御衰微之邪，仍从表解，或由下解，以成此侥幸之例！

脉浮者，必结胸。误下后脉仍浮，是邪未深陷，仍在上焦清阳之位，可与水饮互结于胸而成结胸之证。因浮脉主表亦主上，今误下之后，表邪离表，其脉仍浮，则邪留在上焦可知，故必有成结胸证之势。

脉紧者，必咽痛。误下伤阴损阳，表邪乘虚入于少阴之分，迫下焦之虚阳，循少阴经脉上行至咽作痛。紧脉主寒主痛，而细数脉为虚火上升之象，于理亦通，可作以后临床参考，证诸实践。

脉弦者，必两胁拘急。弦为肝脉，两胁是肝胆经脉循行之路，下后邪传少阳，故有两胁拘急。

脉细数者，头痛未止。细脉为虚，数脉为热，下后虚阳上越，故头痛不止。紧脉在此，亦可出现。

脉沉紧者，必欲呕。沉为病在里，紧是阴寒脉，误下损其阳，邪气乘虚欲入，阴寒格拒上逆，故欲呕。

脉沉滑者，协热利。沉为里为下，滑主有热相结，误下邪热乘虚下陷，与下湿相结，正气抗邪寻找出路，故作利也。

脉浮滑者，必下血。浮滑是气分热甚之脉，误下伤阴，热邪乘阴入血，迫血妄行，故必有下血症。

关于此条，诸本记载不一，注家各异其说，我们多参考学习，先作为感性认识，贵在以后实践中，在具体病例上多做具体分析研究，总结出自己的经验，才能做出正确的结论，始可谓师古而不泥古，古为今用也。

兹将王日休对本条脉证提出的各种治法、方剂，介绍如下，以作参考。"脉浮，结胸，用桂枝去芍药汤。脉紧，咽痛，用桔梗汤。脉弦，两胁拘急，用小柴胡汤加桂枝。脉细数，头痛未止，用当归四逆汤。脉沉紧，欲呕，用甘草干姜汤加黄连。脉沉滑，协热利，用白头翁汤。脉浮滑，必下血，用芍药甘草汤加秦皮。"

（二）汗下后余邪入肺的喘咳证治选例

发汗后，不可更行桂枝汤，汗出而喘，无大热者，可与麻黄杏仁甘草石膏汤。（63）

下后，不可更行桂枝汤，若汗出而喘，无大热者，可与麻黄杏仁甘草石膏汤。（162）

此二条虽一因汗不如法后，二因误下后的成因不同，但造成了相同的见症，所以治法是可以相同的。

病理机制：因汗不如法，津液大损，肺阴有伤，邪未解尽，余热乘虚迫肺，以致肺气不宣；另因误下，胸阳有伤，表邪乘虚入据胸阳之地，迫使肺气不宣。以上皆因表邪未清，故有发热汗出，邪热迫肺之喘。

无大热是指无阳明证之恶寒灼热之势，因系汗下后的余热迫肺，邪势已衰，其主要矛盾在肺气不宣，虽有发热汗出之桂枝证，亦不能用桂枝汤之辛温再助其热邪之盛，须取有畅行肺气、疏泄肺邪、清解肺热作用的麻杏石甘汤治之，自可达邪气清、肺气通、汗出止、喘气平、热气清的目的。

○ 麻杏石甘汤方

麻黄（去节）四两，杏仁（去皮尖）五十个，甘草（炙）二两，石膏（碎，绵裹）半斤。

上四味，以水七升，煮麻黄，减二升，去上沫，内诸药，煮取二升，去滓，温服一升。

麻黄辛温，开泄肺气；杏仁苦降，宣肺平喘；石膏辛寒，清散里热；甘草和诸药，补益中气。麻黄之辛温气味，较桂枝辛温之气薄，试口尝之自知。凡药物之气味薄者，祛实邪之力反强，即"轻可去实"。在临床实践中，只要细心体验，久之自有"可以意会，不可以言传"之感。

生石膏之寒是辛寒，虽寒而有辛散之性，非比芩、连之苦寒。苦寒之品能降不散，用之不当，往往有苦寒败胃之弊。乡俗有"一钱石膏等于一桶凉水"之说，是指生石膏对证之疗效，不可因之而不敢使用。

另麻黄配桂枝，其解表发汗之力始大，故麻黄汤称为发汗峻剂。石膏配知母，其寒凉作用增强，故有白虎汤之名，对此必须有清醒的认识。关于有汗不用麻黄，是不用麻黄汤，非不用麻黄一味之意，如桂枝汤中无麻黄，麻黄汤中有桂枝，桂枝加葛根汤中无麻黄，而葛根汤中则麻、桂均有，只要细心体验，自可知其真谛。

麻杏石甘汤对肺部疾病运用极广，如肺炎、支气管肺炎、肺结核等，尤其对小儿肺炎，用之得当，真有立竿见影之效，但必须掌握适可而止之机。

### （三）汗不如法，以致伤津、热传阳明的证治选例

服桂枝汤，大汗出后，大烦渴不解，脉洪大者，白虎加人参汤主之。（26）

"大烦渴不解"，口渴而至于烦，说明阴伤阳盛之剧；因渴而不烦，是热盛阴津未伤，饮后则渴可解，今口渴而烦，是阴伤阳胜，虽饮而阴津一时不能复，故饮而渴不解。

"脉洪大"，洪为阳盛，大为热充，实有阴不潜阳之势，阴虚阳亢之机。阳明篇有"伤寒三日，阳明脉大"之说，今大而且洪，足可说明阴伤之势。

"服桂枝汤"，说明有桂枝汤证，正宜服桂枝汤。今服本汤而不按其将息法，使大汗出，这就必然大伤津液，造成阴虚阳盛之势，故用白虎汤生津清热，更加人参以补气生津，扶阳生阴，使气阴两伤俱复而愈矣。

○ 白虎加人参汤方

知母六两，石膏（碎，绵裹）一斤，粳米六合，甘草（炙）二两，人参三两。

上五味，以水一斗，煮米熟汤成，去滓，温服一升，日三服。

石膏清热除烦，泻火止渴；知母苦寒，滋阴清肺，解热除烦；粳米、甘草和中保胃；人参补气生津。

此方在临床上施用很广，尤其夏日暑热之时，人们顶烈日，战炎暑，汗流浃背，辛苦作业，最易伤津耗气，如能及时施用，对人们的健康会有很大的保障作用。

### （四）误下造成结胸、痞、协热利三大证的证治选例

太阳病经证误下造成的变证，以结胸证、心下痞证、协热利证为多见，

这是由于体质内因不同，而有三种转归的结果，兹分别各选些证例，以希收到纲举目张，打些自学基础。

**1. 误下造成结胸证证治选例**

病发于阳，而反下之，热入因作结胸。病发于阴，而反下之，因作痞也。所以成结胸者，以下之太早故也……（131上）

此条文说明了结胸和痞证的成因。

何以知二证的成因，是由太阳表证误下而成？从"而反下之"的"反"字，可以看出是不应下而应汗，既然应汗则为太阳表证无疑。

"病发于阳""病发于阴"此阳阴二字，应如何理解？诸注家意见不一，综合起来有三种：一是以证有"发热恶寒"而误下的为阳；证为"无热恶寒"而误下的为阴。二是阳经病误下的为结胸；阴经病误下的为痞证。三是太阳中风应汗而误下的为阳；太阳伤寒应汗而误下的为阴。但从论中有关二证条文的论述，均不甚得当，如无热恶寒的阴寒病，经误下成为痞证，在治痞证的各泻心汤中大都有芩、连苦寒之药，该如何解说呢？如阴经病误下成痞，但论中有由太阳、少阳病而成的痞证条文。如从中风伤寒分阴阳，而论中（158）条"伤寒中风，医反下之"而成的甘草泻心汤痞证，又该从何分辨其阴阳呢？

我们从本条"热入因作结胸"，（134）条"阳气内陷，心下因硬，则为结胸"，（137）条"不大便五六日，舌上燥而渴，日晡所小有潮热，从心下至少腹硬满而痛，不可近者，大陷胸汤主之"，（135）条"心下痛，按之石硬者，大陷胸汤主之"，（136）条"……热结在里……但结胸，无大热者，此为水结在胸胁也"，（131）条"结胸者，项亦强，如柔痉状，下之则和，宜大陷胸丸"，（138）条"小结胸病，正在心下，按之则痛，脉浮滑者，小陷胸汤主之"，可以体会到虽名为结胸，但不局限于胸部，而是上、中、下三焦均有症可见，其特点是坚硬而痛，其性质是热邪入内与体内存留的痰、水等实物相结为病，是属实属热的阳性证。对论中实寒结胸证，如（141）条所述，则是一种特殊体质的情况，实属少见，不可作一般看。

我们再从痞证有关条文来看，（151）条"……则作痞，按之自濡，但气痞耳"，（154）条"心下痞，按之濡……"，（164）条"伤寒大下后，复发汗，心下痞……"，（155）条"心下痞，而复恶寒汗出者……"，（157）条"……胃中不和，心下痞硬，干噫食臭……"，（158）条"……其痞益甚，此非结热，但以胃中虚，客气上逆，故使硬也……"，可以体会到痞证的部位多局限在心下胃脘部，虽经误下误治，但外邪内入而内无实物可结，仅与心下胃部虚气相结，其特点是自感有痞塞不通，但按之濡软不痛，因其性质为虚，乃是虚热的阴性证。

从以上两证主要所见及性质来对比，可以对本条中之"病发于阳""病发于阴"的阳阴二字有概念。阳是指平素体内出现问题，如痰饮、水邪、胃肠中稍有宿食，而在患太阳表证，由误下热邪入内，与体内宿有之物相结，因人之体质不同、体内宿物不同、所在部位不同，故同为结胸，部位有上、中、下之别，因而对结胸证之外因来势，称为阳，如现在各种检查，对有问题的项目多用阳性（＋）号以代之，是同样的意义。阴是指平素体内并无宿邪存留，在患太阳表证时，不汗而误下，因下徒伤胃阴津液，胃气上逆，与乘虚内入之邪气，相结于胃脘心下不散，故可以有形有感，而按之无痛濡软，因而对痞证之外因来势，称为阴，这和现代对检查项目无问题者用阴性（－）符号代之，也有同等意义。所以我们对此阳阴二字的性质和在此条文中的运用，要以相对比较的意思去理解，才可不致陷入片面不可解说的地步，是否正确希作同仁的参考。

问曰：病有结胸，有脏结，其状何如？答曰：按之痛，寸脉浮，关脉沉，名曰结胸也。（128）

此条指出结胸证的主要脉证，并与脏结相鉴别。结合上条，可知结胸证是误下后，太阳之热邪陷入，与水饮、痰浊等物互结而成，故其性质是属热属实，与脏结证的属虚属寒不同。

"按之痛"，不论其部位在上在下，其症的主要特点是痛，这是由于邪实壅结，而有硬满、石硬等形症可寻。

"寸浮关沉"，寸浮是邪盛于上，关沉是邪结在里，合之则显示是实邪壅结在上中二焦的脉象。

太阳病，重发汗而复下之，不大便五六日，舌上燥而渴，日晡所小有潮热，从心下至少腹硬满而痛，不可近者，大陷胸汤主之。（137）

此条是结胸证与阳明腑实证的辨别。

"重发汗而复下之"，太阳病本应汗，今虽汗而不如法，使大汗淋漓，津液外泄，复妄用攻下，使阴液内伤，内外津液均伤，使邪乘虚入里，以致变证四起，如"不大便五六日"是邪热内结肠胃。

"舌上燥而渴"，是内外津液伤耗之甚。

"日晡所小有潮热"，他时无热，每下午日平西时发轻微之热，如潮水之来有时。但阳明燥实腑证，是除潮热时更甚外，他时亦有恶热。此其主气。

"从心下至少腹硬满而痛，手不可近"，是邪热与水邪痰浊互结，肠气不通所致。这与阳明腑实证之燥屎在肠，其腹痛多在脐之周围，虽有时因燥结过甚，也或有心下胀痛，但终是由下而引及于上，故腹痛还是甚于心下。而结胸病变部位在于胸膈胃脘之部，因邪结过深，可以影响到少腹，但必是上重于下，此其腹诊之鉴别。细味此证，是否似现代所谓之胸膜炎、腹膜炎之类的疾病，特提出以供临床上的观察和体验。

"大陷胸汤主之"，因本证是热邪与水饮类邪相结，故不用承气，而用本汤以软坚荡热，逐水却饮为主治。

○ 大陷胸汤方

大黄（去皮）六两，芒硝一升，甘遂一钱匕。

上三味，以水六升，先煮大黄，取二升，去滓，内芒硝，煮一两沸，内甘遂末，温服一升，得快利，止后服。

方以大黄为君，味苦性寒，能泄在里之热；芒硝为臣，咸能软坚，可破胸腹之结；佐以甘遂，直攻互结之水饮。为热实结胸证之主方。

一钱匕，即用汉代五铢钱抄之，以不落为度。

结胸者，项亦强，如柔痓状，下之则和，宜大陷胸丸。（131下）

此条证是结胸邪偏高位的证治。

"结胸者"指有结胸证之心下硬满、疼痛、拒按等症的患者。

"项亦强，如柔痓状"是指除有上述症状外，兼有颈项强直的症状。这是邪结偏高，经脉阻滞，迫使颈项不能前屈后仰，故项强直如柔痓之状。

上条证是病邪偏于下，故用汤剂以取快速荡涤之法以治之；本条证是病邪于上，仍系热邪与水饮互结，仍以主攻下为原则，但因病结偏高，有迫使肺气不得舒展之势，故在大陷胸汤的基础上加葶苈子、杏仁以泻肺气。用蜜为丸，有润养之义，且丸性缓慢，使其留恋胸中，以解上部之结邪，故用大陷胸丸治之。

○ 大陷胸丸方

大黄半斤，葶苈子（熬）半升，芒硝半升，杏仁（去皮尖，熬黑）半升。

上四味，捣筛二味，内杏仁、芒硝，合研如脂，和散，取如弹丸一枚，别捣甘遂末一钱匕，白蜜二合，水二升，煮取一升，温顿服之，一宿乃下，如不下，更服，取下为效。禁如药法。

本方即大陷胸汤去甘遂加葶苈子、杏仁，其开泄肺气，泄痰利水，加白蜜取其润利，其力不小于汤剂，不用汤而用丸者，取其峻药缓攻之意。弹丸是古代打鸟的弹子，约如鸡蛋黄大。

小结胸病，正在心下，按之则痛，脉浮滑者，小陷胸汤主之。(138)

大结胸证，邪重热深，病从心下至少腹硬满而痛不可近。小结胸证，邪浅热轻，病在心下硬满，不按不痛。

脉浮滑，浮为阳邪，滑为痰饮，合为痰热互结之证，故用小陷胸汤，清热涤痰开结为治。

◯ 小陷胸汤方

黄连一两，半夏（洗）半升，栝楼实（大者）一枚。

上三味，以水六升，先煮栝楼，取三升，去滓，内诸药，煮取二升，去滓，分温三服。

黄连苦寒，涤热开结；半夏辛温，化痰蠲饮；栝楼实甘寒通降，使痰热下降而愈。

◇ 小结四

通过以上五条文的选读，对结胸证的成因、病邪的部位深浅、主要的脉证、因证施治的不同方药，可以有个明确的概念。在自学全论时，也可对未选读的结胸证条文有所帮助。

**2. 误下造成痞证证治选例**

脉浮而紧，而复下之，紧反入里，则作痞，按之自濡，但气痞耳。(151)

本条是指明痞证之成因，是由误下所致。

脉浮而紧是太阳伤寒之脉，应用麻黄汤以汗之。今反用攻下之法，使表邪乘虚入内，因而变证：①"紧反入里"是寒邪乘虚入里，脉变为沉紧；②"则作痞"是因胃受攻下药物之克伐，胃之气阴两伤，胃中虚气与乘虚内入之邪气，两气搏结，阻碍了胃气上下顺行之路，故感心下胃脘部痞塞不通。因仅系两气搏结，故"按之自濡"，无痛无拒，所以名曰"但气痞耳"。

心下痞，按之濡，其脉关上浮者，大黄黄连泻心汤主之。(154)

对此条之"脉关上浮者"，历代注家意见不一，如恽铁樵认为是滑，并更以治测证，举出必有舌绛而干，必脉滑数，始与苦寒方药相合。钱潢则认为："浮为阳邪，浮主在上，关为中焦，寸为上焦，因邪在中焦，故关上浮也……"《千金翼方》云"此方必有黄芩"，如无此味，其治痞之力不大。《医宗金鉴》云"濡字上当有不字"，不然，何能受大黄之泄力。

综合各家之说，皆系名医名作，既然有不同意见，必各有具体实践经验，绝非闭门造车之说。如对关上脉浮，是中焦有阳热之邪，这与滑数脉为热盛之意，是吻合的；对方中药品之增减，按之濡不濡的痞气，亦有其一定的解释，只不过均不够全面。

原文简奥，对其脉证方药，应全面领会、仔细分析。如脉象之浮，文中特别指出关上浮，是中焦有阳热之邪的暗示，而未提滑与否，数与否，可能因人之体质内因不同，各有其具体的兼脉出现，只要把原则性的脉证指出，自可领会其余了。著文之苦心，或由于此！

对方药之组成，可根据论中原则疗效来决定，对年湮漏简，传抄错误，也须有肯定的估计，绝不要认为经典，虽明显有错，亦不敢改易，甘当古传统的奴仆。再者一定要全面领会，如方中三黄确系苦寒峻猛之品，但在用量配伍煎服法上，各有其不同的疗效作用。试观方中大黄仅是承气汤中分量的一半，其煎法是用麻沸汤渍之，这就使其气味轻清，对胃气虚弱者，有良好刺激兴奋作用，对无形气结之痞证，有轻可去实、深入浅出之效。此味虽有攻下荡实号称将军之名，但少用渍用反有健中化食、下气和胃的作用；黄连用之适当，有厚肠胃止泄利的健胃功能。

○ 大黄黄连泻心汤方

大黄二两，黄连一两（《备急千金要方》及林亿认为应有黄芩一两）。

上二味，以麻沸汤二升，渍之须臾，绞去滓，分温再服。

用开水泡不大时间，取其轻清气味，清其热，开其痞，和中下气，使胃气顺畅，痞气消除。

心下痞，而复恶寒汗出者，附子泻心汤主之。（155）

证为心下痞之后，才有恶寒汗出之症，可推知其非表不解之候。乃是由于卫外之阳气不足，不能固表的表虚现象。如系寒邪束表的恶寒，则不应有汗出之症；若是风邪未解的表证仍在，应是恶风汗出。

在此内而心下痞，外而卫阳虚，表气不固的情况下，就须扶阳泄痞，同时并治为当。所以，在用泻心汤治痞的同时，另加一味附子以温经固表，最是对证之药。

○附子泻心汤方

大黄二两，黄连一两，黄芩一两，附子（炮，去皮，破，别煮取汁）一枚。

上四味，切三味，以麻沸汤二升，渍之须臾，绞去滓，内附子汁，分温再服。

本方为寒热并用，邪正兼顾之剂，妙在煎煮法上，用麻沸汤渍三黄，使其轻清泄痞；别煮附子，取其厚味浓气，温经回阳，固表止汗。合而同服，轻重各宜，运用之妙，启人之意殊深！

伤寒汗出解之后，胃中不和，心下痞硬，干噫食臭，胁下有水气，腹中雷鸣，下利者，生姜泻心汤主之。（157）

此条是指平素有胃肠病的人，在外感之后，虽未误下，而用汗法解表，也会导致心下痞。

"胃中不和"，平时胃肠功能较好之人，在感冒表解后，是不会出现胃中不和的现象。今表解后而出现了胃中不和，是因在外感后，虽治之及时、正确，也可能有部分之邪乘虚入内，与其腐气相结成痞，这即《内经》"邪之所凑，其气必虚"的病机，也即现代所谓的胃肠型感冒。

心下痞硬，痞为气结，多濡无力，硬可见形，可有程度不同之硬度，这是由于胃气不和，影响了腐熟水谷的功能，水谷运化失常，阻滞了胃气下行之顺，胃肠蠕动稍乱，故而出现痞硬之症；水谷运化有碍，故有"干噫食臭"，水液潴留，故见"胁下有水气"之症；水谷糟粕留注肠间，故有"腹中雷鸣，下利"的可能。

针对这种证情，用和胃散水泄痞的生姜泻心汤治疗为宜。

○生姜泻心汤方

生姜（切）四两，甘草（炙）三两，人参三两，干姜一两，黄连一两，黄芩三两，半夏（洗）半升，大枣（擘）十二枚。

上八味，以水一斗，煮取六升，去滓，再煎取三升，温服一升，日三服。

取生姜、半夏之辛温，以散寒除水和胃；取人参、大枣之甘平，以补中和胃；借干姜、甘草之化阳，以温里止利；取黄芩、黄连之苦寒，以泄痞消硬。本方之煎煮法，是借药物之厚味厚气，振胃气之衰弱，消有形之硬结，泄无形之痞气，达到祛除病邪之目的。

伤寒中风，医反下之，其人下利，日数十行，谷不化，腹中雷鸣，心下痞硬而满，干呕心烦不得安，医见心下痞，谓病不尽，复下之，其痞益甚，此非结热，但以胃中虚，客气上逆，故使硬也。甘草泻心汤主之。(158)

此条是应汗不汗，一再误下，重虚肠胃，以致体内清浊颠倒，客气上逆而成痞硬之证的症状变化及治法。

"清浊颠倒"之意，正常人的胃肠，是清气在上，不呕不噎，气味清和；浊气居下，是大便正常，水谷运消，腹濡舒畅，有气则放空，绝无痞硬感；如胃肠功能紊乱，则清浊之气亦就颠倒，故中医认为是"清阳之气下潜则下利，浊阴之气上逆则呕噎"。客气，即浊阴之气应在下，今不在下而反居上，如客人之来临，故以客气名之。

不论伤寒中风，均宜发汗解表，今反用攻下，克伐无辜胃肠，以致因虚而消化无权，运化不能正常，造成清阳下潜、浊阴上越、清浊颠倒之势。但清阳虽潜，其性好动，故使腹中雷鸣，利下日数十行；浊阴上居阳位，浊阴易生腐气，故多干呕；逆气迫扰心阳不舒，故尔心烦不得安宁；虚逆之气结于胃口，故使心下痞硬而胀满。

庸医不察，认为心下痞硬，是胃中邪实不尽，再用攻下，以致虚其虚，使虚寒浊阴之气益逆，心下痞塞之感益甚，故云"此非结热，但以胃中虚，客气上逆，故使硬也"，即由无形之痞而成有形之硬满。因此，须用缓急、补虚、通达、泄痞的甘草泻心汤治之。

○ 甘草泻心汤方

甘草（炙）四两，黄芩三两，干姜三两，半夏（洗）半升，大枣（擘）十二枚，黄连一两（相辰按：《备急千金要方》《外台秘要》及林亿认为必有人参三两）。

上六味，以水一斗，煮取六升，去滓，再煎，取三升，温服一升，日三服。

用甘草、大枣之甘缓，以补中缓急；干姜、半夏之辛温，以通达上下；芩、连之苦寒，以泄痞清热。

本方与生姜泻心汤的煎法均有"去滓，再煎，取三升"，是有其重要意义的。因为再煎药汁成三升，可使各药之气味烈性减轻，使成和平刺激轻微之剂，对虚衰的胃肠功能，起到轻度的刺激作用，以免虚而不受补，实而不受泻的反作用。

伤寒五六日，呕而发热者，柴胡汤证具，而以他药下之，柴胡证仍在者，复与柴胡汤。此虽已下之，不为逆，必蒸蒸而振，却发热汗出而解。若

心下满而硬痛者，此为结胸也，大陷胸汤主之。但满而不痛者，此为痞，柴胡不中与也，宜半夏泻心汤。（149）

此条原在少阳病篇，因为论中的各泻心汤证治，对某些胃病有很好的疗效，为了便利学习时互相参考，故移选于此。

本条是说明由于人的体质不同，虽在患太阳病时经误下误治，可能有不同的转归，必须随其转归，进行不同的治疗。兹分述如下。

"柴胡汤证具"，即指本证的"口苦，咽干，头晕，目眩"和"往来寒热，胸胁苦满，默默不欲饮食，心烦喜呕"等四大主、兼症。其病理机制，待少阳病选读再述。

"必蒸蒸而振，却发热汗出而解"，即常说的战汗。这是因误下伤正，邪热内陷，正气得小柴胡汤药力之助，奋起与邪相争，如同蒸笼初蒸，一时阳热之气未达肌表，而出现寒冷打战，继而正胜邪退，阳热气充内外，则全身发热汗出而解。

未误治前的病情"伤寒五六日，呕而发热者，柴胡汤证具，而以他药下之"。在太阳伤寒，经过五六天的时间，而出现了喜呕和寒热往来等足可说明是柴胡汤的少阳证，此时不用小柴胡汤去治，而用攻下之药去治，造成了误下不同的变证转归：①体质好的人，虽经误下，幸喜体强正盛，邪未因误下而转入阳明，仍留在少阳本经，柴胡汤证的症状仍在时，还是用柴胡汤治疗，因虽经误下，未造成逆证，但是正气必有小伤，在服药之后，正气得药力之助，起与邪争，必会有战汗出现始解；②素有水饮的人，因正气不足，误下后，邪乘虚内陷与水饮互结，出现心下满而硬痛时，此为结胸证，必用大陷胸汤治疗；③胃气稍差的人，因误下邪热内陷，胃内无实物可结，仅和胃中虚逆之气互结，只感到心下满而不痛，此乃气痞之证，切不可误认为胸胁逆满的少阳证，而予柴胡汤去治，宜用半夏泻心汤治之。

○ 半夏泻心汤方

半夏（洗）半升，黄芩、干姜、人参、甘草（炙）各三两，黄连一两，大枣（擘）十二枚。

上七味，以水一斗，煮取六升，去滓，再煎取三升，温服一升，日三服。

半夏为君，取其降逆止呕散结之力强，因此条痞证成因，有初期之呕的因素；芩、连泄痞热之结；参、姜、草、枣，助益脾胃补正祛邪。要注意煎药方法。

**3. 治疗不当造成似痞非痞的证治选例**

伤寒发汗，若吐若下，解后心下痞硬，噫气不除者，旋覆代赭汤主之。(161)

此条是经治不当，造成胃虚气逆，似痞非痞的证治。

太阳伤寒，用汗法治疗，如治之如法，自然病好。今汗后又用吐法，可见治之不当，又出现了宜吐的征象，再经吐后，又发现了宜下的情况，再经用攻下治之，虽病证内外宜汗、吐、下的症状解除，但又发生了心下时轻时重的痞硬征象和一直噫气不止的情况。如是热邪内陷的痞结之证，则不应有时轻时重；如是结胸，则应有疼痛。今无此特征，可能是虽治法对证，没做到如法和适可而止，以致病邪虽解，胃虚大重，失其下行为顺之机，浊气上逆之势继增，故尔噫气不能解除，心下痞硬之感不解，纯属胃虚气逆之证，非系热邪内陷之痞硬。故不须用泄痞散结之泻心法，亦不可用泄热逐水开结之陷胸汤，只需用重镇降逆、升清降浊、补气和胃的旋覆代赭汤，自可痞噫解除而愈。

○ 旋覆代赭汤方

旋覆花三两，人参二两，生姜五两，代赭石一两，甘草（炙）三两，半夏（洗）半升，大枣（擘）十二枚。

上七味，以水一斗，煮取六升，去滓，煎取三升，温服一升，日三服。

旋覆花以宣气涤痰；代赭石以重镇降逆；人参、甘草以扶正补气之虚；生姜、大枣以和胃养脾。全方使中土有权、指挥有力，收到坐中央以治四旁之效。需注意煎法。

**4. 误下造成利不止的证治选例**

太阳病，桂枝证，医反下之，利遂不止，脉促者，表未解也。喘而汗出者，葛根黄芩黄连汤主之。(34)

此条是应汗而误下，造成协热下利的证治。

误下，利遂不止，热邪里陷，已属明显，今从"脉促"一症，何以知其"表未解"？因表邪全部内陷，其脉应转为沉滑或沉数。今脉为"脉促"，是有正气抗邪外出之机，并测知必有寒热之表现。更由"喘而汗出"，可说明邪束于表，肺卫气阻，里热偏盛，上逆迫肺的表里同病。故用本汤主之。

○ 葛根黄芩黄连汤方

葛根半斤，甘草（炙）二两，黄芩三两，黄连三两。

上四味，以水八升，先煮葛根，减二升，内诸药，煮取二升，去滓，分温再服。

葛根为君，有轻清升散，清热止利，升提下陷之气，并有解肌走表的作用；芩、连为佐，清泄里热，厚肠胃以止利；甘草和缓，和中补土。合之而成解表清里，消肠热，止喘汗之功。

本方对急性肠炎等热性泄利病，有相当的疗效。上方对喉咽部的炎症和食管膈噎及膈肌痉挛、呕吐等病，如用之得当，有一定的疗效和改善暂时情况的作用，如食管癌等。

◇ 小结五

通过以上条文的学习，对痞证、胃虚气逆的旋覆代赭汤证，以及协热利的主要证治，可以有明确概念；对表证误下的辨证和方药的煎法，也可有明确的认识，给将来临床打基础；在对太阳病误治后的其他辨证学习中，也有帮助。

对以上误治或治不如法的变证选例，在临床上是比较多见的，如结胸证类似现代的胸腹膜疾病，痞证相当于某些胃部疾病，协热利类似急性肠道疾病等，是否正确，有待临床体验和后期整理。

# 辨阳明病脉证并治

## 一、阳明病概述

阳明是个多气多血之经腑，所以阳明病在三阳发病过程中，也是比较严重的一个阶段，也即正邪相争的最剧烈时期。因此对以下三点要先有个正确的认识。

（1）阳明病的性质是实证、热证。

（2）阳明病有经证、腑证之分。一是有热无积的无形实热证，即经证。二是有热有积的有形的实热证，即腑证。

（3）阳明病的治疗原则：对经证以清热为主，对腑证以攻下为主。

学习的方法，还是用选读条文，取其有代表性、有启发性的选例在一起，使比较有系统地学，以免学习中一时对不了号接不上头的苦闷。在解说时，还是尽量不用各注家"以经解经"的词句，多用普通话。在选读条文时，还是以临床上常见的病证为主。

## 二、阳明病脉证大纲

### （一）阳明病提纲

阳明之为病，胃家实是也。（180）

此条是泛指阳明经腑证而言的。

"阳明之为病"是指阳明经腑证的病证。

"胃家实"，"家"有广博深远之义，如称专家。从这一"家"字，可以看出是包括了手足阳明经的范围和经腑病的性质。试举下面的说法：①足阳明经之腑是胃，手阳明经之腑是大肠。在本篇（215）条有"胃中必有燥屎五六枚也"，可以体会是泛指胃肠而言。②《内经》有"阳明多血多气"

的说法,既是气血俱盛,其本身之抗力必大,又兼胃为中土中的阳土,其阳气较盛,外邪入后,多从阳化热化,故阳明病多为实热证。如余无言说:"食物积滞而实者实也,热邪积滞而实者亦实也,食物积滞而实者承气证,邪热积滞而实者白虎证。"这就是说阳明病不论经证腑证,均为实热证。

### (二) 阳明病的成因

问曰:病有太阳阳明,有正阳阳明,有少阳阳明,何谓也?答曰:太阳阳明者,脾约是也;正阳阳明者,胃家实是也;少阳阳明者,发汗利小便已,胃中燥烦实,大便难是也。(179)

此条说明阳明病的成因有三种。

(1) 从脾胃消化功能来看,《内经》云:"饮入于胃,游溢精气,上输于脾。脾气散精,上归于肺,通调水道,下输膀胱,水精四布,五经并行。"由此可以体会"脾约"的意义,是因其人平素脾胃功能不健,不能为胃行其津液,以致太阳经脉不调,易受外邪侵袭而传之阳明。脾约,为脾的功能受约束之意。脾胃同属中土,脾为阴土,胃为阳土,平人所以饮食消化正常,全赖脾胃之阴阳互相制约矫正,使胃不至于过燥,脾不至于过湿。今脾运不健,胃失制约,胃虚燥甚,传来之邪,热化阳化,故云由太阳传入阳明的阳明病,谓之脾约也,也就是说其病因在脾。

(2) 从胃的本腑来看,其人平素燥热较甚,常有宿食,一旦太阳之邪传入,即与宿食相结而成硬满燥实坚的腑实证,故云胃家实是也,也就是说这种阳明病的成因在胃。

(3) 由误治而成的阳明病。邪传少阳,本应用和法治之,今反用汗、利小便之法,使胃肠津液损伤,以致少阳之邪乘虚入于阳明,因肠胃津液不足,大便干燥,艰涩难出,故此种阳明病的成因在于少阳病之误治,而谓之少阳阳明病也。

### (三) 阳明病外候的主要症状

问曰:阳明病外证云何?答曰:身热,汗自出,不恶寒,反恶热也。(182)

"身热,汗自出",是因里热太甚,使大便难或不大便,热无出路,逼津液外泄。"不恶寒反恶热",是因外无太阳表邪,热邪传里,热势炽盛,形成热气充斥内外。

### (四) 阳明病外候的特点及自罢的机转

问曰：病有得之一日，不发热而恶寒者，何也？答曰：虽得之一日，恶寒将自罢，即自汗出而恶热也。(183)

问曰：恶寒何故自罢？答曰：阳明居中，主土也，万物所归，无所复传，始虽恶寒，二日自止，此为阳明病也。(184)

两条合并起来读，更易理解。

恶寒将自罢的原因：本经自感外邪，初期表气被阻，阳热不能即时外达，故有轻微之恶寒感觉，稍久则阳热外达，其恶寒即行自去，这与太阳主寒水之气的性质不同，故阳明经表寒之证，可以不药而自罢，现出本经性质的"汗出而恶热也"。

恶寒自罢的机转：是用《内经》取类比象的理论和五行学说来解释的。其理由是胃为阳土，位居中央，化水谷生五味以营四旁，因之四旁有疾皆能入胃，如土能生万物，万物又重归于土，即"万物所归，无所复传"之意。在中医界有治伤寒的传统经验，各经之邪，传入阳明，多是一下而愈，再无传经之患。又因阳明为多气多血之经，阳气素胜，胃又为阳土，传入之邪，即从燥化热化，故尔"始虽恶寒，二日自止"也。

### (五) 阳明病的脉象

伤寒三日，阳明脉大。(186)

太阳伤寒第三天上，如果传入阳明，其脉必有大象。这是根据《内经》六经传变的一日太阳，二日阳明，三日少阳等次第而来。

但阳明病的成因有三种，其脉各有不同，即不论其为太阳阳明的浮大，正阳阳明的洪大，少阳阳明的弦大，都不能没有大脉的存在。这也是由于阳明的生理特点为多气多血，病理特点为表里皆热。阳明具有阳气最旺、正盛邪实的特点，故其脉大而有力。

### (六) 阳明病解除时间的预测

阳明病，欲解时，从申至戌上。(193)

根据《内经》天人合一的学说，在每天申酉戌三个时辰，即北京时间15—21时，是人体内阳明经气最旺之时，也是天地气候阳明气当令之时，此时人体经气得天地旺气之助，可以奋起驱除潜留在体内的邪气。

◇ 小结六

为了便于理解，小结如下。

阳明病性质：胃家实，即经腑皆是实热证。

成因：太阳经传入的为太阳阳明，本经受感的为正阳阳明，少阳经传入的为少阳阳明。

外候表现：身热，汗自出，不恶寒，反恶热。

与太阳病外候不同点：本经受感时，有轻微的短暂的恶寒，可以不药自罢。

脉象：浮大、洪大、弦大。总的不离大脉，故云阳明脉大。

欲解时刻：申酉戌三个时辰，即北京时间15—21时。

## 三、阳明病经证证治选例

### （一）白虎汤证证治选例

伤寒脉浮滑，此表有热，里有寒（林亿认为寒应作热），白虎汤主之。（176）

此条是以脉测证之例。关于此"寒"字，注家说法不一，有的认为是"邪"字，有的说是"热"字，今从文义及脉证治相对的现实观点，"热"字为是。

伤寒如是表证未解，其脉是浮紧，今脉为浮滑，浮为外表，滑是热象，说明寒邪已从热化，而且充盛内外，故云"此表有热，里有热"。

以脉测证，必有恶热、自汗的外候，烦渴引饮及欲饮冷的内症。因未经治不如法或误治，其津液未伤，正气未损，故必用辛寒大剂，白虎汤以消解内外之热。

○ 白虎汤方

知母六两，石膏（碎）一斤，甘草（炙）二两，粳米六合。

上四味，以水一斗，煮米熟汤成，去滓，温服一升，日三服。

今录柯韵伯的原解如下：石膏辛寒，辛能解肌热，寒能胜胃火，寒能沉内，辛能走外，此味两擅内外之能，故以为君；知母苦润，苦以泻火，润以滋燥，故用为臣；甘草、粳米调和于中宫，且能土中泻火，稼穑作甘，寒剂得之缓其寒，苦剂得之平其苦，使二味为佐，庶大寒大苦之品，无伤损脾胃之虑也。煮汤入胃，输脾归肺，水精四布，大烦大渴可除矣。粳米，系大米的一种。

(二) 白虎加人参汤证证治选例

伤寒脉浮，发热无汗，其表不解，不可与白虎汤。渴欲饮水，无表证者，白虎加人参汤主之。(170)

此条文是用前后两段互证的文法，以辨别白虎汤和白虎加人参汤的例证。

从"伤寒脉浮，发热无汗"证脉的叙述，可以明显看出是麻黄汤的太阳表证，而又云"其表不解者，不可与白虎汤"，这就示人已经有"无寒唯热"的疑似证了。因太阳伤寒，主症是恶寒发热，今只述发热，而恶寒消失，说明寒已热化，发热已有大热之势；言脉浮而不言紧，已示人脉已有浮滑之变；言其表不解，是重在"无汗"，尚未成"自汗"之表里俱热之象，故云不可予白虎汤。

"渴欲饮水，无表证者"，前段无渴饮，是里热不甚，今转为渴饮，且近烦渴引饮之势，已有热伤气阴的大热恶热将见，无表证者，是说无汗已成为自汗，此热甚迫液外泄，非表邪外束和表阳虚的表证。

由此对比，前段尚未成表里俱热证，故不可用白虎汤，后段虽成白虎汤证，但有耗阴伤气之势，故用白虎加人参汤主治为全面。

伤寒若吐若下后，七八日不解，热结在里，表里俱热，时时恶风，大渴，舌上干燥而烦，欲饮水数升者，白虎加人参汤主之。(168)

此条是误治而造成阳明证之例。

"七八日不解"，在太阳伤寒，应用麻黄汤以汗之，今不用汗法，而用吐法，病不除又用下法，致使经过七八天的时间病仍不好。关于此"不解"，注家意见不一，有的认为是表不解，有的说是病不解，我们从全文之义来看，还是病不解为正确。

"时时恶风"是营弱卫强的征象呢？还是大热的征象呢？从表里俱热，可知必有大汗，是表气虚而恶风。

因病日久，又经吐下误治，津液必是大伤，正气必有所损，故必用辛寒大剂以清泄内外表里之热，加人参生津补气，以达正复邪除之目的，所以用白虎加人参汤主之。

## (三) 阳明病清法的变证证治选例

阳明病，脉浮而紧，咽燥口苦，腹满而喘，发热汗出，不恶寒反恶热，身重。若发汗则躁，心愦愦反谵语。若加温针，必怵惕，烦躁不得眠。若下之，则胃中空虚，客气动膈，心中懊憹，舌上苔者，栀子豉汤主之。(221)

若渴欲饮水，口干舌燥者，白虎加人参汤主之。(222)

若脉浮发热，渴欲饮水，小便不利者，猪苓汤主之。(223)

由于三条的文义相连，故连起来讨论。

初病原有症状的分析。①"脉浮而紧"，已指明是阳明病，反云脉浮而紧，别于常例之脉浮紧，则此紧象之脉，亦有其不同常例之义，尤其"而"字在条文中，仲景常在有特殊情形下始用之，这在全论中可以体会到，在注家中也有人说过。紧脉与促数、滑数之脉有近似之象，在医书中亦有"邪实而脉紧"的记述。因这种现象究系少数，不是太阳伤寒脉浮紧的常例，故使人难解，注家意见不一。我们从整个原病症状来看，已是阳明热邪亢盛，认为浮是阳盛，紧是邪实，亦无不可；认为是浮滑，前面(176)条已有记述。要通达变，脉证互参，不必固执浮紧必为太阳伤寒表证未解之脉。②"咽燥口苦"是里热耗津，不能滋润于上。③"腹满而喘"是里热亢盛，内而烦满，上损肺阴，形成腹满气粗如喘。④"发热汗出，不恶寒反恶热"是阳明大热的特征，为临床辨证要点，是热势充斥内外的表现。⑤"身重"，阳明主肌肉，壮火能食气，气伤则力不足，故身困重或烦重。

从以上的证脉分析，确系阳明经热炽盛之象，用白虎汤清解最宜，今反用汗、下、温针妄治，造成了一系列的变证。试看误治后的各变证如下：①误汗后，由于大发其汗，液耗津伤，伤其阳，则躁动不安；损其阳，则心神昏愦，胃燥成实则谵语胡言，总之是热秽之气上熏所致。②误加温针后，出现了心悸动惕不安，欲睡不能的烦躁不得眠的症状。这是用温针以火助热，灼伤阴津，阴血受损，阳热之邪泛滥，内犯心神，使心神不安之故。③误用攻下法后，由于热邪在经，尚未入腑形成燥结之证，下之可能去部分有形之结滞，其未燥结之滞热，可造成三种变证转归。一则下之，使胃中空虚，热邪余留上焦，扰动胸膈之间，致使心神受扰，而感心中懊憹（懊丧悔恨，失去自信、不安之意）；又因胃邪已去，胃气初复，上感于舌，而生白薄微黄之舌苔，也是余邪留扰上焦的一个明证，这予用栀子豉汤，轻宣上焦邪热为治。一则下之，胃实虽去，胃液受伤，余热留胃，燥热互因，津液更耗，以致渴欲引水自救，仍然口干舌燥，加之经热仍盛，造成经腑热滞之证，这就宜用白虎加人参汤以清热生津、扶正祛邪为治。一则下之，肾阴胃液受劫，肾主二便，胃溢津气，今皆受损，以致水气不行，而见小便不利；胃津不能滋润，而有渴欲饮水；因虚热尚盛，故仍脉浮发热。这就须用育阴利水、清热滋燥的猪苓汤治疗。

○ 栀子豉汤方

栀子（擘）十四个，香豉（绵裹）四合。

上二味，以水四升，先煮栀子，得二升半，内豉，煮取一升半，去滓，分为二服，温进一服，得吐者，止后服。

栀子味苦性寒，能清心中烦热及郁结之火；豆豉经窨，轻清升散，有清热作用，并主心中懊憹。二药相配，能彻胸中邪热，为宣郁除烦良剂。窨音印，把小黑豆放在地窨内，发酵生毛，有香味出即成。

○ 猪苓汤方

猪苓（去皮）、茯苓、泽泻、阿胶、滑石（碎）各一两。

上五味，以水四升，先煮四味，取二升，去滓，内阿胶烊消，温服七合，日三服。

猪苓、茯苓淡渗利水，泽泻、滑石清热利水，阿胶滋阴，合之为育阴清热利水之剂。

◇ 小结七

通过以上条文的选读学习，对阳明病的经证证治，可以初步掌握其梗概，为了便于回顾，兹小结如下。

对热的程度，可有烦热、燥热、恶热等不同热象，但有大热之意。汗有自汗、大汗之异，均有蒸蒸汗出之象。渴有渴、烦渴、燥渴之不同，均有欲饮之意。饮有欲饮、频饮、饮不休之异，均有饮而不能解渴之象。腹满有腹满、脘腹满、腹满而喘等不同，但无硬满而痛之感。二便有小便利、大便硬，但没小便不利、大便结块。脉象有浮滑、浮数、浮紧之不同，但均有洪大之象。治法原则上是清法，可有4种。①白虎汤：辛凉重剂，能清解大热，但表不解及解后里热甚者，不可轻用。②白虎加人参汤：在热甚伤津的情况下，适于使用。③栀子豉汤：须在汗、吐、下后，余热留扰胸膈，有"心中懊憹"时使用，是宣散虚烦之良剂。④猪苓汤：阴虚内热，有小便不利、渴欲饮水时用之，若汗多烦渴者禁用。

# 四、阳明病腑证证治选例

## (一) 承气汤证脉证

病人不大便五六日,绕脐痛,烦躁,发作有时者,此有燥屎,故使不大便也。(239)

此证重点在"绕脐痛"。燥屎结滞肠内,壅塞不通,肠气上下行,即肠蠕动正反出现,腑气不能下行故痛时作也。热邪内盛,燔灼气阴,阴阳失平,故时出现阳烦阴躁之烦躁证。"发作有时"指两种现象,一指腹痛发作有时,即上述肠气上下行所致;二指日晡所发潮热。

伤寒四五日,脉沉而喘满,沉为在里,反发其汗,津液越出,大便为难,表虚里实,久则谵语。(218)

此条重在脉。脉沉为病邪传里,阳明腑受热实燥结,里实已成,其脉必沉而有力。

"喘满",燥结之实,阻滞胃肠,气结不通,则腹感满;热浊秽气,上干于肺,肺与大肠互为表里,故腹满气粗似喘。

"反发其汗",里热结实,应下而反汗,津液更因误汗而外泄,肠胃阴津更伤,燥热相结更实,肠壁黏滑越差,大便传出艰难,以致表虚更甚,里实越坚,秽热上熏,犯扰神明,故尔神志不清而谵语胡言。何韵伯云:"多汗是胃燥之因,便硬是谵语之根。"由此可以看出发汗→胃燥→便难→谵语是有其连锁性关系的。

## (二) 调胃承气汤证证治选例

太阳病三日,发汗不解,蒸蒸发热者,属胃也,调胃承气汤主之。(248)

此条着眼点在"蒸蒸发热"的热型。发汗原为解热,今汗之热势反甚,由发热而反为内外热如蒸笼之热,其故何在?试看其病程已三日,必有传经之象,汗之徒伤津液,致使热邪入腑,形成胃热燥结之证,故云"属胃也"。

从其病证形成,仅系胃燥热结,尚未至大实之状,只需泄热润燥,和胃气则可,故云调胃承气汤主之,意在祛胃中之邪,而不伤胃之正气也。

○ 调胃承气汤方

甘草（炙）二两，芒硝半升，大黄（清酒洗）四两。

上三味，切，以水三升，煮二物至一升，去滓，内芒硝，更上微火一二沸，温顿服之，以调胃气。

大黄苦寒泻下，荡涤实热；芒硝咸寒润燥，通便软坚；甘草甘以缓中，调和硝黄。

本方适用于燥实内阻而痞满较轻，燥屎结而未甚之证，故不用行气的枳、朴。本方虽是硝黄同用，且芒硝之量大于大承气汤，由于未配行气之品，且有甘草之缓性，故泻下之力已减。在服法上，温顿服之，取其留在胃肠，发挥其清热润燥作用，达到热清燥润、胃津回复、胃气自和、胃调则诸气皆顺之目的。故名调胃承气汤也。

伤寒吐后，腹胀满者，与调胃承气汤。（249）

此条是说用吐法后，胸脘间之邪已去，但尚腹部胀满，是肠中有实邪留滞，腑实之证尚轻，无须急下，用调胃承气汤微和胃气则愈。

阳明病，不吐不下，心烦者，可与调胃承气汤。（207）

吐后心烦谓之内烦，下后心烦谓之虚烦。今未经吐下而心烦，是胃有郁热的郁烦，即所谓的实烦。予本汤清泄胃脘部之郁热，则心烦自除而愈。

伤寒十三日，过经谵语者，以有热也，当以汤下之。若小便利者，大便当硬，而反下利，脉调和者，知医以丸药下之，非其治也。若自下利者，脉当微厥，今反和者，此为内实也，调胃承气汤主之。（105）

此条证是用法对而药不如法的证治。

"过经"，传过一经，谓之过经，本证即传过太阳经而至阳明经。十三日是按太阳本经自行其经之规律是七日，挨经次第而传是六日，均该自愈，而病不好，出现谵语是热邪传入阳明之腑实的明证，当用承气下之自愈。"丸药"是当时民间流传的峻下丸剂。据王肯堂说所谓神丹，乃甘遂之类，或云巴豆，均系一种温下丸剂。"脉调和者"是指脉证相符，即脉为滑实或实大，与内实之证相合。"调和""反和"，意义相同。"微厥"是脉初来大，渐渐小，更来渐大的一种虚寒脉象。成无己又作"脉微而厥"解，即脉微而四肢厥冷之意，亦是虚寒之脉证。故文云"若自下利者"，多为虚寒下利，"脉当微厥"。

本条主要是说，胃家实之承气汤证（谵语），医者用的法对而方药不对（温下丸药），造成旁流溏垢，其内实仍在（脉调和者）。若是虚寒下利，脉应微厥,今脉反调和,与内实热证相符,本应用急下存阴的大小承气汤,但考虑到已经过丸药峻下,虽内实未去,而中土已伤,且燥屎的坚结程度不会太甚,故用调胃承气汤和其胃气,下其燥热之结为宜。由此证之治,可以体会到辨证之细,用法之活,考虑之周,对患者负责之诚,值得我们学习!

### (三) 小承气汤证证治选例

太阳病,若吐若下若发汗后,微烦,小便数,大便因硬者,与小承气汤和之,愈。(250)

"微烦",在经吐、下、汗后,太阳表证虽解,但使津液受损,以致胃腑干燥,热传阳明,燥热虽结不甚,热秽上扰心神不剧,故烦而甚微也。"小便数",如体液伤甚,小便宜少,今小便数,足证津液正气尚可,大便虽因硬,尚未至燥实坚结,虽可有腹满痞塞之感,但未成绕脐痛之滞,故只需予小承气汤和胃通便则愈。

〇 小承气汤方

大黄四两,厚朴(炙,去皮)二两,枳实(大者,炙)三枚。

上三味,以水四升,煮取一升二合,去滓,分温二服。初服汤当更衣,不尔者尽服之,若更衣者,勿服之。

大黄苦寒泻下,以通肠道;厚朴苦温行气,以除胀满;枳实味苦微寒,消结行痞。

服法强调中病即止,勿使攻伐太过。适应证为胀满痞实,便闭而燥屎将结之际,能起到通便消痞除满的作用。

附:黄龙汤方(明代陶华《伤寒六书》,原书未著分量)

大黄三钱,芒硝四钱,枳实二钱,厚朴一钱,甘草一钱,当归三钱,人参二钱。

煎法及用法:水二盅,姜三片,枣二枚,煎之后,再入桔梗一撮,热沸为度。老年气血虚者,去芒硝。

主治热病应下失下,心下硬满,下利纯清水,谵语,口渴,身热,正虚邪实者。或素体气血亏虚,患阳明胃实之证,或因误治致虚,而腑实犹存者。陶氏制此方,即大承气汤加味,用治热结旁流,为急下存阴之剂,后世遇胃肠正虚邪实之证,多用之良效,但也必须随证加减。

阳明病,其人多汗,以津液外出,胃中燥,大便必硬,硬则谵语,小承气汤主之。若一服谵语止者,更莫复服。(213)

本条"其人多汗"为重点症，与上条"小便数"同义。"谵语"为服药的尺度。

"其人多汗"，因汗为津液，汗多则津液少，津液少则大便越硬，便结热盛，秽热上扰神明，故谵语胡言。用小承气汤以泄热通肠，行气消胀，和胃除痞，则自愈。

若一服谵语止者，更莫复服，示人适可而止，中病为度，莫过服徒伤正气。言外之意，尚有如一服胡说不止者，可更服。

阳明病，谵语发潮热，脉滑而疾者，小承气汤主之。因与承气汤一升，腹中转气者，更服一升。若不转气者，勿更与之。明日又不大便，脉反微涩者，里虚也，为难治，不可更与承气汤也。（214）

此条证之着眼点在"脉滑而疾"，四字中又重在"而"字之义。在本论中，细察凡有"而"字的语词，均有不肯定之意。因阳明病，谵语乃是小承气汤证，今发潮热，已是大承气汤证了。反用小承气汤主治，即因其脉象有问题。脉滑固是热象，如真系热结燥甚，必为滑而有力之数脉；疾为快速，有超数之意，在中医中有"六数七疾八快"之说。因之常有两种转归可能，一是邪实正虚之衰竭现象，如心肌梗死之血压低、脉搏数，此数即中医的快疾脉；二是邪实正尚不虚，身体努力驱邪抗病的表现。

在此一时不能做出正确诊断的情况下，仲景在言脉时，不曰滑疾，而云脉滑而疾；在治疗上又用试探之法，不用大承气汤而主用小承气汤；并用待时观察，看其"明日"的变化办法，结果"又不大便"。若真是正盛邪实的燥结未行，脉应滑疾有力，今反"微涩"，因微为气虚，涩为血少，在这气血皆虚的病体中，补正碍邪，祛邪伤正，故云"为难治"，不可更予任何的承气汤，须另想其他妙法了。从此条文的证治中，可以看出仲师的精细入微，虚心之至的医术了！

古医有"脉有余而证不足则从证，脉不足而证有余则从脉，因不足常真，有余多假"的理论。本条开始脉证相符，应用大承气汤，但因脉显有余，采用了从脉的办法。同时又运用了"大实有羸状，至虚有盛候"的原则，用试探观察理论联系实际的考验法。结果脉证之虚象毕露，唉为难治，不出方剂，正是要医者对患者去细心地随证施治，避免后人对所出方剂奉为金科玉律而坏事的苦心了！如前小承气汤方后所附的陶节庵氏黄龙汤方，即给出很好的说明和回答。

## （四）大承气汤证证治选例

阳明病，谵语有潮热，反不能食者，胃中必有燥屎五六枚也；若能食者，但硬耳，宜大承气汤下之。（215）

"宜大承气汤"应在"胃中必有燥屎五六枚也"句后。若能食者，但硬耳，则宜小承气汤。

"反不能食者"，是说一般应该能食，此根据《内经》"胃热则消谷善饥"的理论来说的。但胃热到了谵语、潮热时期，已成为燥热结实的胃家实阶段，津液大伤，气化不能下行，必急用大承气汤清热滋燥，软坚通便，以祛亢极之阳，而救垂绝之阴。

潮热是发热有定时，如海水泛潮之有定时。阳明病的潮热，是指每天申酉戌三个时辰，即北京时间15—21时。也有说"日晡所发潮热"，是指在日晡前后发热更厉害，与潮热同义。

汗出谵语者，以有燥屎在胃中，此为风也。须下者，过经乃可下之。下之若早，语言必乱，以表虚里实故也。下之愈，宜大承气汤。（217）

此条之着眼点在"汗出""此为风也""以表虚里实故也"。

试观"汗出谵语者，以有燥屎在胃中"，此明显的阳明腑实证，正是大承气汤的适应证，而特指出"此为风也"，则必有风证之存在了。

太阳中风，是营弱卫强，汗出、恶风二症，为普通必见之症，其汗出病机，是由皮毛不固的表虚导致，汗之来源微而浅；不是阳明由于内外皆热，迫津外泄的通体津津自汗，其热是蒸蒸发热。太阳中风，必有汗出恶风，而阳明汗出，则少恶风。由此可判定此证此时之汗出，尚非津津自汗，且兼有恶风之症，显示其表邪尚未完全传里，故云"此为风也"，以示尚有表邪未尽，虽有须下之里实，尚未可攻下，须待表邪全部传里，乃可下之。下之愈，宜大承气汤。

若不待表邪尽传入里而早下之，必使津液更伤，燥结更甚，热秽之气，上熏心脑神明，必使意识错乱，大有弃衣而走，登高而歌之势。

又恐人对此"语言必乱"理解不够，认识不足，特提出"以表虚里实故也"以说明"此为风也"之诊断正确，"若早下之"的危害性很大。

○ 大承气汤方

大黄（酒洗）四两，厚朴（炙，去皮）半斤，枳实（炙）五枚，芒硝三合。

上四味，以水一斗，先煮二物，取五升，去滓，内大黄，更煮取二升，去滓，内芒硝，更上微火一两沸，分温再服，得下余勿服。

以大黄为君，荡涤实邪，泻下结热；臣以枳、朴，疏通肠道闭塞之气，使大黄攻下之功更著；佐以咸寒之芒硝，以润燥软坚。故本方为阳明腑实痞、满、燥、实、坚五实俱备之峻下急救存阴之良剂。

发汗不解，腹满痛者，急下之，宜大承气汤。（254）

发汗不解，是说太阳病经发汗后，表虽解，而又出现了腹胀满痛的病，这是邪热迅速传入阳明之腑，与胃肠内存留之物，互相燥结，成为燥屎之内实证，须急用大承气汤下之，以急救其将涸竭之津液。

腹满不减，减不足言，当下之，宜大承气汤。（255）

此条是说实性的腹胀满和虚性的腹胀满的不同点。

实性的腹胀满，是不会有大减轻，即使有稍微的减轻，也不会有多大的区别，这急需用大下以救其阴竭之险；若对虚性的时轻时重腹胀满，就不能用急下之法了。

病人小便不利，大便乍难乍易，时有微热，喘冒不得卧者，有燥屎也，宜大承气汤。（242）

此条是热结旁流的治法。

"病人"是指患阳明腑实证的患者。言外之意，必有阳明"四大""五实"证中的某些症状。"小便不利"是小便不通畅，出现涩痛，色黄红少，以及尿道灼热等症，这是热邪内郁，耗伤水液之故。"大便乍难乍易"，由于燥结肠干，便出燥屎很难；又因胃气受损，在渴饮水液之后，一时运化失常，水液直走肠间，便出纯青污浊水，故又感乍易，此即中医中的"热结旁流"证。

时有微热，可能有两种情况：一是与潮热对比而言，显得时热时不热；二是机体衰弱，热邪内伏，不能反映于外。"喘冒"，由于燥实内结，腹胀硬满，膈肌运动受限；同时肺润失常，形成气粗如喘；又因热盛上壅，以致头脑昏晕眩冒。"不得卧者"，燥屎内结，胃肠气阻，胃气不和，致使诸气失常，即中医中"胃气和则诸气顺"之义，合《内经》"胃不和则卧不安"的原则。

中医认为阳明病的"热结旁流"证，比不大便的内结更为危重。因为内有热邪伤津，又兼津液便出体外，体液受到双重耗伤，如不急下其燥屎病根，则会造成阴竭阳脱的险恶病变，故历代医家都主张"急下存阴"为唯一的治疗大法。

伤寒六七日，目中不了了，睛不和，无表里证，大便难，身微热者，此为实也，急下之，宜大承气汤。(252)

此条是正虚邪实的证治选例。

"无表里证"是指既没有太阳伤寒的表证存在，也见不到太阳传经的少阳里证。"目中不了了，睛不和"是形容患者的眼目无精打采，视物不敏，目色无神的衰疲现象。

由此短暂的病历，轻微之外候，何以知其为危恶之重证呢？危机在于"目中不了了，睛不和"之出现。试观《内经》对病与目的关系，如"视其目色以知病之存亡也""五脏六腑之精气皆上注于目""肝受血而能视""热病……目不明，热不已者死"等论述，结合现证"无表里证"来分析，就需考虑到病入阳明的情况了。但现在见到的"大便难，身微热"之阳明证，可以肯定有"至虚有盛候""虚中有实象"的病机存在。同时两者也是"阴竭阳亢"的表现，故云"此为实也，急下之，宜大承气汤"。

为了使人对别人要灵机应变，在决定诊断和治疗下，而留有观察商酌之余地，故云宜大承气汤，而不云主之，实有深义在焉！

◇ 小结八

通过以上三承气汤证治选例的学习，我们可以初步掌握阳明腑实证的辨证论治梗概，对全局的了解，有待于日后的全部学习，现在只不过是个开门引路而已。兹将三证的要点，分述如下。

(1) 调胃承气汤证：本汤是和胃的缓下法，适用于热邪将结之时。脉不浮而实大。症见蒸蒸发热，心烦，或郁烦微烦，谵语，小便数红赤，大便秘结，或便溏垢，腹微满或胀满等。

(2) 小承气汤证：本汤是和下法，适用于热邪虽结，尚不太甚时。脉滑疾，是在脉沉的基础上出现的。症见微有潮热，汗多，微烦或烦躁，腹胀满，大便硬，小便数，能食等。

(3) 大承气汤证：本汤是峻下法，适用于燥屎已成之际或之后。脉沉迟，实大，或迟而滑。症见潮热，汗出多，喘冒不能卧，手足漐然而汗，谵语，不能食，懊憹，烦不解，目中不了了，睛不和，循衣摸床，腹满痛，绕脐痛，大便硬，肠部有燥块屎可摸到，小便数，或自利纯青色清水等。

# 辨少阳病脉证并治

## 一、少阳病概述

少阳病的性质：半表半里，热证。

太阳经是人身的外围，循行在人体的背部，故外感风寒后，其症状为脉浮、头项强痛、恶寒、发热等，是正气抗邪于肌表的反映，所以是表证。阳明经循行于人身之前，其腑为胃，位体内之中部，故受病邪的侵袭后，其症状为不恶寒、反恶热、身热自汗、腹胀痛、便秘等，是邪热传里的内实证。少阳经循人身之侧，其腑为胆与三焦，位居脏腑之外、体表之里，既未达太阳之表，又未至阳明之里，其症状为口苦、咽干、目眩、寒热往来、胸胁苦满、默默不欲饮食、喜呕等，故为半表半里证。

少阳与六经的关系：外邻太阳，内连阳明，与厥阴肝胆为表里，故其受病多来自太阳，向阳明、厥阴方面发展，有时也转为太阴病或少阴病。

## 二、少阳病脉证大纲

### (一) 少阳病提纲

少阳之为病，口苦，咽干，目眩也。(263)

历代注家对此提纲有不同的看法，有人认为不足为提纲，有人认为症状不够齐备，但各有其一定的说法和佐证。只要从本经的生理病理方面全面地去认识时，则显得各有其片面之处了。

先从生理方面来略说一下。足少阳胆，既是六腑之一，是清净之器，又是奇恒之腑，有似脏非脏、似腑非腑之特性，是易寒易热同时又怕寒怕热的敏感地带。手少阳三焦，是全身肌膜、网膜、油膜之属，既是全身大气通会之路，又是输布全身津液之沟渎，故称为决渎之官。肝胆相连，互为表里，胆为少阳相火，为火中温和之热。肝为厥阴之脏，是阴尽阳生之始，其阳为初生之骄阳，有如星星之火，肝木为阴气将尽之枯木，遇火即可有燎原之势，故又称为龙雷之火，说明人身既可受其益，又可受其害。

再从病理机制方面略述一下。由于少阳经腑之性质属热，一有外邪侵袭，极易热化，迫使胆气上逆，则为"口苦"；三焦为气、血、津液通输之路，一遇热邪耗伤，则表现出津液不足之象，先见于不表不里之清窍口咽部为"咽干"；肝胆为龙雷之基地，有热邪触动，最易使火热上壅下迫，肝开窍于目，少阳经脉上荣于目外眦，火性上炎，故少阳病"目眩"为常见之症。

有人提出应把"往来寒热，胸胁苦满，默默不欲饮食，心烦喜呕"四大证列入提纲，这种观点是不正确的。因为既为提纲，是无时不存在于少阳病的。所说四大症状，往往是时有时无的。所以历代医家常谓"柴胡证只要四大症状见一症，即可用柴胡汤，不必悉具"，足可证明。

(二) 少阳病脉证辨治选例

少阳中风，两耳无所闻，目赤，胸中满而烦者，不可吐下，吐下则悸而惊。(264)

此条是少阳病禁治例。

"中风"是指外感之病邪。"两耳无所闻"，少阳经脉循身侧胸胁上行，循于头侧，营养耳目，少阳风火之邪，阻塞经脉故也。"目赤"，少阳火邪上炎所致。"胸中满而烦者"，少阳风火相煽，壅郁胸胁，心阳不伸故也。邪在少阳，治宜清和，如妄用吐下，伤其胸中气阴，使心外无胸中大气支托，内缺足够阴血营养，故必出现悸动惊恐之证。

郭白云谓："当服柴胡加龙骨牡蛎汤。"特录此以作救误时参考。

伤寒，脉弦细，头痛发热者，属少阳。少阳不可发汗，发汗则谵语，此属胃。胃和则愈，胃不和，烦而悸。(265)

既云伤寒，如邪在表未解，脉应浮紧；今为弦细，则邪入少阳矣。但弦固为少阳之脉，而细则有邪衰之义。不言头项强痛，而只言头痛，则必为两侧头痛，只言发热，不言往来寒热，亦不言恶寒，则寒随少阳热化明矣。邪居少阳，治宜和解，如误用汗法，徒伤津液，津伤胃燥，热结阳明胃腑，热邪上熏，犯扰心脑，故尔神识不清、谵语胡言。病源在胃，予调胃承气汤以泄热和胃，则病自愈。如若胃不和而出现烦躁且心悸动不安时，则与少阳经气不清有关，可用大柴胡汤泄阳明之热，和少阳之邪，其病可解。

(三) 传经不传经与少阳病欲解时选例

伤寒三日，三阳为尽，三阴当受邪，其人反能食而不呕，此为三阴不受邪也。(270)

按传经次第，三日三阳经尽，三阴当受邪，三阴中太阴首当其冲，如太阴受邪，当见"腹满而吐，食不下，自利，腹痛"等症；若邪留少阳，亦应有"心烦喜呕，默默不欲饮食"等症；今反能食不呕，足以说明太阴气胜不受邪，少阳之邪亦解也。

伤寒六七日，无大热，其人躁烦者，此为阳去入阴故也。(269)

此条之着眼点是无大热。

三阳经之热势：太阳恶寒发热；少阳往来寒热；阳明身大热、恶热。今证是无大热，系有微热。微热是三阴热势之常，这是三阴受邪之一征。

"躁烦"按一般病理机制来说，阳盛则烦躁，或但烦不躁，或先烦后躁，并内外热甚，乃属有根之火势，即非由于阴虚而显得阳盛，是在原来阴阳相对平衡的基础上而阳热增盛的实热现象。阴盛则躁烦，但躁不烦，或先躁后烦，且外现微热，乃属无根之火势，即在原来阴阳相对平衡的基础上，由于阴虚而显得阳盛之意，故此热型为微热型，此即常说的实火实热与虚火虚热的根本不同点。

根据上述阴阳盛虚的病理机制，以及《内经》"邪之所凑，其气必虚"的原则，则此条有躁烦证之出现，又是三阴受邪之一征了。

伤寒三日，少阳脉小者，欲已也。(271)

此条重点在脉小。

太阳伤寒，已到三天，如传少阳，其脉应弦或大，今脉小者，为邪解病愈之候。因脉小是对脉大而言，《内经》有"大则病进，小则病退"的说法。但必须是在热退身安、能食不呕的情况下，才能说是脉证相符、病欲已。如果有高热神昏，脉小则是阳证见阴脉的正衰邪胜危重表现。或出现四肢厥冷，脉虽小，又是病入三阴的征象。

再次强调，在学此文字（简奥的《伤寒论》）时，不能用直观的方法去学，必须广开思路，多方考虑，用辩证的正反两面、统一矛盾的规律去学，才有可能得其真谛。

少阳病，欲解时，从寅至辰上。(272)

因早上寅卯辰三时，即上午3—9时，是本经当旺之时，体内与体外大气相应，抗力加强，驱邪力盛，故可于此时病解。

## 三、少阳病柴胡证证治选例

### （一）小柴胡汤证证治选例

伤寒五六日中风，往来寒热，胸胁苦满，默默不欲饮食，心烦喜呕，或胸中烦而不呕，或渴，或腹中痛，或胁下痞硬，或心下悸、小便不利，或不渴、身有微热，或咳者，小柴胡汤主之。（96）

此伤寒是指广义的伤寒，即指外感一切热病。本条之意，是说在外感热性病，经过五六天的时间，而出现了中风的征象，即偏于风热病的现象。其症状：①"往来寒热"，寒时不热，热时不寒的寒去热来、热去寒来的寒热型，而不是太阳表证的恶寒发热同时并作的现象。这是因邪踞表里之间的少阳半表半里区，与正气相争之时，外与阳争则热，内与阴争则寒，所以出现寒热交替，休作有时的寒热型。②"胸胁苦满"，胸胁为少阳经脉所过之处，今邪热壅于少阳经脉，经气不舒，故苦于满闷。③"默默不欲饮食"，默是静止之意，邪热郁于胸胁，上扰于心，心气不舒，使心情懒洋洋地不想言语，下扰于胃，胃气不和，使胃功能不振而不欲饮食。如邪在里（阳明胃）则不能食，在表（太阳）则能食，今邪在表里之间，故不想食，非不能食。④"心烦喜呕"，邪扰胆腑三焦，相火上炎，迫使心气不畅，故心烦不静；热邪引动胃火上逆，所以时时欲呕。所以本病出现上述四大证候，其总的原因，是邪踞少阳，正邪分争，以致风热壅扰，造成脏腑之间相互不和。

又由于人的肌体不同，在受邪后，各有其不同的反应，故有许多或然证的出现，分述于下：①胸中烦而不呕，邪聚胸胁，心气受扰，故胸中烦；胃气未受其引动，故不呕。②渴，津伤气燥，胃热独盛，胃津不能上润口舌，故渴也。③腹中痛，肝胆相连，引动木火亢盛，燥热伤阴，腹部脏器肌肉失于濡养，挛急收引故也。在中医中有"痛责之肝"的说法，也即木克土之意。④胁下痞满，邪聚少阳之募，或与水液相结。⑤心下悸，小便不利，水饮停蓄心下，上凌心则感心下悸动；中运失常，水气不能下行，故小便不利。⑥不渴，身有微热，里气和胃津足，故不渴；表邪未净，故常觉身有微热，非往来寒热之热。⑦咳，因本身肺寒，又逢热气上逆，必多出白泡沫痰。

○ 小柴胡汤方

柴胡半斤，黄芩三两，人参三两，半夏（洗）半斤，甘草（炙）、生姜（切）各三两，大枣（擘）十二枚。

上七味，以水一斗二升，煮取六升，去滓，再煎取三升，温服一升，日三服。若胸中烦而不呕者，去半夏、人参，加瓜蒌实一枚；若渴，去半夏，加人参，合前成四两半，瓜蒌根四两；若腹中痛者，去黄芩，加芍药三两；若胁下痞硬，去大枣，加牡蛎四两；若心下悸、小便不利者，去黄芩，加茯苓四两；若不渴、外有微热者，去人参，加桂枝三两，温覆微汗愈；若咳者，去人参、大枣、生姜，加五味子半升，干姜二两。

本汤能升清降浊，通调经腑，是和表里、转枢机之方，故为少阳病之主方。方中柴、芩和解少阳；半夏降逆止呕；参、姜、草、枣助正气以驱邪。柴胡疏肝木，使半表之邪得从外宣；黄芩清大热，使半里之邪从内彻；半夏豁痰饮，能降里气之逆；人参补气虚，能助升发之气机；甘草助柴、芩调和内外；姜、枣佐参、夏通达荣卫。相须相济，使邪不向内而从外解矣。

胸中烦而不呕是邪聚于胸膈而不上逆，热聚则不得以甘补，不逆则不须以辛散，故去人参之补、半夏之辛，加瓜蒌实之寒，以除热而荡实。渴者，因木火内盛，使津伤气燥。故去半夏之温燥，加人参之甘润、瓜蒌实之凉苦，以彻热而生津。腹中痛，是肝木克土，黄芩苦寒，不利脾阳，芍药酸寒，能于土中泄木，祛热邪而止腹痛。胁下痞硬者，是邪聚少阳之募，大枣甘能增满，牡蛎咸能软坚，有柴胡为引，能祛胁下痞硬。心下悸，小便不利，是水蓄心下不行，水饮得凉则停，得淡渗则利，故去黄芩加茯苓。不渴，外有微热者，是里和而表不解，故去人参之补里，用桂枝以解外也。咳者，肺寒而气逆也，《内经》云"肺苦气上逆……急食酸以收之"，故加五味子之酸收其逆气，干姜之温却其肺寒，因参枣甘壅不利于逆，生姜辛散不利于收，所以去之。

对本条文、本方义如能很好地学习领会，对中医的辨证施治、方药的加减，即能得其要领。

本太阳病不解，转入少阳者，胁下硬满，干呕不能食，往来寒热，尚未吐下，脉沉紧者，与小柴胡汤。(266)

脉沉紧者，各注家意见不一，有人认为是沉弦，有人认为未经误药，应舍脉从证。须知本病是由太阳传来，脉由浮变沉，紧弦相似，紧为邪实，是正确的理解。

若已吐、下、发汗、温针，谵语，柴胡汤证罢，此为坏病，知犯何逆，以法治之。(267)

此条似承上条而来，重点在坏病二字。

从"柴胡证罢"，可以看出原是柴胡证，妄用吐、下、汗、温针误治，以致耗伤津液，邪传入里，柴胡汤证症状消失，出现了阳明里实证的"谵语"，应用清下之法治之。但因再三误治，正气大伤，津液耗竭，已成坏病之类，机体反应不常，应当进一步弄清是犯经证"四大"和腑证"五实"的哪一类属，而采取针锋相对的治疗，万不可粗枝大叶从事。

伤寒中风，有柴胡证，但见一证便是，不必悉具。凡柴胡汤病证而下之，若柴胡证不罢者，复与柴胡汤，必蒸蒸而振，却复发热汗出而解。(101)

"伤寒中风"是说不管是伤寒、中风哪一类的外感病。

"但见一证便是"，诸注家意见不一，如成无己等认为是指或然证的诸症；程应旄等认为是提纲证；恽铁樵则认为是往来寒热一证；刘栋等则认为是前条（96）条中的四大证之一。我们从少阳篇中各条文综合来看，以及各个患者体质的强弱来考虑，以上四种见解均不够全面。因为"口苦，咽干，目眩"仲师既列为提纲，是在少阳病中必有之症，不过可以有程度上的轻重不同，而小柴胡汤证是柴胡证中的一类病型，因为尚有大柴胡汤之类的病型，不过小柴胡汤证是少阳病中的代表病型，其中四大证也可以说是柴胡证中的证型，但不是每个柴胡证都一定齐全地见到，这在少阳病的各条证中可以明显地看出来。因此，本条文提的"有柴胡证"是泛指各类型的柴胡证，所以"但见一证便是"，是指除提纲证外，再见小柴胡汤中四大证之一，为全面正确理解作参考。

"必蒸蒸而振，却发热汗出而解"，由于误下，正气有伤，得柴胡汤药力之助，正气亢奋，起与邪争，驱邪外出，故先感体内如蒸笼内之闷热，热气不能立时放出体外，暂时被郁皮层之内，所以此时振振害冷，不久则热透肌表，蒸蒸汗出，病邪随汗出而病即解。这种战汗情况，在临床上对于身体不好的人是常有的现象。医者事先说明为好。

(二) 小柴胡汤证有兼症的证治选例

伤寒四五日，身热恶风，颈项强，胁下满，手足温而渴者，小柴胡汤主之。(99)

此条是太、少并病治例。

"身热恶风"是太阳表证久久不解的风热证。"颈项强",颈是脖子两侧的部位,是少阳经脉循行所过之处,项是后脑下面的部位,是太阳经脉所过之处,这就显示出是太、少二经并病的征象。"胁下满,手足温而渴"是少阳病较重的表现。

"小柴胡汤主之",从这"主之"之辞,可知此证必有提纲三证存在,这是本论中常用的省笔法。综合分析,此证是太、少并病而少阳病偏重之证,已有热甚化燥伤津之势,虽有轻度表证未解,不能死守先汗常规以助伤津之热,故必用小柴胡汤外解在表之邪,内清在里之热,使三焦和解,太、少并病之证自除而愈。

太阳病,过经十余日,反二三下之,后四五日,柴胡证仍在者,先与小柴胡。呕不止,心下急,郁郁微烦者,为未解也,与大柴胡汤,下之则愈。(103)

此条是误治而成的少阳、阳明并病治例。

"心下急"是心口下胃脘部有急迫不宽快的感觉,这是胃家实的征象。"呕不止"是少阳证的征象。"郁郁微烦"是胸部郁满憋闷感,这和少阳病胸胁苦满是同样的意思。

综合病情,此条是太阳病误下造成了转入少阳的病,在用小柴胡汤和剂之后,病仍不解,成少阳未解、胃实已成之证。因少阳未解,不能用承气汤,胃家已实又不得不下,所以只有用大柴胡汤,使少阳、阳明同解。

我们从文中"柴胡证仍在者"一句,可以看出在"太阳病,过经十余日"的时间内,已经转入了少阳,此时应用和解而治的小柴胡汤,医者"反二三下之"的一误再误,伤耗津液,致使一部分热邪与胃燥相结,造成此少阳未解、胃实已成的大柴胡汤证了。

○ 大柴胡汤方

柴胡半斤,黄芩三两,芍药三两,半夏(洗)半升,生姜(切)五两,枳实(炙)四枚,大枣(擘)十二枚。

上七味,以水一斗二升,煮取六升,去滓,再煎,温服一升,日三服。一方加大黄二两。若不加,恐不为大柴胡汤。

因柴胡证仍在,所以仍主柴胡。但已见里实,所以加枳实、大黄。不用人参、甘草,虑其缓中恋邪。加芍药,取其约营存液之功。故本方为少阳、阳明表里同解之剂。医界中凡云大柴胡汤,都有大黄(《金匮要略》《肘后备急方》《备急千金要方》《外台秘要》所载本方均有大黄)。

"去滓,再煎"在煮法中不断出现,但多在误治之后而用之,这是因误治伤正,减少药之刺激,而取其混匀温和之气味也。

(三) 热入血室证

所以选读此证,是因为在妇女病中,常可碰到。

妇人中风,发热恶寒,经水适来,得之七八日,热除而脉迟身凉。胸胁下满,如结胸状,谵语者,此为热入血室也,当刺期门,随其实而取之。(143)

此条证是邪陷较深,用针刺泻邪法。

"经水适来"是妇女在患外感病时月经来潮,在七八日之后,出现了如下情况。"热除"是表证解除;"脉迟不浮"是邪入里之征;"身凉"是阳邪入里,表面无热之象;"胸胁下满"是少阳肝胆经脉阻滞所致;"如结胸状",非真正的结胸痛不可近,可能有刺样痛出现;"谵语",非感热而语言错乱,是如见鬼状的时发乱语之象。

综合病症经过,这是表邪乘经行血虚内入,瘀热结于胸胁,正气已无拒邪向外的动机,故治疗上既不宜汗,也不能用透表达里的和解法,更不是胃实谵语的承气法所宜,故只有用泻实的刺法,取期门以泄肝胆少阳之瘀热,热邪去而血自散矣。

妇人中风,七八日续得寒热,发作有时,经水适断者,此为热入血室,其血必结,故使如疟状,发作有时,小柴胡汤主之。(144)

张隐庵谓"经水适断"句,应在"七八日"后,甚为合适。

是当中风外感时,月经亦来,并有恶寒发热,到了七八天时,月经停止,仍发寒热,不过寒热变为定时,成往来寒热之势。这是热邪乘虚入于血室,与血相结,故使经水停断。但虽成热血相结之证,尚出现寒热如疟等少阳症状,说明正气犹有抗邪向外的动机,所以在治疗上则因势利导,用透里达表的小柴胡汤主治。必须知这里除有提纲证"口苦,咽干,目眩"等外,还必有"谵语",不然,则是一个太阳传入少阳证,而谈不上热入血室,因此,在用本汤时,要适当加入祛瘀活血药为宜。

妇人伤寒,发热,经水适来,昼日明了,暮则谵语,如见鬼状者,此为热入血室,无犯胃气及上二焦,必自愈。(145)

此条是热入血室,热随血去,可以自愈,不必如上二条之治疗。这是由体质不同导致转归不同的例子。

"伤寒,发热"是寒已化热,已不恶寒了。"经水适来"是血室空虚,热邪乘虚入于血室。"昼日明了，暮则谵语"，如见鬼状者，是邪未入腑，入于血室，而为阴争之象。若白天谵语，则为邪入阳明之腑的承气汤证，是阳争的表现。"无犯胃气及上二焦"是不要把谵语认为是胃腑实证而用承气汤去治，或把发热认为是表邪未解而用汗吐治法，是邪在下焦之意。"必自愈"是未经任何误治，正气未伤，其邪热自会随月经之行而外出，自行痊愈。

血室究竟是什么？各注家有不同的认识，大概可分三种：①认为是冲脉（成无己、方有执等）。理由是《内经》"女子……二七而天癸至……太冲脉盛，月事以时下"。②认为是肝脏（柯韵伯等）。理由是肝为藏血之脏，证不在少腹而在胁上，男子亦有此病（阳明蓄血证中亦有）。③认为是子宫（张景岳等）。理由是多言及妇女，兼与月经有关，《金匮要略》杂病篇及本论阳明篇中亦有热入血室病。

综合各家意见及上三条文之见症，认为是肝脏系统病较为全面，因肝为藏血之脏，与三焦之关系密切，且肝之经脉绕阴器，与子宫相通连，结合（143）条文证治，均是肝胆三焦之证，又特别是刺期门以泄肝；（144）条是少阳证，少阳治法；（145）条是热随月经外出而自愈，同鼻衄之红汗一样机转，是否正确，希作参考。

热入血室治验：小柴胡汤加味，钱璜加牛膝、牡丹皮、桃仁用于实证；许叔微加生地黄用于虚证；杨士瀛加五灵脂用于实证。

◇ 小结九

少阳病性质：半表半里，热证。

主证主脉：口苦，咽干，目眩。柴胡证：往来寒热，胸胁苦满，默默不欲饮食，心烦喜呕，脉弦。

正治方法：宜和解法，以小柴胡汤为主。

禁例：邪不在表，故禁汗；里不实，故禁下；胸中不实，故禁吐。

变治方法：邪实而正未伤，兼里证痞满甚者，用大柴胡汤以和而兼下。对兼里证的邪实而正已伤的柴胡加芒硝汤，兼表证的柴胡桂枝汤，兼里虚的先补后和及误下各证，均未选入，但只要细心研读，自不难举一反三耳。

对热入血室三证：①热结深，无太、少症状而胸胁满、谵语者，用刺期门以泻其实；②热结浅，邪据少阳，症状有寒热如疟时，仍用小柴胡汤以透里达表和解之；③无少阳症状，仍发热，且昼明了，暮谵语，月经未断者，则听其热随血去而自愈。

## 四、合病并病选例

三阳病在合病、并病方面是常见的病例,这是由于患者的体质和病邪的强弱及治不如法或误治而成,它的病情是复杂而相互交错的,在辨证上要特别细心全面才行,故选读数例,希望读者在自学全论时得以启发。

太阳与阳明合病者,必自下利,葛根汤主之。(32)

从仅一个"自下利"症,如何知是二阳合病呢?言外之意,必有脉浮、头痛项强、恶寒、无汗的太阳表证,同时又有下利的症状,才可肯定是二阳合病。试看在"自下利"三字之前,又加了一"必"字,就又示人以此非误治之下利,不是表邪内陷的下利,也不是三阴里虚不足的下利,是由于表邪无汗,邪不得外出,内迫阳明胃家,下走大肠而来的下利。这是机体本能地找出路的表现,故云"必自下利"。这与现代医学所说的肠胃型感冒是一样的机理,特提出以作参考。

葛根汤的组成是桂枝汤加麻、葛二味,本汤以葛根为君之主药者,是因本品既有清阳明热的作用,又有升提胃肠之气去滋润太阳经脉的功能,使麻、桂解太阳之表,汗出有源,祛邪而正不伤,表解里自和的深义在焉。

"合病"的病理机制是邪甚在表,无汗,热邪不得外泄,势必迫及于里,里气扰动,可有三种情况:下迫则为利,上逆则为呕,干于肺则为喘而胸满。虽表现各异,其病之根源在于表不解,故治当以解表为主。故利者,以葛根汤主之;呕者,加半夏以降逆止呕。喘而胸满者,以麻黄汤为主,因麻、杏并用,善宣肺降逆也。

太阳与少阳合病,自下利者,与黄芩汤;若呕者,黄芩加半夏生姜汤主之。(172)

○ 黄芩汤方

黄芩三两,芍药二两,甘草(炙)二两,大枣(擘)十二枚。

上四味,以水一斗,煮取三升,去滓,温服一升,日再,夜一服。

○ 黄芩加半夏生姜汤方

黄芩三两,芍药二两,甘草(炙)二两,大枣(擘)十二枚,半夏(洗)半升,生姜(切)一两半(一方三两)。

上六味,以水一斗,煮取三升,去滓,温服一升,日再,夜一服。

从"自下利者",可知不是由误下而来。既云"太阳与少阳合病",则必有太阳病之提纲证和少阳病之提纲证及柴胡汤证四大证中之某种证存在，或脉大而弦等偏重于少阳的征象。因下利与胃肠关系极大，既非表热下迫之利，即系少阳热势下注胃肠而利。由于里热重，故不宜汗，热未成实，故又不可下，只有用清热敛阴和胃之法为合适，所以云"与黄芩汤"。

若"合病下利而呕者"，是热邪上逆，故仍用本汤以清内热，加半夏以降逆、生姜以止呕。

阳明少阳合病，必下利，其脉不负者，为顺也；负者，失也，互相克贼，名为负也；脉滑而数者，有宿食也，当下之，宜大承气汤。(256)

此条是用脉测合病之何经病为盛。"负""顺"是根据五行生克的学说，从脉上去判断二经病谁重谁轻，去选择恰当的治法。

阳明属土，少阳属风木，现二经合病，必各有其经之本证，如阳明的不恶寒、反恶热、身热、自汗、腹满、便秘等腑实之症，少阳的口苦、咽干、目眩等。而"下利"一症是二经均会有之症，究系哪经偏重，从下利上很难分辨，这就须从脉上去看，如果脉见弦象，是木克土，属于逆证，即所谓"负"与"失"之意；若脉见滑数，是阳明实热之证，没有木克土之征，属于顺证，即所谓"不负"之意。

《金匮要略·腹满寒疝宿食病脉证治》"脉数而滑者实也，此有宿食，下之愈，宜大承气汤。"今脉明显为滑数，是里有热实之据，则其下利可肯定是胃家有宿食存在，后因热结而成的热结旁流，其粪色必有浊垢之色，其气味必是秽臭难闻，故宜用大承气汤以急下存阴为治。

三阳合病，脉浮大，上关上，但欲眠睡，目合则汗。(268)

此条是三阳合病的主要脉证。

"脉浮大"，浮为太阳之脉，大为阳明之脉。"上关上"是脉自尺直过关部的现象，即脉搏长直如弦的典型弦脉。但欲眠睡是热甚神昏的昏睡之意，不是少阴病的但欲寐虚寒证。目合则汗是目闭则卫气行于阴，阴不能内守，热迫而津出为汗。

二阳并病，太阳证罢，但发潮热，手足絷絷汗出，大便难而谵语者，下之则愈，宜大承气汤。(220)

此条是太阳、阳明并病，太阳病解，阳明独病的治法。

"手足絷絷汗出"，发潮热，是热并阳明，一身汗出为热越，今又手足絷絷汗出，是热聚于胃，必大便难而谵语。《伤寒论》(208)条"手足濈然汗出者，此大便已硬也，大承气汤主之"，以下胃中实热。因脾胃主肌肉四肢，胃热甚则津液迫出于手足，故汗出不止。

"宜大承气汤"，不云"主"而曰"宜"，是因体质及病邪相结的程度有别，但清下之法是肯定要用，是和下、轻下、大下则需慎重地随其程度去定，故用此商酌之"宜"字，以示人要灵活运用，慎重负责之甚，真堪为后世医者法。

太阳少阳并病，心下硬，颈项强而眩者，当刺大椎、肺俞、肝俞，慎勿下之。（171）

此条说明太、少并病，宜针不宜下，言外之意，即汗法、和法亦在所禁。因邪有内入热化，少阳之邪方胜，汗之重伤津液，太阳之邪未净，和之引邪深入也。

合病，即二经或三经症状同时出现。并病，是前一经的症状未罢，又出现另一经的症状。何以知是太、少并病？试看其症：颈是少阳经脉所过之处，今强而头侧痛，且有眩冒，是其明证；项是太阳经脉所过之处，今尚强痛，说明其经之证未罢。心下硬是胸胁硬满、少阳邪甚之意，非心下结硬而痛之症，如认为是胃家燥结而用下法，多致变证更出，故云"慎勿下之"。值此汗、和、下皆不能用，只有用针刺法，以补救方药之不及而治之为宜。

大椎在第七颈椎与第一胸椎之间，与两肩成平行线取之，治全身性疾病，有退热解表的作用，适用于疟疾、外感咳嗽，局部治项强背膊拘急，针以五分左右为度，属督脉穴位。肺俞在第三、第四胸椎之间，旁开一寸五分，不宜多灸，灸后必再灸足三里，以治肺部疾病为主，局部治小儿龟背。肝俞在第九胸椎下，旁开各一寸五分，为足太阳经穴，主治一切肝胆疾病，如黄疸、积聚、痞痛、目昏眩、红肿生翳等，亦治胁肋间痛。

◇ 小结十

合病计七条，并病共五条，共计十二条。现选取合病四例，并病二例，共计六例，以期说明证治大法及诊断要点，打下自学基础，分别小结如下。

（1）二阳合病，法当解表。表邪内迫肠胃，下利者宜葛根汤，呕者宜葛根加半夏汤；表邪于肺、喘而胸满者宜麻黄汤，解表后再议下。

（2）太、少合病，法当清和。自利者，黄芩汤；呕利者，黄芩加半夏生姜汤。

（3）太、少并病，宜用刺法，禁用汗、吐、下。

（4）太阳、阳明并病，太阳病罢，潮热谵语者，宜大承气汤下之。

# 辨太阴病脉证并治

## 一、太阴病概述

太阴病的性质：太阴病是里虚寒证，也是三阴病中比较轻浅的病证。太阴脏脾与阳明腑胃，同属中土，但太阴脾土属阴属湿，故称太阴为"阴中之至阴"；阳明胃土属阳属燥，故阳明为"多气多血之海"。在正常生理上二者是互相制约、互相矫正，不使阴湿者过湿而寒甚、阳燥者过燥而热甚。在临床上常见到有能食而大便常稀次多者，其不任久劳，精神体力时感疲乏者，则是脾胃制约失调，致使胃强脾弱，虽能食而脾不能运化，不能把所食水谷的精微吸收运化起到营养机体的作用。反之，亦有常不想食而大便反干，便难者。有两种可能，一是脾胃俱虚，脾湿滞而不化，不能润泽肠道，宿便通达不易；二是脾运不足，胃燥便结。这可能与现代医学之"胃肠功能紊乱"症相合。

太阴病的成因，不外两个方面：一则脾胃平素虚寒，一发病即现太阴症状，即所谓"直中太阴"证；也有外邪传里，从寒从湿化而成为太阴虚寒证的。二则由误治而成，如本篇（279）条"本太阳病，医反下之，因尔腹满时痛者，属太阴也……"

## 二、太阴病脉证大纲

### （一）太阴病提纲

太阴之为病，腹满而吐，食不下，自利益甚，时腹自痛。若下之，必胸下结硬。（273）

与其他提纲一样，即凡称太阴病时，则这些征象可程度不同的出现。

"腹满"，由于脾土虚寒，湿气内阻而成。《素问·至真要大论》云"诸湿肿满,皆属于脾",说明脾与腹满关系密切。

"食不下",因脾寒湿甚,运化失常,影响了脾为胃行其津液的功能,以致胃阳不足,造成脾胃都陷于虚寒之境,虚寒之气上逆故吐,胃阳不振则食不下。《素问·经脉别论》云"饮入于胃,游溢精气,上输于脾,脾气散精,上归于肺,通调水道,下输膀胱,水精四布,五经并行。"这可说明脾运和胃纳及吐、食不下的关系。

"自利益甚",脾寒湿蕴,运化失健,水液偏渗大肠,其下利之物,必为不大消化的谷物,如不加以纠正,其下利自然会一天比一天厉害起来。时腹自痛,此"时"字即阵发性发作之意,乃虚寒气滞,时散时聚所成。

关于腹满的辨别法:本证的腹满是由气虚寒滞而成,故是"腹满时减复如故"的阵发性发作;阳明病实热证的腹满是"腹满不减,减不足言",即胀满没有轻时,这是燥屎潴留在肠道之故;又如阳邪之腹满,得吐则满去而食可下;虚寒之腹满,得吐而胀满如故,仍胀满而吐不去,食不下,是因寒格也。

关于下利的辨别法:阳邪亦有下腹痛,是得下利后痛随利减,与本证的寒痛寒利,是痛不因利减、胀不因利止的不同。

关于用下法后的转归:胸下结硬因下更伤中土之阳,寒湿更凝结不化,聚滞更甚。利下益甚由下使脾胃之阳下陷,饮食更难消化运输,不甚腐熟的食物直渗大肠而出。

关于"自利益甚"一句,有的注家提出应在"胸下结硬"之后,将录出以作参考。

(二) 太阴病欲作自利的先兆

伤寒四五日,腹中痛,若转气下趋少腹者,此欲自利也。(358)
此条着眼点在"伤寒四五日"。

何以知是太阴病的腹痛?只凭笼统的"腹中痛"是不够的,从"伤寒四五日"的病程中,可以看出在这段时间中,必有"腹满,吐,食不下"等具体症状出现,并且腹痛是阵发性的,以及有脉迟、苔白滑等症状存在,这种省笔法,在本论中是多见的。

由此可知腹中痛是属太阴脾土虚寒,外邪随之寒化湿化。寒湿凝滞时聚时散,故腹中时痛。寒湿之气下行,故感肠间有气下趋直至少腹。因气下行肠内不甚,腐熟之食物亦将直渗大肠而出,故可推测这是下利的前兆。

### (三) 太阴病欲愈及欲解时的脉证

太阴中风，四肢烦疼，脉阳微阴涩而长者，为欲愈。(274)

本条指出阴证转阳为欲愈之候。

风为阳邪、风淫末疾、脾主行气于四肢等，都是《内经》的理论原则。但伤寒也可有四肢痛，其不同点就在于"烦"字。"烦疼"是四肢虽痛而常欲伸屈不停，与寒痛时欲拘束屈挛不同，因"寒主收引"故也。

"阳微阴涩而长者"是其脉象浮取微，沉取涩，这尚好理解，而同时兼有长象，则费解了。因微是不足之表现，涩是短而不流利的现象，这就要从"而长者"的"而"字考虑了。在《伤寒论》中常见张仲景用"而"字的地方，多是在脉证有转变时。因此可体会出，浮取脉微是邪去表和，沉取脉涩是邪气衰少，在此时如脉由涩短而转变为长象，是正气转胜的由阴转阳佳兆，说明是表和里胜，邪气将尽，病要好的时候了。在脉诀中有长为有余，短则不足的说法，希望在临床上细心体验。

伤寒脉浮而缓，手足自温者，系在太阴；太阴当发身黄，若小便自利者，不能发黄；至七八日，虽暴烦下利日十余行，必自止，以脾家实，腐秽当去故也。(278)

此条是从证候上预测病愈，应和上条从脉上预测病愈合参。

"脉浮而缓"，既云伤寒，脉应浮紧，今由紧转缓，是寒邪转化为热的转机。如转为数，是为热甚，手足必自热，则为系在阳明，因火就燥也。缓为去紧向热，由阴转阳过程中的脉象。手足由没有温热的感觉变为有"手足自温"的感觉，从"脾主四肢"的原理，可以判断邪在太阴。并从"自温"的"自"字，可以体会到在转化过程中，没经过任何治疗，而是自行转变的。

太阴为寒湿之脏，寒湿遇阳热，必然要湿热熏蒸，外越而身表发黄。但黄与不黄，在于湿热是否有其出路，若小便自利，湿热之邪，可随小便排出体外，则湿热不致熏蒸外越而身黄了。

太阴病，下利是必有之证，一般是不会太多的。但本证经过七八天，下利次数突然增多，这是否为病情恶化呢？按其下利突然增多之先，突然出现了心烦症状，这是阳回阴转的好现象。因"烦"是阳热来临，"暴烦"是脾阳振复的征象。本是脾家虚寒之病，今脾阳大振，功能奋作，由虚寒变为正盛阳复，必要自动推荡肠内所积留的腐秽之物于体外，故下利增多。虽日达十余次，待其积垢尽净，其利自止，其病自愈。何以知其本有下利证？从其"虽暴烦下利日十余行"的"虽"字可以知之。

烦利先后的辨别，是病情好坏的关键。先烦后利是正气振作，阳盛阴散，驱邪外出之势，是欲自愈之征；先利后烦是正脱邪扰，将死之兆，如（300）条"……自利，复烦躁不得卧寐者死"。

太阴病，欲解时，从亥至丑上。（275）

亥子丑三个时辰，是体内外太阴之气当旺时，内因得外因之助，驱邪力增强。此即北京时间21时至次日3时。

## 三、太阴病脉证治法选例

自利不渴者，属太阴，以其脏有寒故也，当温之，宜服四逆辈。（277）
此条指出太阴病的病因和正治法。

"以其脏有寒故也"，此一句，可以说明其人平素即脾胃不好，消化极差，大便常稀，是本病成因。"自利不渴者"，太阴脾土属湿，易招虚寒，如寒邪侵入本经，寒邪即从湿化，造成脾运不健，水谷不能运化，故虽泄利而口常不渴。"当温之"指明正确的治疗方向，是本《内经》"寒者热之，热者寒之"的原则。"宜四逆辈"指出方剂范围，示人随证选用，如四逆汤、附子理中汤、附子汤等，故云"宜"。

太阴病，脉浮者，可发汗，宜桂枝汤。（276）
此条是太阴病见表证的治法。

本条如直观去读，很感易懂易解，但要问一个为什么，则感到大有文章可作。

如既云太阴病，则必有提纲证的"腹满而吐，食不下，自利益甚，时腹自痛……"等程度不同、或多或少的证候存在。其脉肯定不是浮，从（280）条"太阴为病，脉弱，其人续自便利……"来看，脉原为沉弱。既曰脉浮，是表证之脉，有其脉必有其见症，如恶寒、发热、头项强痛、身痛等症或轻或重。这些表里证是同时存在？还是先表后里？还是里证将消，后见表证？还是在里证存在的基础上，又新出现了表证呢？这些问题都须弄清才行。在《伤寒论》的一般治疗原则中，是先表后里，但在本条中对里虚寒而兼表证者，又强调要先温其里，后攻其表，何去何从，全在掌握治疗原则。灵活运用轻重缓急的辨证施治法则，才免误治害人耳。

在研读条文时，必须前后贯串，对文义之言外、字句之结构，均须注意。对本条之结构文义，可以这样去思考。

从起句直云"太阴病"，可以肯定不是传来的病。从"脉浮者"的"者"字之文义，可以看出浮脉是后来才出现的。从"可发汗"的"可"字之文义，可以理解到是在里证将要消失的情况下，又出现了某些表证，合乎桂枝汤发汗的桂枝汤证。从"宜桂枝汤"的"宜"字，尚留有商酌的余地，需进一步细心观察、诊断，才能运用更好的治法去解除患者疾苦。

综合以上对条文的分析，可以认定条文之意，是在原来太阴病已经进入将愈未愈之时，正气逐渐恢复，有驱邪外出之机转的一个病机。从脉证机转的表现看，是由阴转阳，由里出表，正气复，病邪衰的时候，故用因势利导，有攻有补的桂枝汤为适宜方剂。

为什么说桂枝汤有攻有补呢？因桂枝是辛温之品，具有温通肌表的作用，如打开门窗，让邪有自出通行之路；而芍药为苦酸微寒之品，有收敛阴津、育养阴液的作用，既不损下利伤阴之津，又使汗源有继，使外出之邪无隙可留，不遗后患。故本汤不仅有攻有补，且具有攻不伤正、补不腻邪之功能，所以历代医家称之为"群方之首"。

本太阳病，医反下之，因尔腹满时痛者，属太阴也，桂枝加芍药汤主之；大实痛者，桂枝加大黄汤主之。(279)

此条是太阳误下，邪入太阴而表证未罢的证治。

从"因尔"二字，可以看出在未下之前，是没有"腹满时痛"的。是由误下，一部分表邪乘虚内入，与脾家虚寒之气相结，阻止了脾气的畅行，此为太阴虚寒气滞之证。但因尚有头痛、恶热等表证未罢，这就须用表里双解法，内而解其结、散其寒，使邪气分离，外而解肌和卫，引内入之邪仍从外出。故主用桂枝汤倍芍药，使酸敛之力倍增，以牵引桂枝辛温之气，使寒邪之结滞得桂枝辛温之气温而化之、辛以散之，达到寒散结解，余邪随桂枝温通走表而双解的目的。

大实痛者，因误用下法，外邪乘虚内陷，与肠内有形之宿物相结，肠气滞阻，腑气不通，这就须以通下攻结为治，故用桂枝加大黄汤以主之，达到表里两解、邪去正安的目的。

腹痛的辨证，是本条证的要点。腹满时痛是虚寒性的，其腹濡软，不拒按触，且是阵发性的痛，腹感满而不硬，并可有稀便利下不甚臭恶之粪。此属太阴脾家虚寒之证。

大实痛是硬结性的,其腹满硬,痛而拒按,不大便,腹满不减,减不足言,或有热结旁流之见症。此属阳明燥结之类。

○桂枝加芍药汤方

桂枝(去皮)三两,芍药六两,甘草(炙)二两,大枣(擘)十二枚,生姜(切)三两。

上五味,以水七升,煮取三升,去滓,温分三服。(本云桂枝汤,今加芍药。)

本方主治太阳误下,而出现腹满时痛的太阴病,因不是太阴虚寒本证,所以仍用桂枝汤领出陷入太阴之邪,仅倍加芍药,和脾阴而除腹痛。结合条文解说,方义更明了。

○桂枝加大黄汤方

桂枝(去皮)三两,大黄二两,芍药六两,生姜(切)三两,甘草(炙)二两,大枣(擘)十二枚。

上六味,以水七升,煮取三升,去滓,温服一升,日三服。

用桂枝汤领出内陷之邪,加大黄以通导其内结之燥实。

太阴为病,脉弱,其人续自便利,设当行大黄、芍药者,宜减之,以其人胃气弱,易动故也。(280)

本条说明太阴病的一般脉象,并告诫人用药必须注意脾胃,也可以说是针对上条文证而言。中医对脾胃非常重视,如"脾为后天之本""人以胃气为本""善治病者,先从脾胃始",由于"胃主纳食""脾主运化水谷",人身之健康,全靠脾胃之功能也。

"脉弱",无力无神之意,尤以右关为主。示人其胃气不足,所云"气"即指其动力、火力、功能、作用等阳气。因脾胃相连,关系至密。"其人续自便利",从此"续"字,即可说明患太阴病的人,其大便平常多是稀便泄利的。"易动"即在肠胃中有需推动的东西时,其结滞物也是易于推出去的。

本条系承上条而言,是说遇到须用大黄、芍药的证候时,也必须参照脉象,看其胃气的强弱而适量地减量。大黄、芍药减量的意义:大黄为苦寒泻实之峻药,医中有大将军之别名,其苦寒之味气,有败伤胃气的作用,故宜减;芍药为酸而寒之品,虽不似大黄的峻猛,亦非胃气弱者所宜,故也宜注意减量。

下利腹胀满,身体疼痛者,先温其里,乃攻其表,温里宜四逆汤,攻表

宜桂枝汤。(372)

本条是里虚兼表的治疗原则。

下利腹胀满是太阴病证，由于脾家虚寒，水谷运化不好，故使下利；浊阴之气充塞肠间，故腹部胀满。即《内经》"脏寒生满病"之义。身体疼痛是表有寒邪未解。因为里证急重，所以先温其里，用大辛大热的四逆汤，使里气温和阳盛，解表也就容易，故用桂枝汤和其营卫，其身痛可愈。

虚实腹胀的辨证：①虚寒腹胀满，虽下利而胀满不止，甚而是越下利越胀满，越胀满而下利越甚，故提纲有"自利益甚"之定义。②实热腹胀满，一得下利，使胃肠道的垢秽之物排出，肠内空清，故胀满即止。

本条"身体疼痛"与太阳伤寒身疼痛的意见及研究：人身阴阳的表里，是三阳属表，三阴属里；从三阴的表里来分，足太阴为表，少、厥二阴为里；三阴病的来源，一是由三阳传来，二是外邪直中其经。

直中之说，世人多谓不从三阳传入，直入三阴之脏。不知直中之病，阴阳经俱有。病起即见其经证不始于太阳者，虽三阳亦为中。如《灵枢·邪气脏腑病形》说："邪之中人……无有恒常……中阴则溜于腑，中阳则溜于经……中于面则下阳明，中于项则下太阳，中于颊则下少阳，其中于膺背两胁亦中其经。太阳有中项、中背之别，中项则头项强痛，中背则背几几；阳明有中面、中膺之别，中面则目痛鼻干，中膺则胸中痞硬；少阳有中颊、中胁之别，中颊则口苦咽干，中胁则胁下痞满。"此即"中阳溜经"之义，是皆不拘于首伤太阳之说。至于"中阴溜腑"，岐伯已说"中于阴者，常从臂胻始。夫臂与胻，其阴皮薄，其肉淖泽，故俱受于风，独伤其阴……故邪入于阴经，则其脏气实，邪气入而不能客，故还之于腑。故中阳则溜于经，中阴则溜于腑。"臂胻者，手臂足胫之内侧，乃三阴络脉所循之处，外侧为阳，内侧为阴，其阴皮薄，其肉淖泽，故中阴常从臂胻始，始于三阴之皮部，而入于三阴之经脉，自经及脏，脏气实而不能容，则还于腑，客于肠胃。所以《伤寒论》中三阴皆有自利证，是寒邪还腑，三阴皆有可下证，是热邪还腑。

凡邪从三阳传入者，有热证，有寒证，不独传入三阴为然，即在阳经亦然，所以太阳有真武证，阳明有四逆证。直中亦是寒热俱有，所以太阴有大黄证，少阴有承气证，厥阴有白虎证。世谓传经为热，直中为寒者，皆未审经义，过信注家所致。

根据前文经义，本条证之"身体疼痛"是和"下利腹胀满"同时发生的，这说明是本经直中之病。则此"身体疼痛"之表证，非太阳经之表证了。故条文未言汗出有无，而曰"攻表宜桂枝汤"，后世注家也多以太阳表证为释，是有研讨必要的。如系太阳表证的"身体疼痛"，岂不是太阳、太阴合病？故特提出，希作研究时参考。

○ 四逆汤方

甘草（炙）二两，干姜一两半，附子（生用，去皮，破八片）一枚。

上三味，以水三升，煮取一升二合，去滓，分温再服。强人可大附子一枚，干姜三两。

回阳救逆，温中止泻。《医宗金鉴》曰："君以甘草之甘温，温养阳气；臣以姜附之辛温，助阳胜寒；甘草得姜附，鼓肾阳温中寒，有水中暖土之功；姜附得甘草，通关节走四肢，有逐阴回阳之力；肾阳鼓，寒阴消，则阳气外达而脉自升、手足自温矣。"

◇ 小结十一

（1）性质：里证，虚寒证。

（2）成因：一为脏有寒；二为阳经误治转属。

（3）主要脉证：脉弱。腹满时吐，时痛，下利，不渴，手足温。

（4）治疗：正治法以温里为主，宜理中、四逆辈。兼治法：①表病里虚者，先治其里，后解其表。②里阳已复而表未解者，宜桂枝汤。③表未解，而腹满时痛者，宜桂枝加芍药汤，如大实痛者，宜桂枝加大黄汤。

（5）预后：①转见阳脉者为欲愈。②痛中暴烦下利（先烦后利），为正气祛邪之征，利必自止。③如先利后烦者，为阴竭阳脱之兆，后果不良。

# 辨少阴病脉证并治

## 一、少阴病概述

少阴病的性质：属于全身虚寒证。因少阴总括心肾二脏，为人身之本，邪入少阴，病已深入，阴阳气血皆虚，病情比较严重。但以外感六淫病邪来说，本经病以阳气虚衰为特点，因而在救治方面，以扶阳抑阴为重点。

少阴病病理机制：本经病的形成，多由阴阳偏盛偏衰导致。因少阴一经而兼水火二气，火虚则成为虚寒证，水亏则成为虚热证。再者阴阳是相对的平衡，可以互相转化，因此本经病可有两种转归：阳虚阴盛，则从水寒化而为虚寒证；阴虚阳亢，则从火热化而为虚热证。

少阴病的形成：①表里相传。少阴素虚，太阳失治，太、少互为表里，寒邪由太阳传入少阴，故有"实则太阳，虚则少阴"之说。②直中。肾阳素虚，寒邪直入。③两感。太、少二经同时发病。④太阴失治的虚寒证，进一步发展成少阴证。⑤他经误治，也可以转变为本经病，比较少见。

## 二、少阴病脉证大纲

### （一）少阴病提纲

少阴之为病，脉微细，但欲寐也。（281）

凡论中言少阴病时，必有此脉证程度不同之存在。

脉微细，微因阳气衰微，不能鼓动阴血跳动有力；细是营血不足，不能充盈血管使之粗大。气血皆虚，故其脉搏之形，既微弱无力，又细小如丝也。

但欲寐，阳虚则精神不振，动力不足，阴虚则静止不够，镇定乏力。欲振不得，欲静不能，故为想睡不能入寐，起动又感乏力的状态。即常说的似睡非睡、似醒非醒、昏昏沉沉的样子。

中医认为阳主动、阴主静。当入睡时则必阳入于阴，阴能包阳（抑止超过兴奋阈），制止住阳的活动，才能安静深睡。

（二）少阴病脉证表现

少阴病，欲吐不吐，心烦，但欲寐。五六日自利而渴者，属少阴也，虚故引水自救，若小便色白者，少阴病形悉具，小便白者，以下焦虚有寒，不能制水，故令色白也。（282）

此条是少阴病虚寒证的辨证要点。可以分四节去读，是步步深入地说明症状的形成，也可以看成提纲的补充。

"欲吐不吐"，下焦肾阳虚微，阴寒之气上逆冲胃，而胃中无物，故想吐不吐。"心烦，但欲寐"，虚阳上扰故心烦，心脏本身气血不足，既抗不住虚阳之扰，又欲静而不能，所以出现此矛盾之象。"五六日自利而渴"，肾阳虚衰，火不能上温脾土，以致脾之运化失健，水谷消化极差，故自下利无臭恶之不消化粪便。由于津液不能上济，因而口渴，但虽渴亦不多饮，并喜热饮，故云"虚故引水自救"。"小便色白"，下焦虚寒，对水液分解不足（火不制水之义），水中含被分解的杂质极少，故尿白如清水。从所见症状分析，均为体虚寒之现象，故曰"少阴病形悉具"。

病人脉阴阳俱紧，反汗出者，亡阳也，此属少阴，法当咽痛，而复吐、利。（283）

此是少阴亡阳的变证。

"脉阴阳俱紧"是指寸、尺部位而言。紧脉为寒，如为太阳伤寒，寒邪束表，应恶寒无汗，今反汗出，则为少阴伤寒可知，因"实则太阳，虚则少阴"，寒邪充里，已成定证。故此汗出者，必为阴盛于内，阳越于外的亡阳险证，故云"此属少阴"，此脉必为沉紧之脉。法当咽痛，而复吐、利，虚阳上浮则咽痛，阴寒内盛，上逆则吐，下迫则利。

治疗上，仲师未出方剂，正是要人随证施治。今按脉证分析，当以温里回阳之法治疗。清代周禹载指出，正用四逆急温。李荫风指出，白通甘桔合剂治之。特录此以供学习时研究，临床上以作参考。

（三）少阴病欲愈脉证

少阴病，脉紧，至七八日，自下利，脉暴微，手足反温，脉紧反去者，

为欲解也，虽烦下利，必自愈。(287)

此为少阴病回阳自愈之证。

"脉紧"是寒证之脉。"至七八日"，少阴伤寒经过这么长的时间，由于阴阳胜复逐渐变化，病情也必然要有所转化。"自下利，脉暴微"，这是阳胜逐寒，寒随利去，故有自下利；由于邪退，加之正亦有衰，故脉从紧而变微弱。"手足反温"，原病手足厥冷，今阳胜阴消，寒邪退，阳气充，故四肢温矣。从脉证的整个变化来看，是阳回阴转之机，故虽暂时有心烦，利尚未止，但这只是病机转化过程中的现象，余证必会自愈。

少阴病，欲解时，从子至寅上。(291)

子、丑、寅三个时辰，正是少阴气当令之时。但其中丑、寅二个时辰，也是少阴气渐旺之时，这正是阳进阴退，阳长阴消之机，即"阴得阳则解"之义，故少阴病多在此时解除。即北京时间23—5时。

# 三、少阴病寒化证证治选例

(一) 附子汤证

少阴病，得之一二日，口中和，其背恶寒者，当灸之，附子汤主之。(304)

此是阳气虚弱，阴寒外盛的证治。

"口中和"是不渴不燥，说明里无邪热之征。"背恶寒"，背为阳，阳虚不能温暖体表，故背部首感寒冷。

从此存在的二症分析，是里阳不振，阴寒外盛，通体皆寒。可先灸其大椎、膈俞、关元等穴，助阳消阴，驱除寒邪。再内服附子汤，补益元气，温经散寒。针灸汤药并用，内外表里兼治，阳回阴消，可立而待。

○ 附子汤方

附子（炮，去皮，破八片）二枚，茯苓三两，人参二两，白术四两，芍药三两。

上五味，以水八升，煮取三升，去滓，温服一升，日三服。

附子为主药，用以温经散寒镇痛；茯苓、白术分利水湿；芍药通宣血痹；人参扶助正气。合之为温经散寒、渗湿止痛之剂。

少阴病，身体痛，手足寒，骨节痛，脉沉者，附子汤主之。(305)

此是阳气极虚，寒湿外盛之证治。

"脉沉"，沉为病在里，既云是少阴病，则其脉必为沉细，或沉细紧，或沉细而微，这是里阳不振之象。既有里阳不振，内寒之体可知，自然产生阳气不能温养四肢，寒湿浸渍筋脉骨骼之间，就会出现条文中所说的各种痛及寒证证候。附子汤正是对证方剂，故云"主之"。

## （二）真武汤证

少阴病，二三日不已，至四五日，腹痛，小便不利，四肢沉重疼痛，自下利者，此为有水气。其人或咳，或小便利，或下利，或呕者，真武汤主之。（316）

此条是阳虚水停的证治。

"二三日不已"是指脉微细、但欲寐的少阴病证不好，至四五日又出现了其他见症。"腹痛"是阴寒内盛，收引腹腔肌肉所致。"小便不利、自下利"是脾肾阳虚，水湿内停。"四肢沉重疼痛"是寒湿外盛，阳虚不能温化，寒湿不散所致。

综合以上症状分析，总是阳气虚衰，不能温化水湿，以致水气留滞。由于水气聚散无常，上泛下溃不定，故出现诸多或然症。真武汤有温经壮阳利水之力，故用真武汤主治。但本汤虽是解决主要矛盾，其次要方面也必须相应解决，因此有如下随证加减法：①咳者，加五味子、细辛、干姜。因咳为水寒射肺，气逆不下，用五味子酸收，以敛上逆之气，用细辛、干姜之辛温，以散水寒。②小便利者，去茯苓。因水停不在下焦，故去茯苓之渗利。③下利者，去芍药加干姜。下利是胃气弱、易动之征，故去芍药之破泄，加干姜以温中止利。④呕者，去附子加生姜，合前成半斤。因水停于胃，气逆于上，无须附子温肾阳，只需生姜温胃散水、降逆止呕。

○ 真武汤方

茯苓三两，芍药三两，白术二两，生姜（切）三两，附子（炮，去皮，破八片）一枚。

上五味，以水八升，煮取三升，去滓，温服七合，日三服。

用苓、术以培土制水，取生姜、附子以温中散寒，使芍药以敛阴和阳，并治腹痛。

### (三) 四逆汤证

少阴病，饮食入口则吐，心中温温欲吐，复不能吐。始得之，手足寒，脉弦迟者，此胸中实，不可下也，当吐之。若膈上有寒饮，干呕者，不可吐也，当温之，宜四逆汤。(324)

此条分三节叙述，反复弄清病证，做出正确治疗。

"饮食入口则吐"，胃寒气逆，骤见饮食之热，则格拒不纳，可见胃气虚寒之甚。"心中温温欲吐，复不能吐"，心中温温是病在胸膈之间，温温是微热的感觉，此常见于邪热与寒饮相结成为黏滞痰涎之物，留滞于胸膈之间的患者，只要多在临床观察，即可体验出来。追溯其初得病时，则"手足寒"，是胸阳不足，不能温布四肢之征。"脉弦迟"，弦为饮邪之脉，迟为里寒之应。

从以上脉证分析，足见不是少阴虚寒之证，因其脉不微弱，不是水寒之气凝停在膈上，而是痰涎实邪阻滞胸中，邪在上，故不可用下法，亦不须温阳，当用吐法，吐出痰涎实邪则可。若"干呕者"，即干呕无物，亦即"心中温温欲吐，复不能吐"之意，且脉不弦迟而微弱，这是脾肾阳虚，水寒凝聚于膈上的寒饮证，非痰涎实邪留滞胸膈之间的痰实证，所以不可用吐法，当用温法，以治其脾肾之本，待其脾肾阴消阳回，则膈上之寒饮自清，故宜四逆汤。

由此条之见症，可以体会到辨证不易，稍一粗心，即可造成患者的变证百出，甚至危重不治！

### (四) 通脉四逆汤证

少阴病，下利清谷，里寒外热，手足厥逆，脉微欲绝，身反不恶寒，其人面色赤，或腹痛，或干呕，或咽痛，或利止脉不出者，通脉四逆汤主之。(317)

这是里真寒外假热的格阳证。

○ 通脉四逆汤方

甘草（炙）二两，附子（生用，去皮，破八片）大者一枚，干姜三两（强人可四两）。

上三味，以水三升，煮取一升二合，去滓，分温再服，其脉即出者愈。面色赤者，加葱九茎；腹中痛者，去葱，加芍药二两；呕者，加生姜二两；

咽痛者，去芍药，加桔梗一两；利止脉不出者，去桔梗，加人参二两。病皆与方相应者，乃服之。

本方即四逆汤中将姜、附之量加重而成，就是中医中所说"取其方而变其法"，以适应病情的随证施治原则。附子用大者一枚，干姜用量加倍，以治此虚寒重证。妙在增其温中之力，使中土有权，指挥四旁有功。

面色赤者是格阳于上，加葱九茎，以通上下之阴阳，消除其格拒之阻。腹中痛者是脾土寒，收引周围组织所使，去葱通上下之力，加芍药敛脾阴以止痛。干呕者因胃寒气逆，加生姜以散寒止呕。咽痛是虚火上结，故去芍药之酸敛，加桔梗以清咽。若利止脉不出者，是因气虚不运，故去桔梗宣泄伤气之品，加人参补气以运行血脉，即"气为血帅，气行血亦行"之义。

关于葱的加入和本汤中即应有葱的意见，各注家大多认为本汤中即有，不应附加方后，特录出以作研究参考。

## 四、少阴病热化证证治选例

少阴病，八九日，一身手足尽热者，以热在膀胱，必便血也。(293)

此是少阴热化转出太阳之证。其转化的机制，试分解如下。

(1) 太、少二经的关系：太、少二经为表里关系，肾和膀胱又是脏腑关系。因此两经有病，就有了相互转化的基础。如少阴肾的阳气虚弱，则太阳之邪就有内传少阴的机会，如肾阳恢复则少阴之邪也会转出太阳。所以有"实则太阳，虚则少阴"的理论。但两者的转化，又全在于内因肾阳的胜复。

(2) 转出的症状："一身手足尽热"是转出太阳经的症状，因太阳经主一身之表。"必便血也"是由脏还腑的表现，因太阳为多血少气之经，膀胱为太阳寒水之腑，今肾阳胜复，由内向外，从脏还腑，肾移热于膀胱，此自然之势也。从病理机转来说，由脏还腑，由阴出阳，总属佳兆。阳热温充膀胱，寒水得热而气化行，阴血遇热，多迫血外溢，故必小便血也。

本条未出治法，是否热随血出，有自愈之机？各注家也提出很多方剂，如柯韵伯说："轻者猪苓汤，重则黄连阿胶汤。"陆渊雷谓："若少腹不急结，下鲜血者，宜黄连阿胶汤，或芍药地黄汤。"可作临证参考。总之要本着具体问题具体分析的原则，运用切合实际的治疗方法。条文不列方治，正体现了这种精神。

少阴病，得之二三日以上，心中烦，不得卧，黄连阿胶汤主之。(303)

此条是阴虚阳亢，以致心烦不得卧的证治，不是真阳亢盛的阴阳胜复之证，何以见得？试看其证的病状。

"心中烦"，如系真阳亢盛，必是心中烦躁，因此烦为虚烦，故只烦而不躁也。"不得卧"是阴虚不能内守，虚阳扰动不休，致使稍静不能卧的现象。"得之二三日以上"是说明在此过程中，没有真正的肾阳胜复的机转，故尔出现了上述症状。

根据以上分析，其病理机转是由于肾阴亏于下，虚阳亢于上，造成心肾不交的病象，即陈修园所说的"下焦水阴之气不能上交于君火……上焦君火之气不能下入于水阴的病理机制"，即常说的阴虚不能潜阳。

○ 黄连阿胶汤方

黄连四两，黄芩二两，芍药二两，鸡子黄二枚，阿胶三两。

上五味，以水六升，先煮三物，取二升，去滓，内胶烊尽，小冷，内鸡子黄，搅令相得，温服七合，日三服。

用黄连、黄芩之苦寒，直折心火，含芍药、阿胶、鸡子黄之酸甘，滋养肾水，合之起到育阴清热、滋水降火、使心肾相交的作用。

## 五、少阴病兼表证的证治选例

少阴病，始得之，反发热，脉沉者，麻黄细辛附子汤主之。(301)

此条是太、少两感证。

"反发热"是说少阴病一开始就发热。因少阴病不应发热，今反发热，必是太阳表证无疑。"脉沉"，如是少阴本病，脉应微细；如纯系太阳表证，其脉应浮。由此可知此脉之沉，是病在少阴之里，是肾阳衰微之征。

证为太、少同感，太阳表证宜汗，少阴里寒宜温，故用麻黄附子细辛汤以温经散寒、透表发汗为主治之。

○ 麻黄附子细辛汤方

麻黄（去节）二两，细辛二两，附子（炮，去皮，破八片）一枚。

上三味，以水一斗，先煮麻黄，减二升，去上沫，内诸药，煮取三升，去滓，温服一升，日三服。

程知云："三阴表法，与三阳不同，三阴必以温经之药为表，而少阴尤为紧关，故用散邪温经之剂，俾外邪之深入者可出，而内阳亦不因之外越也。"

本方用麻黄发太阳之表,用附子温少阴之里,细辛既有温散作用,又有通彻上下内外之力。药只三味,而表里通彻均能顾及。

少阴病,得之二三日,麻黄附子甘草汤,微发汗。以二三日无里证,故微发汗也。(302)

此条和上条同一病机,不过本条证轻微而已。

无里证,从此三字,可知其虽是少阴虚寒之证,但无吐、利、四肢厥逆的里证,说明其体力尚不太虚衰,病势也很轻微。另外亦托衬出有微恶寒、微发热的症状。虽然证属轻微,治疗之法,必不能改,故又取其法而易其方,将细辛易甘草,不用细辛通里达表之力,而取甘草能和中养胃之功,达到微发其汗之目的。精微之至,能不叹服!

○ 麻黄附子甘草汤方

麻黄(去节)二两,甘草(炙)二两,附子(炮,去皮,破八片)一枚。

上三味,以水七升,先煮麻黄一两沸,去上沫,内诸药,煮取三升,去滓,温服一升,日三服。

## 六、少阴病急下存阴证治选例

少阴病,得之二三日,口燥咽干者,急下之,宜大承气汤。(320)

少阴病,自利清水,色纯青,心下必痛,口干燥者,可下之,宜大承气汤。(321)

少阴病,六七日,腹胀不大便者,急下之,宜大承气汤。(322)

关于以上三条急下证,历代注家意见不一,有人认为是阳明实证,属于"大实有羸状"之例;有人认为是少阴虚证,属于"至虚有盛候"之例。我们从论述的全面性去看,各家的说法都有其片面性。试想条文开始即云"少阴病",这就把病的性质定下来,属虚寒,属脏病。今出现阳明腑实的急下症状,这是由阴转阳、由脏还腑的佳兆,是六经传变、阴阳转化的正常规律。各家所提的虚中有实、实中有虚,仅系在治疗时要小心,不要犯了虚虚实实的错误。我们只要把证情弄清,随证论治,从条文的正面反面,以方测证,以证验方,多做考虑,做到心中有数,为患者负责,斯可矣。

先从第一例来分析。本患少阴病,经过二三天的时间,如果有口燥咽干火热上盛的人（"者"字的含义），就须考虑其大便和腹部的情况（"急下之"的示意）。若是腹部硬满，大便干难，这是少阴阳胜阴复，由脏还腑的阳明腑实之证，急用大承气汤下其燥结，存其阴津，再观其变化，随机应变，故云宜也。条文中的"者""急""宜"字，均有其言外之意和重要之处。总的精神，是为少阴虚寒患者的健康负责。

第二例少阴自利是应有之症，但所下之物，非虚寒性的不消化水谷，而是污浊臭恶的纯青样水液，这是热结旁流的利便。尚须再看其心下胃腹部是否有燥结留滞的大实痛，以及热邪上炎的口燥咽干、欲冷饮等实热现象。如果有（"者"字的意义），采取通因通用（"可下之"的辞义）的急下存阴法，故云宜大承气汤。

第三例原少阴虚寒证，不论其有无自利，反正在六七天出现腹胀不大便的现象（"者"字之意）时，须赶快进一步腹诊，看是否有痛、硬、拒按等燥屎结实存在。如果有此症情（"急下之"的示意省笔法），因原属虚寒证体，虽现证须急下存阴，尚宜从原证体、现证候、下后善后各方面去临机应变，小心从事，故不曰大承气汤主之，而云宜大承气汤也。

## 七、少阴病阳回与阳不回及可治不可治选例

少阴病，下利，若利自止，恶寒而蜷卧，手足温者，可治。（288）

此条是阳回阴消可治之证。

"利自止"，本病下利是应有之症，未加任何治疗而下利自止。这可能有两种转归：一是物尽肠空的阴竭现象；二是阳回阴消的佳兆。必须弄清才能做出正确的判断。试观其现有见症。

"手足温者"，由四肢厥冷而转为温时，是阳复寒散之征兆。"恶寒而蜷卧"是手足敛缩于胸前成为一团的样子，是一种去寒就暖的主观能动性作用，因胸腹部温暖度大故也。若在利自止之后，再有手足逐渐变温，这是阳气渐复之兆，虽仍有恶寒蜷卧，是阳气尚未大复之势，待其阳胜阴消时，自会四肢舒张，所以诊为可治。

少阴病，恶寒身蜷而利，手足逆冷者，不治。（295）

此条为阳不回、阴不消的不治之证。

内而下利不止，使阴气于内；外而蜷卧厥逆，是阳气败绝，故为不治之症。对此不治之症，尚未至汗出息高亡阳之绝境，若急投以四逆汤加人参，

或可不死。

少阴病，下利止而头眩，时时自冒者，死。(297)

此是阴竭于下，阳脱于上的死候。

下利无因自止，又无阳回别症可见，则此利止是脏阴竭绝、无液下流、肠内空尽、无物再出之兆。"头眩，时时自冒"是真阳无附，涣散上脱时所出现的头目晕眩、时时昏冒之象。合之已成阴竭于下，阳脱于上，阳生阴长之机已绝，故为死候！

◇ 小结十二

通过本病篇的选读学习，虽非全病篇的内容，但对少阴病的性质、病理机转、治病方向，基本上可以有正确的认识，如病的性质，为虚寒证；病理机转，为阴阳胜复，如阳回阴消则为好转佳兆，反之则为恶候死机；治疗方向则以温经回阳为主，虽有三急下之大承气证，其目的也全在救阴回阳。

少阴为三阴之枢，一经而有水火二气，因之外可兼太阳之表，内可兼阳明之里，所以本经病多有热化寒化之变。但总须认识本病虚弱的本质，终是寒化者多，其正治之法，总是扶阳抑阴，故四逆汤为本病治疗之总方，其变化亦多是"以法易方"或"以方易法"。

病证到了本经阶段，可以说已到严重衰竭的阶段。在此过程中，不是病体素弱，就是失治误治而成。由于机体陷于衰竭，机体反应失常，极难正确诊断，在处理上也最为棘手，一有马虎，生死立判！

# 辨厥阴病脉证并治

## 一、厥阴病概述

（1）性质：本经与少阳互为表里，本经之气，为阴尽阳生之机。阴气尽，为虚寒之极的阶段；阳始生，为阳复初生的阶段。因本经之气，与手少阳三焦相火相通，同胆气胆火相连，故常使初生之阳，失去春阳温和之性，形成阳复太过热胜之势，热极则生郁，虚极则不达，而为阴阳不相顺接之机，出现了本经病特点的热厥寒厥、上热下寒、寒热错综复杂的病型。

（2）病理机制：①厥热胜复，是本经病的常见现象，因基于人体阴阳消长的本能、本经气阴阳胜复的不足与太过，结合病邪之弛张程度，故有热甚厥甚的厥热胜复证。②上热下寒，因火热属阳，向上向外，寒湿为阴，易沉易降。故巢元方《诸病源候论》有"阳并于上则上热，阴并于下则下冷"的说法。

（3）与太阴、少阴的区别：①太阴，为脾阳衰微的虚寒证，但寒不热。②少阴，从阴化寒者多，为正证，从阳化热者较少，为变证。但寒热二者之见，绝对分开。③厥阴，阴之极，阳之始。阴中有阳，或上热下寒，或厥热胜复，或寒热互见。

## 二、厥阴病证治大纲

### （一）厥阴病提纲

厥阴之为病，消渴，气上撞心，心中疼热，饥而不欲食，食则吐蛔，下之，利不止。（326）

此为本病的上热下寒证。

"消渴"，饮水多而小便少，有如水入则马上消化的样子，不是《金匮要略》中饮多尿多的消渴病,此是膈上有热,水为热耗的证候。"气上撞心,心中疼热",肝火上炎,肝气通于心,所以气上撞心,手厥阴心包络之气和心阳被郁不伸,故心中疼热。由于厥阴阴极下寒,格拒在上之阳,结合热邪上壅,这就反映出下寒越重,上热越甚的现象。"饥而不欲食",膈上热甚,胃不甚寒,故饥,加之脾湿运差,下焦甚寒,故不欲食。不欲食非不能食,如不能食是胃寒之甚,必食入即吐。"食则吐蛔",因下焦寒,肠中冷,蛔虫欲去寒就暖,即上行入胃,当食入胃,蛔闻食味,扰动不停,胃受蛔扰,故呕吐而蛔虫随出。"下之,利不止",上热宜清,下寒宜温,今用下法,上热不能尽去,下寒必致加重,故尔利下不止。

关于四逆、厥的区别,有以下情况:四逆是手足臂胫以上冷,即手冷至肘,足冷至膝。厥是手足冷,即手冷至腕,足冷至踝。在《伤寒论》中是互言不分的,没有很明显的、严格的区别,以后可在临床实践中,细心体验。

(二) 厥阴病欲解时

厥阴病,欲解时,从丑至卯上。(328)

按六气配合六经之说,厥阴气当令,是在每天丑寅卯三个时辰,即北京时间1—7时。因体内厥阴之气得大气中厥阴当令之旺气,抗病力强,驱邪力加,故可于此时解也。

(三) 厥阴病厥热胜复证治选例

凡厥者,阴阳气不相顺接,便为厥。厥者,手足逆冷是也。(337)

此条说明厥阴病的病理机制及症状。

"阴阳气不相顺接"是阴阳之气失去相对的平衡,不能阴中有阳,阳中有阴,阴阳互相贯串。如十二经脉的循行连接,都是一阴一阳互接,如环无端,运行全身,保持着全身的阴阳之气协调,促进了人体的健康。但各经脉由于标本气化的不同,各经脉的阴阳又有其特殊的协调机制,因之各经脉的病候有其各自的特点,如本经的阴阳是阴气将尽、阳气始生。在正常生理情况下,虽是阴尽阳生之机,但也是阳生阴长之势,这种上热下寒极其脆弱的阴阳相对平衡协调作用,若遇邪气干扰,就比较容易被打乱,造成阳并于上的大热象,阴并于下的更寒势,致成热甚郁不能达四肢的热厥证,寒甚阳不能温布四肢的寒厥证,即阴阳气不相顺接的现象。

伤寒病，厥五日，热亦五日，设六日，当复厥，不厥者自愈。厥终不过五日，以热五日，故知自愈。（336）

此是说明厥热平衡的自愈之候。

"厥五日，热亦五日"，即手足冷了五日，又热了五日，这是阴阳平衡的征象。"设六日，当复厥，不厥者自愈"，到第六日如再手足逆冷，是阴胜阳衰的征象，其病不愈。如果手足不再厥冷，是阴阳已相对平衡，是自愈的征兆。今厥、热各五日，时间相等，无太过不及之差，说明阴阳平衡，故知要自行痊愈。

伤寒，厥四日，热反三日，复厥五日，其病为进。寒多热少，阳气退，故为进也。（342）

此条是厥多于热，为病进之兆。

厥热比较，厥四日寒为多，复厥五日寒更多，热三日为少，寒多热少，阳气退，病为进。

伤寒发热四日，厥反三日，复热四日，厥少热多者，其病当愈。四日至七日，热不除者，其后必便脓血。（341）

此条是阳复太过之证。

热四日，厥反三日，是阳复已过，其病当愈。今四至七日，热久不退，阳复太过，伤及下焦血分，血不循经而外溢，为热邪所蒸腐，故必大便脓血也。

伤寒先厥后发热，下利必自止，而反汗出，咽中痛者，其喉为痹。发热无汗，而利必自止，若不止，必便脓血，便脓血者，其喉不痹。（334）

此条是阳复太过，上熏为喉痹，下迫为大便脓血之证。

此条可分五种机转来分析：①由"下利必自止"句，可知为厥阴伤寒，已先有下利、四肢厥冷之症，后出现四肢发热，说明机体阳气胜复，故判断其下利必会自止。②利止无汗出是阴阳胜复的相对平衡状态。今下利虽止，而反有自汗出，且咽中疼痛，这就说明是阳复太过，迫液外泄为自汗，阳热上迫，必结为喉痹之证。③如手足热，身无自汗是阳复阴消，阴阳协调，其利必自行停止。④若在此发热而无汗的情况下其下利不止，这是阳复热甚，热邪下迫，必然伤及下焦血分，迫血外溢，必变寒利为脓血之热利也。⑤但在热邪下迫为大便脓血时，其热无上熏之力，故不会再有喉痹证。

## 三、厥阴病寒热错杂证证治选例

伤寒本自寒下，医复吐下之，寒格更逆，吐下，若食入口即吐，干姜黄芩黄连人参汤主之。(359)

此下寒格逆、阳气于上的治法。

"本自寒下"是在厥阴外感伤寒之后，即有虚寒下利之症。推其必有厥逆及大便无臭恶气味等虚寒征象。"寒格更逆，吐下"，经医误吐复下，上热不能清，下寒阴虚更甚，以致寒气上逆更甚，格阳不降更剧，故使吐下不止。"若食入口即吐"是胃阳被格上逆，即俗谓的火逆证。故饮食入口，即被格拒的胃阳顶逆，不待其入胃而即吐出。

在胃阳被格而上逆、食入即吐，脾阴被抑而下注、下利不止的上热下寒的情况下，必须用温下清上扶正助气之剂治之，故云"干姜黄芩黄连人参汤主之"。

○ 干姜黄芩黄连人参汤方

干姜、黄芩、黄连、人参各三两。

上四味，以水六升，煮取二升，去滓，分温再服。

干姜逐阴寒，有温而不走之性，不散正气之功；芩、连其味苦降逆，能通寒格止呕，其性寒，能清上被格之热；人参扶被误吐复下所伤的正气。合此寒热并用，扶正助气之品，用于寒热格逆之证，又经误治正伤之体，真是针锋相对，药病相投，技巧之精，真堪为法！

此方在临床上如用香砂桔半等，对呕逆不止者，以及下痢不能进食的噤口痢，用之多效，特介绍以作参考。

伤寒六七日，大下后，寸脉沉而迟，手足厥逆，下部脉不至，喉咽不利，唾脓血，泄利不止者，为难治，麻黄升麻汤主之。(357)

尤在泾曰："阴阳上下，并受其病，虚实寒热，混淆不清，欲治其阴，必伤其阳，欲补其虚，必碍其实，故为难治。"柯韵伯曰："寸脉沉迟，气口脉平矣。下部脉不至，根本已绝矣。六腑气绝于外者手足寒，五脏气绝于内者利下不禁。喉咽不利，水谷之道绝矣。汁液不化而成脓血，下濡而上逆，此为下厥上竭，阴阳离决之候，生气将绝于内也。麻黄升麻汤，其方味数多而分两轻，重汗散而畏温补，乃后世粗工之技，必非仲景方也。此证此脉，急用参、附以回阳，尚恐不救，以治阳实之品，治亡阳之证，是操戈下石矣。敢望其汗出而愈哉。绝汗出而死,是为可必。"丹波元坚亦认为本方药味庞杂,方证不合,以为不是仲景方,乃是后人所附入,主张删去。

南京中医学院（现南京中医药大学）伤寒教研组,引证《外台秘要》第一卷亦载此方,注云"此仲景伤寒论方"。又引《伤寒选录》说:"此药之大者,若瘟毒瘴利,表里不分,毒邪沉炽,或咳或脓或血者,皆宜前药。"并在按语中强调:"必先辨清其厥逆属于阳虚,还是阳郁,方能决定本方的使用标准。本方证的脉迟而沉,重按当滑有力。必如程郊倩所说:'大下后……阳邪陷里。'同时有表邪郁遏,没有外解之象,证实其手足厥逆,不属于阳虚,而是热郁在里者,才是对证之方。"

再观陈逊斋医案对李梦如子用此方之脉证:"曾二次患喉痹,一次患溏泄,治之愈。今复患寒热病,历十余日不退。余诊,切脉未竟,已下利二次,头痛、腹痛、骨节痛,喉头尽白而腐,吐脓样痰夹血,六脉浮中两按皆无,重按亦微缓不能辨其至数,口渴需水,小便少,两足少阴脉似有似无。诊毕无法立方,且不明其病理,连拟排脓汤、黄连阿胶汤、苦酒汤,皆不中意,复拟干姜黄芩黄连人参汤,终觉未妥。又改拟小柴胡汤加减,以求稳妥。因雨留住、沉思不寐,复询李父,病人曾出汗几次？父答始终无汗。曾服泻盐三次,而至水泻频仍,脉忽变阴。余曰:得之矣,此麻黄升麻汤证也（以未曾汗解而攻其里,表热内攻,故上热,下之里虚,故下寒）。病人脉弱易动,素有喉痰,是下虚上热体质,新患太阳伤寒而误下之,表邪不退,外热内陷,触动喉痰旧疾,故喉间白腐,脓血交并。脾弱湿重之体,复因大下而成水泻,水走大肠,故小便不利。上焦热甚,故口渴。表邪未退,故寒热头痛、骨节痛等证仍在。热闭于内,故四肢厥冷。大下之后,气血奔集于里,故阳脉沉弱；水液趋于下部,故阴脉亦闭歇。本方由桂枝汤加麻黄组成,可解表发汗。有苓、术、干姜化水,利小便,可止利。用当归助其行血通脉,用黄芩、知母、石膏以消炎清热,兼生津液,用升麻解咽喉之毒,用玉竹以祛脓血,用天冬以清利炎膜。明日可继服此方。李终疑脉有败症,恐不胜麻、桂之温,欲加丽参。余曰:脉沉弱肢冷是阳郁,非阳虚也。加参转虑掣消炎解毒之肘,不如勿用,经方以不加减为贵也。后果愈。"

余于一九七五年九月,亦用此方治愈一人,简介如下,以作学习和理论与实践相结合的参考。

患者,女,已成年。因感冒（太阳经风寒病）,医给服西药发汗,经大汗后,感到病情加重。医又给中药大黄等泻剂,结合青霉素、链霉素,大泻十余次，后即泄利不止，经各种治疗，身体日衰，病情反重。其夫来家邀余诊，余随即赴诊。患者恶寒畏风，自汗，口渴欲饮，但饮入即泻下，几天来每天只勉强冲服鸡蛋一个，也是食入随即原样泻下，极度虚衰，时欲在床上就窗下日光暴晒四肢，彻夜不眠，心烦。诊其脉沉细如伏，趺阳及少阴脉似有似无，苔如无，舌瘦红绛，但不干尚润湿。余劝其入医院治疗，患者及其家属均不同意。余谓此证已成《伤寒论》中所说的太阳病误治后的坏病，最后只有用麻黄升麻汤碰治。患者及其家属均决心把患者生命委之于余，余推之不得，只好先取生脉散意用参苓白术散法以扶正补虚、健胃止利，并用微煎法令频频服之。三日后自汗稍可，利仍不止，恶寒畏风等症如前，又在前方中加入固涩药诃子肉，服后仍不减。五日前去时，即带上《伤寒论》，再诊其脉视其舌，变化不大，余即照本开出麻黄升麻汤，并简略向其夫述说药品和病证相应的病理药理作用，分量按其原方比例用现在钱分代之，令中午服一次，晚九时许再服一次，明天待我看后再定。翌早五时许余即至，据患者说，在服第一次后，约廿分时，感小肚内有如虫行样走动，走至左肋下向全身放射开，在皮下痒行，不一时自汗不止，晚间服后，只感小肚内很舒服，全身仍微微自汗，但能安卧入睡，一夜只下利一次。诊其脉虽仍沉细，已有缓和之势，苔亦极薄浮生，舌质亦有生机样转变，患者言全身困重，时欲安卧静睡。余谓此病去安卧，精神恢复之始，嘱其尽量入暖，并叫家人勿扰，随即仍用参苓白术散加减，仍取微煎频服之法，调养月余，即上班工作。

　　此证余前后以参苓白术散为主治，因其内外以虚为突出，如自汗畏风，为表阳大虚；饮食入口即直出下利为脾虚至极将绝，为里气大虚也。所以敢用麻黄升麻汤者，以其虽自汗不止而恶寒甚，是表证尚未解也。且因大下有大气下陷之势，热邪虽未结喉，而口干欲饮，舌苔反润湿，是热不甚于上。余取方中麻桂解留表之邪，用升麻以提下陷之大气及脾气，以助麻桂解表，实有防麻桂大汗亡阳之虑，并助脾气运化之力。其他各品量小味轻，既有清上热温下寒之作用，亦有减轻麻桂辛温而为小发其汗的作用。并因药前已先用参苓白术散内外清补，故尔敢用本汤也。是否正确，只有事实才能做出回答，特录出以资参考。

　　通过以上所录各家意见，可以得出一个结论，不论其经方验方，只有通过自己的实践，才能说明其理论的运用价值。如上所录陈氏医案是理论和实践相结合的宝贵经验。它如柯氏、丹波元坚、南京中医学院（现南京中医药大学）的说法，仅是纯理论性的产物，只可作为参考。

对本条文各证的病理机制，陈氏医案的叙述已做出十分透彻的解答，故此从略。"寸脉沉而迟"是指上肢寸、关、尺三部而言，是由于太阳伤寒误用下法，使表邪陷里。"下部脉不至"是大下后阴虚湿甚于下，使足部的趺阳脉和踝下的少阴脉均消失，是阴甚脉伏之征。"喉咽不利，唾脓血"是热结在上，咽肿血腐。"泄利不止"是本虚寒之体，因大下使下部更虚。"手足厥逆"是由误下造成了阴阳俱病，上下格拒，以致阴阳气不相顺接而厥，如尤在泾所说"阴阳上下，并受其病，虚实寒热，混淆不清"的难治之证。

○ 麻黄升麻汤方

麻黄（去节）二两半，升麻一两一分，当归一两一分，知母十八铢，黄芩十八铢，葳蕤十八铢（一作菖蒲），芍药六铢，天门冬（去心）六铢，桂枝（去皮）六铢，茯苓六铢，甘草（炙）六铢，石膏（碎，绵裹）六铢，白术六铢，干姜六铢。

上十四味，以水一斗，先煮麻黄一两沸，去上沫，内诸药，煮取三升，去滓，分温三服。相去如炊三斗米顷令尽，汗出愈。

本方包括桂枝汤、越婢汤、麻杏石甘汤、黄芩汤、甘草干姜汤等。其中麻黄、石膏、甘草为越婢汤主药，能发越内郁之阳。桂枝、芍药为桂枝汤主药，能调和营卫。升麻能升清解毒，有升提下陷之气的作用；配麻黄行气通血，开发内外郁塞之邪，配天门冬治喉痛。黄芩、知母、天门冬能清上热，利喉咽。茯苓、白术、干姜配桂枝温下寒，利小便。当归、葳蕤养阴血，防止发越之弊。

## 四、厥阴病热厥证治选例

伤寒脉滑而厥者，里有热，白虎汤主之。（350）

此是热深厥深之证治。

脉滑，本应脉紧，而今为滑，必为沉滑之象，是里热郁伏之征。厥是热极阳郁，郁热在里，阻绝阳气不得外达于四肢的表现。其他见证，如舌干、口燥、烦渴引饮等之存在，是略去的省文笔法。在《伤寒论》中是常有的省略法。

热利下重者，白头翁汤主之。（371）

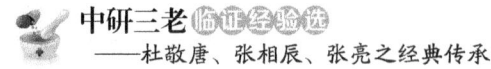

"热利"是指所下之粪便,必黏滞臭恶。"下重"即里急后重,为热邪迫约肛门直肠所致。大肠为热伤肿胀,使肠气滞涩,热迫血溢,与粪便混合,故利下多为脓血。治疗以苦寒清热的白头翁汤为主。

下利欲饮水者,以有热故也,白头翁汤主之。(373)

此条必有上条之证,上条亦必有此条之证,可能在患者表现上各有其突出之点,故指出其主证而省略其兼证也。

兹将利下各证的辨证要点,略举于下:①下利清谷,是里寒下虚证。便稀如水,洞泄通快,无滞阻不畅之感,治用四逆汤。②协热下利,是表热由误下入里,下迫大肠,便时爽快,为黏液稀便,同时仍有表热存在,治用葛根黄芩黄连汤。③热利,即本条证利,是厥阴之热,入于大肠,其利便黏腻,带脓血,里急后重,便时腹痛。治用白头翁汤。厥阴热即肝热也。中医术语"肝移热于大肠",即脏腑关系中的"由脏还腑,由阴转阳"的佳兆。

○ 白头翁汤方

白头翁二两,黄柏三两,黄连三两,秦皮三两。

上四味,以水七升,煮取二升,去滓,温服一升,不愈,更服一升。

白头翁,苦寒,清肝经血热,止毒痢。秦皮,苦寒,色青入肝清热,涩大肠。柏、连,清肠热,能固阴。现赤痢、阿米巴痢疾用此方有特效。

## 五、厥阴病寒厥证治选例

病者手足厥冷,言我不结胸,小腹满,按之痛者,此冷结在膀胱关元也。(340)

此冷结关元证。

"手足厥冷",里寒甚也。因寒气将肾阳遏阻,不能温通于四末。言我不结胸,是患者言胸部及脘部无痛苦。"小腹满"是仅感少腹胀满,且按之而痛,是病在下焦,少腹部有阻结不通之处,因不通则痛。此冷结在膀胱关元,如膀胱冷结不通,应有小便不通,今小便清白通畅,则必为冷结关元也。唐容川认为是寒疝、癥瘕一类疾病,可作临床实践经验参考。

治疗上历代医家、注家主张:①灸法,艾灸关元百壮,使热力直达病所。②汤剂用桂枝加附子汤,当归四逆加吴茱萸生姜汤也可酌情选用。

下利,脉沉而迟,其人面少赤,身有微热,下利清谷者,必郁冒汗出而解,病人必微厥。所以然者,其面戴阳,下虚故也。(366)

此为下虚戴阳证之愈机转。

"脉沉迟，下利清谷"，即阴寒盛于下的脉证。"面少赤，身微热"，阳浮于上，故面赤，阳越于外，故身热。"必郁冒汗出而解"是因阳气潜藏者多，其被寒格于上外者少，故仅面稍红，身微热。其潜藏之阳易复，起与寒邪斗争胜复之时，必先有郁晕昏冒之症发生，随即寒散自汗出而愈。"病人必微厥"，由于潜藏之阳郁遏，一时不能温达四肢，故必有短时间的手足厥冷，但此厥冷也会因自汗出而解除。其所以发生郁冒，是因正邪相争，阳气一时复郁于上，当正气一胜，随着自汗出而郁冒必解。

伤寒脉迟六七日，而反与黄芩汤彻其热。脉迟为寒，今与黄芩汤，复除其热，腹中应冷，当不能食，今反能食，此名除中，必死。(333)

此为除中证。吴人驹说："除中者，中气除去，欲引食以自救"，即俗云"病人突然能食者，为之吃死"。

"脉迟"是一呼一吸之间，即一息的时间，脉跳三至的表现，是寒证的反映。在伤寒初期，本是应证之脉，如机体不衰，往后是有变化的。"六七日，而反与……"从这一"反"字，可以体会出经过六七天的时间，其脉仍迟，是不应当用寒凉的黄芩汤去清除体热的。今用黄芩汤，是以寒济寒，有如水上加水，必使胃气败坏。"应不能食，或食入即吐"，尚可说明胃气未绝，或有可救之望。"今反能食"，这是反常现象，是中土胃气败绝之征，是引食自救的"除中"反应。即《内经》"人无胃气曰逆，逆者死"的预兆，故云"必死"。

如老年人久病，忽然现出前额平光，俗话说的"回光返照"。久不大便，突然要大便并大便很多，俗说是"临死净肚子"，均是死亡的征兆，在临床上是常见的。

## 六、蛔厥证治选例

伤寒脉微而厥，至七八日肤冷，其人躁无暂安时者，此为脏厥，非蛔厥也。蛔厥者，其人当吐蛔。今病者静，而复时烦者，此为脏寒，蛔上入其膈，故烦，须臾复止，得食而呕，又烦者，蛔闻食臭出，其人常自吐蛔。蛔厥者，乌梅丸主之。又主久利。(338)

此条是鉴别脏厥与蛔厥，并蛔厥治法。

"躁"是阴躁不安，为阴虚阳脱的危急证候。从阴阳关系上来讲，是独阴会阳，阴无阳维，阴不能守，欲寻阳为伴之意。"烦"是阳烦心乱，情绪不能安静之意。"脏厥"是脏腑阴寒至极，纯阴无阳的死候。蛔厥是胃肠阴寒，蛔不能安，扰动于中，致使阴阳气不相顺接，阳气不能温布四肢的厥冷。"躁无暂安时"是有阴无阳，阴无阳维，躁动欲得以自救之象。"得食而呕"是胃寒不能纳食，食入则逆而拒之，使之不能留。"又烦，蛔闻食臭出"是蛔闻食物气味而扰动于中，使阳上阴下的离决暂时出现，故尔又烦。蛔随胃寒逆吐之势而出于口外，故吐蛔为蛔厥必有之证。

蛔厥是中下焦阴寒，阳被格于胸膈之间，属上热下寒之证，故用乌梅丸以温寒清热安蛔为主治之。如脏厥可用灸法，服四逆辈救治。

○ 乌梅丸方

乌梅三百枚，细辛六两，干姜十两，黄连十六两，当归四两，附子（炮，去皮）六两，蜀椒（出汗）四两，桂枝（去皮）六两，人参六两，黄柏六两。

上十味，异捣筛，合治之，以苦酒渍乌梅一宿，去核，蒸之五斗米下，饭熟捣成泥，和药令相得，内臼中，与蜜杵二千下，丸如梧桐子大，先食饮服十丸，日三服，稍加至二十丸。禁生冷、滑物、臭食等。

方以乌梅为主，能敛肝安蛔，安胃止呕，并止下利；蜀椒，温中杀虫；连、柏清热止呕安胃；附、姜、桂、辛温阳散寒；人参、当归补气行血。综合成为辛温祛寒、苦寒清热、制虫安胃的复方，作为治疗厥阴蛔厥的主方。方中寒热并用，对上热下寒之证，更为适宜。又主久痢，也是以上热下寒的久痢为标准。出汗即炒黑，苦酒即醋。

# 七、厥阴病表证证治选例

*手足厥寒，脉细欲绝者，当归四逆汤主之。*（351）

此条名为厥阴病表证，是余根据郑重光的意见提出的，他说："手足厥寒，脉细欲绝，是厥阴伤寒之外证，当归四逆汤是厥阴伤寒之表药。"因为如邪传阴经而为四逆，属于虚寒的治以四逆汤，属于热郁的治以四逆散，其药物组成为柴胡、芍药、枳实、甘草。而本证的主方亦名四逆，其中无姜、附两味主药，而是以桂枝汤为主。故参郑氏之说，提出表证之名，希作学者参考。

手足厥寒是寒邪郁滞，阳气被阻，不能温达四末所致。脉细欲绝是营血内虚，不能充行脉中，又无阳气鼓动使焉。用当归四逆汤驱寒通经，和营卫而解表为治。

○ 当归四逆汤方

当归三两，桂枝（去皮）三两，芍药三两，细辛三两，甘草（炙）二两，通草二两，大枣（擘）二十五枚（一法，十二枚）。

上七味，以水八升，煮取三升，去滓，温服一升，日三服。

用桂枝汤去生姜，加细辛以驱寒复阳，当归养血行血，通草利经脉，合而为和营卫、散寒邪、活血通阳之剂。

后人用本方治妇女经水不调，腹中挛痛，四肢酸痛，或一身习习如虫行。后人用以治冻疮，极有效。

## 八、厥阴病厥逆灸法

伤寒脉促，手足厥逆，可灸之。（349）

脉证不符，用温法则有阳脉之疑，用清法则有厥逆之碍，关键在阳气内阻，故急用灸法以通其阳气，则手足厥逆自回。有人主张灸太冲穴，有人主张可灸本经的井、荥、经、输等穴以温阴回阳，特录出以作临床参考。

## 九、厥阴病禁证选例

诸四逆厥者，不可下之，虚家亦然。（330）

凡寒厥者，已是阳微阴盛，以阳气能否回复为其生机，若下之则正气虚而中阳下陷，阳更难复而厥更甚矣。即对各虚寒之人，亦应对下法小心，以免犯"虚虚"之戒。

下利清谷，不可攻表，汗出必胀满。（364）

下利清谷，为脾阳下陷，阴寒内虚之证，如攻表出汗，则阳随汗泄，脾阳更虚，运化水谷更难，以致浊阴内郁，故必腹胀满也。如有必汗之表证，亦应遵"先温其里，后攻其表"的原则。

## 十、厥阴病测其预后的辨证选例

厥阴中风，脉微浮为欲愈，不浮为未愈。（327）

厥阴病为阴证，脉微浮为阳脉，阴证见阳脉，故为将愈之佳兆。如脉不浮，或浮而不任按，或沉细者，则为无阳复之征，尚未能愈也。

厥阴病，渴欲饮水者，少少与之，愈。（329）

厥阴病本有多饮不能解其渴，小便亦不多的消渴证，这是因中阳衰微，不能化饮所致。今虽渴欲饮水，但不愿多饮，是阳复化饮之征，故少少予饮，不要强予多饮，使水不能随时运化，停留胃中，上逆反吐，有伤胃气。

下利，有微热而渴，脉弱者，今自愈。（360）

下利，脉数，有微热汗出，今自愈。设复紧，为未解。（361）

两条合起来讨论，则更易明白。

"微热而渴"是阳气来复之象。"脉弱"是邪气衰退，故脉不紧。"脉数"是阳胜阴退之征。"微热汗出"是邪从外出，随汗而解之兆。所有出现的脉证，均是虚寒下利阳复阴消之机，均为将自愈之候，不必加以治疗，令其自愈可也。"设复紧"是设脉由弱或数又转变为紧脉，说明是阳不胜阴，正不胜邪，其下利尚为不愈之候，必须随证加以治疗。

伤寒发热，下利厥逆，躁不得卧者，死。（344）

此厥阴伤寒阴阳离决的死候。

本伤寒而今"发热"，是阳向外散之兆。本寒利而又"厥逆"，是阴盛于内之征。"躁不得卧者"是阴无阳维，孤阴求阳欲自维而扰动不能安静的表现，此为阴阳离决，阳不能回复之征，故为死候。

下利，手足厥冷，无脉者，灸之不温，若脉不还，反微喘者，死。少阴负趺阳者，为顺也。（362）

此条是厥利无脉的危急候。

少阴是指足少阴经之太溪脉，此处有一穴名太溪穴，在足内踝之下后，为候肾气盛衰之部。趺阳是足阳明经之冲阳脉，在足背之结鞋带处，即解剖学之足背动脉，为候胃气盛衰之处。张仲景在序论中有"握手不及足"之语，即指此两处而言。"少阴负趺阳"是少阴脉弱、趺阳脉盛的意思，是说明胃气尚有生机，从"胃为后天之本"的原则来说，是好的属于顺的现象，病虽危急，尚有治愈的希望。"反微喘"是虚阳上浮，干扰肺气，使肺失其清肃下行之顺性，故喘。由于阳虚热微，迫肺不甚，所以只发生微喘，加之灸后厥冷不温，下利不止，脉仍不见，都是虚阳上脱阳不复的现象，故为死兆。

下利，脉沉弦者，下重也；脉大者，为未止；脉微弱数者，为欲自止，

虽发热，不死。(365)

此条是从脉象来测定下利之预后。

"脉沉弦"，沉主里病，弦主急迫，为木郁不伸的机转，即肝气不能向上调达，反而下迫之象，故为下利且有里急后重之症。"脉大者"，大为邪气方盛之势，此大必为沉而弦大，是病势正在进展之征，故为下利不能自止。"脉微弱数者"，如脉由沉弦或沉弦大变为微弱或数时，乃是邪衰之征，为病退之势，为下利自止之候。"虽发热，不死"，若此时身体发热，乃是正复阳回的反映，不是阳气外越，故不是死候的发热。

下利后脉绝，手足厥冷，晬时脉还，手足温者生，脉不还者死。(368)

伤寒下利，日十余行，脉反实者，死。(369)

此条仍以脉测病之预后。

"晬时"即一天二十四小时，是人体六经运行，阴阳胜复转化的时候，有的可转好，有的即转坏。"脉实"为坚实不柔和之象，即《脉经》"大而长，微强，按之隐指幅幅然"的脉象。上述两条为体虚脉实，脉不应证，是胃气败坏，胃的真脏脉现之证，故为死候。

通过以上估计患者预后的选例，如能细心观察，会起到举一反三的作用，在临床上事先向家属说明情况，让其有心理准备，是有好处的。

## 十一、寒热真假辨

病人身大热，反欲得衣者，热在皮肤，寒在骨髓也；身大寒，反不欲近衣者，寒在皮肤，热在骨髓也。(11)

此条是真假寒热的辨证概述。

"皮肤"是指表面可见的病证现象，属外。"骨髓"是指只能靠患者反映的情况，用眼是看不到的，只有从脉象来取得内在现象，属内。

"身大热，反欲得衣者"是真寒假热证，再结合如不渴或渴不欲饮，喜近火热之处；小儿喜人偎抱，小便清利，脉浮取有余、沉取不足，苔滑润、舌胖嫩等。"身大寒，反不欲近衣者"是真热假寒证，再结合如口渴、喜冷饮，扬手掷足，厥而手足心热，尿赤热痛，脉浮、沉皆有力，苔黄燥、舌绛红等。

总之，对于寒热之证，要细心观察，多方诊断，万不要为假象所迷，以免对患者造成生命危险。

◇ 小结十三

厥阴病是病邪随着本经气阴将尽阳始生的特点,走向阴阳极端化的垂危阶段。由于阴阳消长和病邪弛张的关系,证情变化很大,所表现的症状错综复杂。但从它的病型,归纳起来,可分两大类型,概述如下。

(1) 上热下寒型:厥阴为阴之极,阴极则下寒甚,阳气多被格拒于上,故反映出如本经提纲所表现的上热下寒的特征。

(2) 厥热胜复型:厥阴为阴将尽、阳始生,是阴中有阳,阳寓于阴,阴阳可互为胜复,表现为阴阳可以顺接和机转的盛衰。寒极阳衰,不能与阳顺接时,则为寒厥;热极阳郁,不与阴顺接者,则为热厥。

厥利多同时出现,其各特点如下:寒利是阴盛下寒,利便为清谷,无气味;热利是热迫下焦血分,阴血外溢,便见脓血;肠有燥屎,虽利而结不去,为热结旁流。厥是热微厥亦微,是肝胃气郁,治以四逆散;热深厥亦深,热而未实者,治以白虎汤;内有燥屎者,治以承气汤;便脓血者,治以白头翁汤。

厥热胜复的标准,是以冷热二者所占的时间来判断其邪正交争的胜负和阴阳胜复的机转,去预测其后果的吉凶。如下例:但厥无热是阴盛阳衰,为病情危重;厥而见热是阳气来复,为病有好转之机;厥多热少是正不胜邪,为病势进展;热多厥少是正已胜邪,为病趋好转;厥热相等是阴阳相对平衡,病将自愈;热而复厥是阳复不及,阴邪又盛,病又复作;厥去热不退是阳复太过,病从热化,如热伤上焦,则为咽痛、喉痹、呕吐脓血;热迫下焦,伤及血分,迫血外溢,则为利便脓血。

在治疗上,乌梅丸是本经病的主要方剂。其他如寒极四逆、热盛白虎、阳郁不伸的用四逆散,表未解血虚的用当归四逆汤。其他或针灸,或不加治疗,或须急救,或禁汗禁下,或为死候,均可通过选读条文,细心领会其精神实质,自可举一反三,打下阅读全论基础。

# 附:从机能学角度探讨《伤寒论》

多年来,我们在《伤寒论》学习中有一个粗浅的体会,即《伤寒论》的辨证施治是遵循人体生理机能而进行的。它启示我们,人的机体内有一个调节阴阳的系统。机体的受邪、疾病的形成、病位的传变和结局无不与这个系统有关。《伤寒论》中的六经传变、诊治立法、处方治疗都是以这个系统机能的转变为基础的。并且已经为我们描绘出中医独特的机能系统的概貌。这将启示我们：以中医学理论为基础去探讨人体生理机能和病理机制的变化与这个系统的关系。把以形态学为基础的强调人体内部单位结构和单位功能的准确性、详细性的思维方式转变为以机能学为基础，强调整体的"合作现象"的整体恒动观，使分科越来越细的医学科学产生一个由分化走向综合的飞跃，从而引出新的人体机能学的意义。确立新的概念，产生新的理论，以推动医学科学的发展。

《伤寒论》的科学性、实践性已被历史证明，此不赘述。本文仅就其治疗立法的指导思想、主证和主方的针对性及方药的特殊作用三个方面谈谈我们的体会。

### （一）治疗立法的指导思想

《伤寒论》治疗立法的指导思想有三个值得注意的特点：①注重生理机能的恢复；②强调顺生理之势；③密切注视并利用生理功能的动态。

（1）在扶正、祛邪、攻补兼施三大治法之中，扶正法不必多言。就祛邪法而言，它的指导思想是"邪去正自安"。方法虽是祛邪，目的却在于扶正，即寓扶正于祛邪之中。也就是及时祛除病邪，以保持生理功能的正常活动。如三阳证中的汗、清、下等法。就攻补兼施法而言，也是时时不忘正气（生理机能）的，而且以恢复正常的生理机能为最终目的。如桂枝加附子汤、桂枝新加汤、白虎加人参汤、小柴胡汤等，都是注重生理机能（正气）的恢复的。

（2）值得注意的是，仲景在治疗中十分强调顺生理之势，如"太阳病，外证未解，不可下也，下之为逆"（44条），即病位在表，病势向上向外，这时人体生理虽有驱邪外出之势，但又"力不胜任"，应因势利导，辅助正气驱邪从表而解。若反其生理之势，误用攻下则为逆。又如"本先下之，而反汗之，为逆。若先下之，治不为逆"（90条），即病位在里，人体生理也有驱邪而下的趋势，只是能力不足，治应因势利导，一下而解，若反其势，误用汗法也为逆。诸如此类，仲景曾多次强调和告诫我们，因治疗不顺生理之势会造成种种"逆证"，并设有很多针对性的救治之法。

（3）注意和掌握生理机能的动态是其又一个重要的特点。它体现在一些期待自愈的条文中。如"风家表解而不了了者，十二日愈"（10条），这是病邪已除而正气未复，生理机能有恢复正常的动向，故需假以时日，待其自愈；"大下之后，复发汗，小便不利者，亡津液故也，勿治之，得小便利，必自愈"（59条），此为汗下之后邪气虽去，而津液受损，但其生理机能有正复津回的动向，故待其自愈。又如"少阴病……手足反温，脉紧反去者，为欲解也，虽烦，下利必自愈"（287条），这里，仲景抓住了"脉紧反去"这个寒气退却，生理机能即将恢复的信号，断言"必自愈"。诸如这种在病势处于高峰之时，能准确抓住自愈的征兆而不药待愈之法，在论中屡见不鲜。这不仅说明仲景密切关注生理机能的动态变化，更说明他能够掌握和利用这种动向。

（二）主证和主方的针对性

《伤寒论》中主证与主方的针对性很强。如六经病都有提纲、主证和主方。"证"与"方"紧密联系，针对性很强。以至于形成一个治疗原则被定了下来，并指导了几千年的临床实践。随着历史的发展，其主方的应用范围虽然更为扩大，但其原则规范仍是不可超越的。如"少阳之为病，口苦，咽干，目眩也"（263条），"伤寒五六日中风，往来寒热，胸胁苦满，默默不欲饮食，心烦喜呕……小柴胡汤主之"（96条）。并又强调了"伤寒中风，有柴胡证，但见一证便是，不必悉具"（101条）。尽管后人将该方的应用范围扩大了，但其宗旨不能超越"少阳证"的提纲、主证之范围。如今人用小柴胡汤加减治疗感冒、肺结核、支气管炎、胸膜炎、慢性胆囊炎、疟疾、梅尼埃病、肾病综合征、慢性肾盂肾炎及疑难发热等。然而，我们不能因其能治结核病，就认为它是"抗痨剂"；因其能治炎症，而说它是"广谱抗生素"；也不能因其能治感冒就认为是"解热镇痛剂"；更不能说它是"抗痨、抗菌、解热镇痛之合剂"。倘若我们用基于形态学的病理概念去解释它的功用，表面上神乎其神，实际上却莫衷一是。我们认为，它之所以能治如上多种疾病，是因为这些疾病在其各自病程的某一特定阶段表现了"少阳证"这个共性。即机体内牵涉到的某些脏器、组织共同的功能和物质基础发生了障碍，内在病机处于一致的地位，也可以理解为"少阳证"这个机能系统发生了紊乱。如果我们将上述现象理解为偶然，那就会使人无所适从。因此，我们必须把它理解为"必然"，从中意识到证和方之间有其必然的内部联系。抓住这个"联系"不放，揭示这个别具一格的内部联系，即中医所阐述的机能系统，体会人体生理机能系统的新的含义。

### (三) 方药的特殊作用

在讨论《伤寒论》方药的特殊作用之前，我们不妨从中药的性质上思索一番。中草药绝大多数是动植物，属于有机物质。尽管已经炮、制、煎、煮，但总归是有机成分。这个特点也启示我们中医是注重人体生理机能和其他有机物质的联系的。过去对中药性质的解释是从"寒热温凉，升降浮沉"着眼的。这显然是受到了历史条件的限制。而今天处于现代科学技术相当发达的时代，就更有条件去探索其有机成分。在药物有机成分的特殊作用和人体生理机能活动之间建立一个新的联系，产生新含义。

《伤寒论》方药的特殊作用以桂枝汤为例，其治疗作用富有可逆性，是特殊作用方剂的典型。它对发热者有清热作用；对低温之虚寒者又有温经作用，使体温恢复正常。既能微汗解肌，又能使自汗者止汗。下利者用之可止，便秘者用之可通。诸如此类，均被认为有双向调节作用。试想，远在两千年前，我们的祖先就能针对人体生理机能创制出如此奇妙的方剂，可见中医学从起源之初就注重了人体生理机能活动的规律，并确切地掌握了它。当然，那时候人类对人体机能的认识，肯定不会和现有的认识完全吻合，是有其独特之处的。而且事实证明，这种独特认识是以客观物质的存在为基础的。我们有责任去探索它、阐明它，使这些宝贵遗产更好地为人民服务。

### (四) 设想

《伤寒论》成书于东汉末年，由于历史的原因，"宝玉"上面蒙上一层神秘的面纱。但这种抽象正如列宁指出的："一切科学的（正确的、郑重的、非瞎说的）抽象，都更深刻、更正确、更完全地反映着自然。"（列宁《关于辩证法问题》）《伤寒论》医学理论和治疗立法之所以能经得起历史的检验，正是因为它更深刻、更正确、更完全地反映着人体生理功能的内部规律。那么，它所反映的独特的生理机能系统是什么呢？这正是我们应竭力去探索的。对此，我们有如下设想。

（1）从仲景能够准确地抓住人体生理机能活动的"动向"来看，他一定掌握了人体生理机能活动所反映出来的内部规律。而这个"规律"产生于古时，既然那时的解剖学并不发达，那么就可以设想，这个"规律"是以生理机能为基础的。它和源于形态学的单位功能的意义是难以完全吻合的。也一时难以用现代医学理论阐述清楚。这就要求我们别开生面，以

《伤寒论》描述的机能系统的雏形为线索，着重并重新考虑各单位功能间互相联系的方式。以中医"合作的整体"为指导思想，去理解、调整或重新组合分化了的局部，使其真正能准确地反映人体内部合作现象的本来面目。

（2）《伤寒论》习惯以汤名证，这也是一个值得注意的特点，那就是说汤和证之间有必然的联系。这种联系已被世代医家承认。关键是正确理解"证"的含义。我们认为"证"反映着一种很有意义的机能状态。是否可以设想，把"证"作为一种机能状态去理解，以此为线索，进一步去探索机能系统。并把证和方的机能作用联系起来考虑，用现代科学手段赋予其新的、科学的含义。

（3）从桂枝汤的特殊作用，我们可以联想到中药方剂是用有机物质作用于机体的某个机能系统，通过调节人体生理机能而起治疗作用的。回顾我们用麻杏石甘汤治疗肺炎和白虎汤治疗流行性乙型脑炎的研究，当在该汤中找不到类似抗生素的作用时，就有些难以解释了。那么，是否可以设想，汤药进入人体后能调节或加强人体的生理机能，使某个机能系统自身产生抗生素样作用的物质呢？或是使机能活动由病理状态转化为生理状态后，改变了细菌（或病毒）的生存环境，使其停止繁殖而自行消亡呢？或是加强了免疫系统的功能和别的什么作用呢？问题是我们要花大气力，下大功夫去探索那个未知的机能系统，从而引出新的理论。

总之，中医学是一种什么样的医学科学呢？用加拿大哲学博士林凡伟的话说，"中医学思想的中心主题是整个体系应保持和谐"，并认为这种"协作原则"是中医的伟大贡献之一。那么，是谁使整个体系能够保持和谐呢？我们认为，那就是中医独特的机能系统。而这个系统是一个协作的系统。因此，那种基于形态学，强调局部的单位结构和功能的详细性的研究方式，用离体组织观察和动物实验的研究方法来探讨中医理论是不够的。

（五）结语

现代科学的飞速发展为医学研究创造了良好的条件。医学科学的分科也越来越细，这对医学科学的发展无疑是有益的。但是，我们也必须看到，任何一门学科的分科一味地"细"下去，也是不会有重大突破和进展的。只有由博返约，走向综合阶段才能做出较大的贡献。因此，我们认为，在研究中医理论时，以《伤寒论》所描述的机能系统的雏形为线索，应用现代科学技术，充分利用医学研究的成果，使它们之间在横的方面建立联系，这是非常必要的,也是很有前途的。一旦取得成果,医学也就必然地产生一个飞跃。

以上是我们学习《伤寒论》不成熟的管见,提出来就教于前辈和有识之士。

张恩元、张彪. 从机能学角度探讨《伤寒论》[J]. 辽宁:辽宁中医杂志,1983(2):1-4.

# 张亮中医麻疹病辨治

张亮　著
张相辰　校
郭晋斌　校注

# 概 述

我国地区广大,各地方言不同,所以对于麻疹的病名俗称有很多,如疹子、痧子、糠疮等,均属于地方上的异名。(注:王肯堂《证治准绳·幼科·麻疹》曰:"麻疹……北人谓之糠疮,南人谓之麸疮,吴人谓之痧,越人谓之瘄,古所谓麻。"谢玉琼《麻科活人全书·四方麻名第一》曰:"麻证之名,各方不同。在京师呼为瘟疹,在河南呼为烽疮,山西、陕西呼为糠疮,山东、福建、广东、广西、云南、贵州、四川俱呼为疹子,江南呼为痧疹,浙江呼为瘄子,湖广、江西俱呼为麻疹,又呼为艄子。闻人氏呼为肤疹。虽四方之命名有别,其实皆一麻也。")晋东南地区谓麻疹为出糠。

中医籍中,在宋朝以前多是痘疹不分,对麻疹的叙述也不是很明确。类似麻疹一类的传染病,首见于仲景《伤寒论》的"瘾疹"和《金匮要略》中的"阳毒"。其次如巢氏《诸病源候论》《备急千金要方》《外台秘要》等书中亦有赤疹、丹疹、瘾疹等的论述。单独记载麻疹症状的首见于《古今医统大全》,该书谓:"疹证之发……发热之间,或咳嗽喷嚏,鼻流清涕,眼胞浮肿,面肿腮赤,或觉泪汪汪,或恶心呕哕,即是疹候。"(注:语出徐春甫《古今医统大全·豆疹泄秘》,并载:"疹子出于腑,故在皮肤之下而出皮肤之上,其形如麻,一出而没,俗名曰麻。")宋代钱乙的《小儿药证直诀》载有:"面燥腮赤,目胞亦赤,阿欠顿闷,乍凉乍热,咳嗽喷嚏,手足梢冷,夜卧惊悸多睡,并疮疹证,此天行之病也。"(注:语出《小儿药证直诀·疮疹候》)至于陈文中所著的《小儿痘疹方论》,对于天花和麻疹的鉴别,更有进一步的记载,他说:"凡小儿斑驳疹毒之病,俗言疹子,是肺胃蕴热,因时气熏发于外,状如蚊蚤所咬,赤则十生一死,黑则十死一生。"(注:语出《小儿痘疹方论·论痘疹治法》)到清代麻疹就成为独立的病名。如《麻科活人全书》即我国一部专论麻疹的书籍,清代谢玉琼,积数十年之精力,根据《麻疹辨证》《麻科秘本》二书,综合各家治麻疹心得,结合自己的临床经验,著成了治麻疹专书。其在自序中说:"今春麻证震作，变证非常，殇残颇众，凡经余调治者，万获万全。"从这些文献论述中可归纳出中医对麻疹的认识：有一定的症状所见，在流行季节最易感染。

# 中医对麻疹病因的认识

古人对麻疹的病源,多说是"天行""热毒""胎毒"所致;又认为人在出生之初浊恶热毒,伏于命门之间,人体与天气相感相通,若天之疠气一动,则所秉之毒随感而发。如张从正《儒门事亲》说:"儿之在母腹也,胞养十月,蕴蓄浊恶热毒之气,非一日,及岁年而后发……"(注:语出《儒门事亲·小儿疮疱丹熛瘾疹旧蔽记五》)同时,古人也认识到麻疹与季节气候、传染的关系,如《证治准绳·幼科·麻疹》说:"春温、夏暑、秋清、冬寒,此四时之正气也,冬应寒而反温,阳气暴泄,火令早行,人感之者,至于来春必发疮疥,未出痘疹者,必感而出,虽曰胎毒,未有不由天行者,故一时传染,大小相似。"这就不难理解,古人对麻疹的病因学说,是从"毒"字上着眼的。如去冬的气候(注:指1964年冬),即合乎"冬应寒而反温"的说法。

现代医学认为麻疹由一种传染力极强的"滤过性病毒"所致。(注:早期研究者用过滤的方法来查找致病因子,具有细胞结构的物质不能通过滤过装置。滤过液中存在的仍可致病的物质就是不具有细胞结构的病毒,故称为"滤过性病毒"。麻疹病毒属副黏病毒。)该病多流行于冬末春初。

# 麻疹病理与症状

麻疹在中医学中属于温病范畴。朱丹溪曰:"凡斑驳疹毒之病,俗呼疹子,是肺胃有热也,其肺胃蕴积热毒,或以时气所作,熏发于皮肤,状如蚊蚤所咬,故赤斑遍体也,凡发赤斑者十生一死,发黑斑者十死一生,难治。"(注:语出《丹溪心法附余·小儿门》)张璐《张氏医通》曰:"麻疹者,手足太阴阳明二经蕴热所发,小儿居多,大人亦时有之,是亦时气传染之类。"(注:语出《张氏医通·麻疹总论》)万密斋曰:"疹子小而碎密者,少阴心火也……心肺属阳而位乎上,心火旺则肺受之,治疹专以肺为主。观其咳嗽者,火炎则肺叶焦举也;鼻流清涕者,鼻为肺之窍,以火烁金而液自流也;目中泪出者,肺热则移于肝,肝之窍在目也;或手掐眉目、唇鼻及面者,肺热证也。"(注:语出《痘疹心法·疹毒证治歌括》)经实践证明,古人对病理的分析有的部分颇为正确。患者被感染之后,经过一周或十余日潜伏,此时症状不甚明显,或只有轻微头痛,食欲欠佳,四肢倦怠。但麻疹初期最易与感冒,以及风疹、丹痧等出疹性疾病混淆,应慎重鉴别。麻疹在临床上分为三个阶段,介绍如下。

**1. 疹前期(发烧期)**

最初发热,倦怠不安,流泪,眼球充血,怕光,流涕,打喷嚏,干咳。在发热开始,下眼皮上有一条"充血带",这叫麻疹线;麻疹未出前三四天,大部分患者口腔内颊有科氏斑(注:科氏斑即麻疹黏膜斑);不少患者在干咳时喉头部有充血现象,而且布有小丘疹。以上麻疹线、科氏斑、喉头疹在皮疹出现后,逐渐消失。

**2. 出疹期**

发热三至四日后(也有十余日者),疹子从眉间、发际、项后、颈部和前额出现,由上而下,由躯干漫及全身。疹子初为细小红丘疹,边缘颜色较淡,随即迅速扩大而融合成暗红色、不规则的成片斑疹。疹与疹之间仍可有健康皮肤。疹子出现后,体温也随之上升,面部浮肿而灼热,眼红肿畏光,流涕,咳嗽增多,喉咙嘶哑,有的患者出现呕吐、腹痛、泄泻、谵妄、惊悸、抽搐等，有的患者甚至神志昏迷。当疹子布满全身，体温在 24 小时内急速下降，可转入恢复阶段。

### 3. 落疹期

疹子透达之后，体温逐渐恢复正常，炎性症状消失，患者的一般症状大见好转，疹子也按其出现次序消退，皮肤表面形成大小不等的糠麸皮状的落屑而脱落，约在三四日脱掉，一般来说，患者从出疹开始到痊愈，大约需要 15 天。

# 麻疹的诊断

## （一）认症

中医对麻疹的诊断，首先注重季节流行情况；其次则详细观察症状表现，王肯堂曰："痘疹发热之初，多似伤寒，惟麻疹则咳嗽喷嚏，鼻流清涕，眼胞肿，其泪汪汪，面浮腮赤，或呕恶，或泄利，或手掐眉目鼻面，此为异耳。"（注：语出《证治准绳·幼科·麻疹》）陈复正曰："初时发热，俨似伤寒，目出泪而不止，鼻流涕而不干，咳嗽太急，烦躁难安。以火照之，隐隐皮肤之下，以手抹之，亭亭肌肉之间。其形若疥，其色若丹，随出随没，乍隐乍现。"（注：语出《幼幼集成·麻疹》）谢玉琼曰："而认麻须细看两耳根下颈项连耳之间，以及背脊之下至于腰间，必有三五红点，此即麻之报标。"（注：语出《麻科活人全书·初潮认证第五》）大部分患者伴有耳边发凉，手指发冷。

以上论述虽未明确潜伏期、发疹期，但在辨认麻疹的特点上还是明确的。

## （二）辨顺逆

### 1. 辨时令

一般说麻疹春季为多、冬季次之，其他季节较为少见。由于四季气候不同，治法上也因之而异（治法见后）。若不明所因，则不能伏其所主，治疗其他疾病如此，治疗麻疹亦是如此。

### 2. 辨疹与色

麻疹与斑、疹三者虽同是热性病，但中医认为，麻疹则是由胃经肺而出于皮肤，因而出现高热、咳嗽、打喷嚏，甚者气粗心烦；斑则出于阳明经，形大，由肌肉而达皮肤；疹子出于心营，形小，而隐于皮内。后二者俱无咳嗽、打喷嚏，皆因热病失表失透，其邪内郁所致。简言之，蕴热于阳明则发斑，蕴热于心营则发疹。且斑与疹，治以清气、凉血之法。麻疹总以透发疹子为主,所以在治疗麻疹初期不论方法多少,只有"透"字为诀。麻疹一日三潮,发生三度红润,斑与疹则不潮。

麻疹贵在按顺序出透,只要疹子透达,毒便减轻。夜间,以火照之遍身如涂朱之状,疹色鲜红者毒方透得尽。谢玉琼云:"麻症只要齐苗(看其鼻上和手足心,均有红点密布,为出齐),苗齐功居八九,其后不过调理而已,形色喜鲜明而嫌暗滞,不妨其多,总要出得透(摸其皮肤上尖耸有毛糙感为出透),透则内无留邪。"(注:语出《麻科活人全书·麻疹论》)又云:"麻出连串如珠,颗粒分明,红活光润,方为美候。若麻出而红肿太甚者,此毒被壅遏所致,倘不急治,必变紫黑、干枯、隐伏等恶症。"(注:语出《麻科活人全书·已出红肿太甚第三十六》)总之麻疹是以"疹透"为主,从面目、躯干、四肢均匀为顺,从四肢到躯干、头目的麻疹,或有或无为逆。

(三) 辨轻重、顺逆与险恶

(1) 身热有微汗,面色红润为顺;无汗肢冷,面色青滞者较险。

(2) 疹色鲜红滋润,头面匀净而多者顺;色太红艳,或红紫暗燥者为血热;色黄者甚危,色黑如斑者多为死证。

(3) 咳嗽虽呛,而声音爽朗的为顺,声嘶痰壅的为险;气息鼻翼扇动、喘息摇肩的较危。

(4) 腹泻大便挟风涎,小便通畅的为顺;大便秘结、小便短涩,或水泻,或挟痢疾的都较为险恶。

(5) 神识清醒,睡眠安定的为顺;精神倦怠、目闭不开、昏沉不醒的其证较险;神识昏迷、时发惊厥的较危。

(四) 辨脉象与指纹

脉象一般应以浮数、浮洪、浮缓为顺象,结、代为逆象。"凡出疹,自热起至收完,但看右手一指,脉洪大有力,虽有别证,亦不为害,此定存亡之要法也。景岳曰:按此即阳证得阳脉之义,若细软无力,则阳证得阴脉矣,元气既弱,安能胜此邪毒?是即安危之基也。"(注:语出张景岳《景岳全书·麻疹诠麻疹》)

另外,在三岁以下的患儿诊指纹也是重要的一环,指纹以浮、洪、润、活为吉,最忌青黑推之不移动者,或纹直出三关(命关)为凶。

# 麻疹的治疗

根据临床实践，一般顺证只要护理适当，可不药而愈；逆者非药不可，险证虽用药有时也难痊愈。

古人认为麻疹的原因是"胎毒""热毒"。"胎毒"的意义现在（指医家所处年代）还不能做出很好的解释，但总是有一种病毒存在。病毒，中医也叫作"邪"。麻疹在皮肤出现，可以说是正气驱逐病邪的现象。疹子是否能充分外达，往往直接影响麻疹的预后。所以中医治疗麻疹主要是如何使疹子透彻地出来，更重要的是及早提防"疹毒内陷"，这是治疗麻疹的总精神。谢玉琼说："且如出之太迟，发表为贵，出之太甚，解毒最宜……或施温补，勿助其邪。若用寒凉，休犯其胃。制其过但取其平，诛其暴必欲其正。远寒远热，阴阳之胜负不齐，责实责虚，人品之强弱或异。"（注：语出《麻科活人全书·麻疹骨髓赋》）叶龙生云："总之，初潮发表这一关，非常重要，不得其当，诸症峰起，易留后患，甚至病毒内攻，造成死亡。"又云："因疹属温邪，温邪最易伤阴，出疹期每多吐、泻、出汗，三者亦能伤阴，故收没后以养阴为要。"又云："宜发表而不发表，重则病毒内攻，喘闭至危，轻则余毒缠绵，延长病程。宜清利而不清利，重则热闭神昏、牙疳喉腐，轻则音哑口疮、烦渴不眠。宜养阴而不养阴，重则致成麻疳，轻则潮热肌削。故发表、清利、养阴为治麻疹三个重要环节。"（注：语出浙江叶龙生《麻疹300例治疗经验总结》）吴鞠通说："痘宜温，疹宜凉。"（注：语出《温病条辨·上焦》）道理也就在这里。

综合以上论述，中医治疗麻疹的原则是以透发为主，佐以清热解毒。初期宜用辛凉解表，大忌寒凉之剂，也不宜用温燥药物，疹需透发，不透则毒邪内攻，诸症百出。热未入胃虽二便不利，也不可攻下，若误用养阴滋腻酸寒药物，疹出不彻，就会引起其他危证。

### (一) 出疹前的处理（发热期、疹发期）：以辛凉透表法为主

**1. 一般顺证的处理**

当麻疹初期，出现恶寒发热，鼻流清涕，咳嗽气粗，腮红眼赤，呕恶流泪，喷嚏或已见疹点，这都适用透表法来治疗。透表法有内治、外治两种，方子多由辛散性药物组成，如银翘散、桑菊饮等。但在寒冷季节，表实无汗者，则用辛温药物，如三春柳、荆芥、紫苏、防风，或三拗汤等都可选用。必须因证施治，随机转方，而不是成为呆板的、一成不变的机械论者。

方例：银翘散加减（金银花、连翘、甘草、麦冬、川贝母、蒲公英、赤芍、蝉蜕、牛蒡子、桔梗）；验方透疹汤加减（金银花、连翘、紫草、牛蒡子、蝉蜕、薄荷、生地黄、赤芍、大青叶、荷叶、栀子、黄芩、甘草）。

**2. 逆证的处理**

如当出不出，或见点不透等。

（1）正虚：初潮之中，正气虚弱，舌淡脉微，面色㿠白，倦怠短气，疹色微红而淡，宜用扶正托邪之剂。

方例：辽沙参（西洋参更好）、白茯苓、生甘草、当归尾、紫苏、荆芥、前胡、三春柳、生谷芽、牛蒡子。如麻疹两颧不透，加升麻少许以升透之。如禀气不足，正气虚弱也可用参芪之类，振奋阳气，鼓舞疹子外出。

（2）肌闭：初潮之中，有肌肉坚厚、腠理闭密之表实证，明明是麻疹，但发热日久，却不见疹，宜用解肌达表之法。

方例：升麻、葛根、赤芍、生甘草、薄荷、牛蒡子、蝉蜕、皂刺、穿山甲。

（3）食闭：初潮之中，因伤食停积，阻滞气机，以致高热肢厥，口气臭秽，胃纳不开，干呕，舌苔黄厚，疹点紫滞不透，宜用宽中消积合透疹之剂。

方例：炒枳壳、蝉蜕、牛蒡子、薄荷、竹叶、芦根、荆芥、莱菔子、麦芽。

（4）风闭：初潮之中，有风热郁闭者，其症发热头痛，口渴烦躁不安，舌苔薄白，舌尖红绛，疹点深红不透，宜用辛凉透表之法，辛温助热之药须慎用。

方例：桑叶、白菊花、桔梗、连翘、杏仁、芦根、牛蒡子、薄荷、蝉蜕、竹叶。

(5) 寒闭：初潮之中，外感风寒，毛窍闭塞，症见发热恶寒，无汗头痛，呕恶，口不渴，舌苔白滑，疹点隐隐不透，宜用辛温解表之剂，寒凉药慎用。

方例：荆芥、防风、紫苏、三春柳、威灵仙、紫菀、芫荽子、炒牛蒡子、穿山甲、川牛膝，或加麻黄少许。

(6) 热闭：初潮之中，毒势太重，肌腠热郁，麻疹不出，高热肢厥，大渴引饮，烦躁喘息，舌尖红绛，苔黄，疹点深紫，宜用清热解毒透疹之剂。

方例：生石膏、知母、黄连、大青叶、紫草、丝瓜络、蒲公英、蝉蜕、牛蒡子、连翘、芦根、川牛膝。

(7) 湿闭：初潮之中，因湿邪阻滞者，症见恶寒发热，肢重呕恶，口不渴，嗜卧，舌苔白腻而厚，疹点紫色暗滞，宜用宣解湿郁佐透疹之剂。

方例：紫苏梗、荆芥、黄连、三春柳、牛蒡子、白茯苓、通草、薏苡仁、白蔻仁、杏仁。

(8) 肠燥：初潮之中，大肠燥结，大便多日未行，腑气不通，气机不畅，疹不得出者，舌尖红赤，口干渴，脉洪大，可用润肠通便合透疹之法治之。如有阳明里证当急，亦可酌情施用承气汤下之。

方例：桃仁、杏仁、牛蒡子、全瓜蒌、连翘、薄荷、蝉蜕、枳壳、玄参、沙参、麦冬。

(9) 麻疹一出即没：在麻疹尚未透齐，因外感或内伤造成神昏气促、心烦面青、四肢厥冷等危候，急宜凉解法。本古人"火郁发之"的意义，用栀子豉汤加宣透之药。

方例：栀子、淡豆豉、葱白、芦根、竹叶、穿山甲、荆芥、牛蒡子、蝉蜕。

**3. 外治法**

(1) 擦法介绍如下。

高热疹子不出：用棉花和细纱布蘸酒精，从上至下依次擦去。

初潮疹子不发：用芫荽煎水，或入酒精轻轻擦之。

疹子不出：用鸡蛋清（不要蛋黄）和荞麦面一两许，干湿度如一般面即可，再滴入三五滴香油，在患者前胸后背多搓，全身都要擦一遍，使疹子出得匀透。

(2) 熏法：用芫荽子二两，因热闭者加薄荷叶三钱，因寒闭者加紫苏叶五钱，因湿闭者加藿香四钱，同用水煎，于患者四肢处先熏后洗，擦干，覆被甚效，外治后必须挡风。

## （二）出疹期的处理：以清热解毒为主

**1. 一般处理**

疹子透达之后，热势炽盛，则以肃清肺胃为主，轻则用黄芩、连翘，重则用石膏、知母，并酌加活血化痰之品。不宜重用表药，恐使表虚伤阴，造成坏证。

方例：川贝母、桑白皮、知母、黄芩、连翘、金银花、赤芍、丝瓜络、紫草、牛蒡子、辽沙参、牡丹皮。

**2. 兼挟症的处理**

出疹期是麻疹临床最严重的时期，顺证多数很快转入恢复期，而多有兼挟症存在时，症状十分险恶，所以应妥善处理兼挟症，这对预后有很大的影响。仅举临床上常见的几种兼挟症，讨论如下。

（1）呕吐：不论初潮或出疹，有呕吐出现者不宜用辛温之药、香燥酸涩之品收敛，仍应用清热透疹佐以肃降之味。

方例：芦根、竹叶、蒲公英、薄荷、牛蒡子、紫草、栀子、枇杷叶、枳实。

（2）下利：麻疹已透或未透，一日大便泻下三四次者，乃是里热下行，切勿止泻，用药不得过用寒凉而伤胃气，以防热毒内陷，方应清解热毒，佐以宣透。

方例：黄芩、黄连、葛根、甘草、紫草、通草、薄荷、蝉蜕。

（3）咳嗽：麻疹必有的症状，一般是干咳无痰，并无喘息。如并发肺炎，见咳嗽频频，痰涎较多，呼吸困难，鼻翼扇动，舌尖红绛，口渴引饮，体温较高，应立即医治，服清肺祛火解毒之剂（有条件的地方可注射青霉素，缺氧时还可以吸氧）。

方例：麻黄绒、杏仁、生石膏、甘草、黄芩、连翘、川贝母、桑白皮、牛蒡子、僵蚕、黄连。

麻黄绒是将麻黄杵去外皮即成，以免辛散而汗。石膏必须重用，用量：一至三岁的小儿用七钱至一两许，四至五岁的小儿用一两至一两半，六至十岁的儿童用一两半至二两，十岁以上的儿童可酌情加之，根据病情的轻重，分为四次或六次连续服之。

（4）麻疹见点不透：疹出之时因毒火壅盛，再有食滞，疹点隐伏不出，若不透发，致使毒向内攻，即有危险，急进解毒透疹之药。

方例：连翘、金银花、甘草、黄连、白茅根、赤芍、大青叶、炒牛蒡子、薄荷、三春柳、枳壳、鸡内金。

（5）斑疹混出：出疹期间，胃火壅盛，阻塞肌腠，斑毒成片夹疹而出，严重时漫肿成片，中起黑疱，焮热紫赤，烦躁谵妄，舌苔黄腻，急投清胃化斑之剂。轻者用化斑汤，重者用清瘟败毒饮。

方例：生石膏、知母、甘草、赤芍、牡丹皮、生地黄、犀角、牛蒡子、蝉蜕、连翘、紫草、黄连。

（6）鼻衄：因疹毒内灼肺脏，熏蒸上窍，鼻为肺之门户，故衄血，方用清肺热、凉血、透疹之剂，切不可收涩，以免热毒内陷。

方例：栀子、黄芩、桑白皮、白茅根、生地黄、川贝母、牛蒡子、牡丹皮、黑芥穗、犀角。

（7）唇燥、口干、牙宣出血：这是热毒壅于胃腑，若不加以处理可转为牙疳之危证。

方例：生地黄、金银花、蒲公英、大青叶、黄连、人中黄、孩儿茶、土茯苓、紫草、牡丹皮。

初期还应加透表药，如蝉蜕、薄荷、荆芥；恢复期则以重用养阴清热之剂为宜，如养阴清肺汤、竹叶石膏汤、知柏地黄汤、益胃汤等。

（8）喉头肿痛：麻疹患者呼吸困难，一则因肺热而起，二则因咽峡炎而起，此症咽喉红肿疼痛，水米难进，舌尖红赤，脉数，应以清咽利膈解毒之剂治之。

方例：银翘解喉煎加减（金银花、连翘、薄荷、玄参、射干、甘草、川贝母、牡丹皮、生石膏、菊花、大青叶、桔梗、牛蒡子、麦冬、栀子、蝉蜕、僵蚕）。

（9）麻疹收没太快：出疹期间，一出即没或仅一二日即收，均属太快，未免邪毒未尽而内攻，要论清原因，分别医治，可参考出疹前的处理。

**3. 险证麻疹的处理**

麻疹险证以合并喘息最多见，大多伴有出疹困难、鼻翼扇动、烦躁不宁、口干唇燥等现象，宜用麻杏石甘汤为主，加黄连、牡丹皮、金银花、连翘、玄参等药。如神志不清，热毒内陷于心营，急投以清营汤，必要时给予安宫牛黄丸、紫雪丹、至宝丹、夺命丹等药，用之适时可以化险为夷，治之不当即可殒命。

(三) 落疹期的处理：以甘寒养阴为主

在落疹期，一般临床症状大多消失，如无兼挟症，均属情况良好。在此期间，应秉持随证施治的原则，以清理余毒、养阴润肺为主。

(1) 疹后咳喘：症见咳嗽多痰，喉头痰鸣，鼻扇喘息，微热有汗，舌尖红，苔白，投以清肺化痰之剂。

方例：连翘、金银花、甘草、川贝母、桑白皮、天竺黄、牛蒡子、天花粉、胆南星、橘红、麦冬。

(2) 疹后干咳：一般来说疹后应咳嗽渐消，若有频频干咳，气喘，午后颧红，口渴，舌尖红赤，苔燥，宜用润肺养阴之剂。如肺燥较重则用清燥救肺汤亦可。

方例：天冬、麦冬、川贝母、知母、桑白皮、地骨皮、生甘草、白芍、杏仁、马兜铃、桔梗、金银花、青果。

(3) 疹后音哑：疹后音哑不扬，方用养阴利咽之剂。

方例：玄参、川贝母、桑白皮、连翘、甘草、桔梗、蝉蜕、胖大海、射干。

(4) 疹后便血：阳络伤则吐血，阴络伤则便血，疹后便血如注，色鲜红，食欲不佳，有时发热，方用养阴止血之剂。

方例：生地黄、川贝母、生白芍、当归、牡丹皮、黄连、槐花、地榆炭、金银花、山楂、谷芽。

(5) 疹后下痢：发热，口渴，胃纳不开，腹微痛，舌尖红绛，予以清肺止痢之剂。

方例：桑白皮、川贝母、黄芩、黄连、甘草、枳壳、山楂、槟榔、白芍、白头翁。

(6) 疹后微热不退、午后潮热：午后潮热不退，形体羸瘦，毛发焦枯，微有干咳，夜间汗出，舌质红绛，不早治疗恐成疳痨，方用养血滋阴之剂。

方例：银柴胡、白薇、辽沙参、生白芍、生甘草、生地黄、当归、川贝母、牛蒡子、地骨皮、胡黄连、枸杞子、百部。

(7) 疹后干呕不欲食：面红口渴，有时汗出，用下方治之。

方例：生石膏、知母、竹叶、连翘、金银花、甘草、粳米、麦冬。

(8) 疹子逾期不落：麻疹一般是发热三日、疹出三日、疹敛三日，恢复三四日,如果疹子逾期不落,应继续清理余毒。

方例:连翘、金银花、川贝母、生地黄、麦冬、大青叶、甘草、知母、紫草。

(9) 疹退突然高热:麻疹开始消退,体温应随之下降,今反高热,仍是病毒未尽,或有疹毒内陷之患,方应以清热解毒为妙。

方例:犀角、生石膏、知母、甘草、黄连、牡丹皮、连翘、紫草、麦冬、黄芩。

## (四) 麻疹四季用药法

麻疹是春季常见的疾病,冬、夏、秋三个季节发生的麻疹与春季不尽相同,故治法有同有异,所同者为宣透,所异者则根据三季气候酌增苦辛或苦辛微温之剂,如叶龙生在《麻疹300例治疗经验总结》中所说:"春从风温治,夏从暑风暑湿治,秋从燥热治,冬从风寒治;时暖时寒之时,以辛平之剂发之;暄热之时,以辛寒之药发之;温暖之时,以辛凉之剂发之;大寒之时,以辛温热药发之。"这是示人以各种发表的方式治疗麻疹,切不可拘泥,在临证时应掌握辨证施治的原则。

(1) 春季麻疹:一般以银翘散加减为主方。

方例:金银花、连翘、甘草、川贝母、赤芍、僵蚕、蝉蜕、薄荷、牛蒡子、荆芥、丝瓜络、前胡、桔梗。

(2) 夏季麻疹:应以清疹达表汤为主方。

方例:生石膏、知母、生甘草、蒲公英、连翘、薄荷、蝉蜕、牛蒡子、僵蚕、大青叶、白菊花、紫草。

(3) 秋季麻疹:以四物汤加透疹之剂,滋润血脉而透疹。

方例:当归、赤芍、生地黄、茜草、金银花、牛蒡子、薄荷、蝉蜕、桑白皮。

(4) 冬季麻疹:以加减荆防败毒散合透疹方为宜。

方例:荆芥、防风、羌活、前胡、生甘草、桔梗、牛蒡子、蝉蜕、薄荷、穿山甲、三春柳。

以上各期治疗中所举的治法、方例是有限的,不应死搬照抄,应本着中医学"辨证论治"的原则处理。

# 麻疹的护理

麻疹的护理是十分重要的一环,如果护理适当,一般可以顺利地恢复健康,否则常会发生合并症,直至险恶之症出现。所以要从麻疹发热开始至疹子收完之后,有专人小心照料。

(1) 家庭环境应安静。避免人多来往,尤其是小儿,以免传染,尽量使环境安静,家内要保持空气流通,使空气湿润,还要注意光线的强弱。

(2) 避免风寒,不可让患儿当风坐卧。初潮之时,避忌风寒则麻疹易出,正出之际更要避风防寒,以免疹毒内攻。

(3) 饮食卫生也是重要的环节。不管疹之已出未出,忌一切秽恶之气,如干锅、油烟、腥膻之气,生冷瓜果、五荤五辛之类,均不宜食,以免助热,壅塞胃气,须食清淡容易消化的食物,愈后也必须从素淡饭菜逐步调理,肥厚滋腻食物不得猛进。

(4) 患者的清洁极为重要。保持口腔、鼻腔、眼睛清洁,不断以温开水或淡盐水、硼酸水冲洗窍处脂膜,衣被寒温也要适宜,衬衣保持柔软,勤洗晒。

(5) 护理患者的人员也必须注意卫生,以免影响患儿,要洗手、戴口罩。伤风的人不宜护理患者。

(6) 勤喂小儿温开水,适当加些白砂糖。有条件的地方,始终应以鲜白茅根煎水代茶时时予之,有清热透疹之效。

# 麻疹的预防

中医有许多预防麻疹的方法，古人认为"若冬应寒而反温"乃阳气暴泄，火令早行，人感之者，至于来春必发痈疮，未得痘疹者必感之而出。因而在麻疹流行期间，拟有消毒保婴丹、代天宣化丸、雷击散等以预解之，起到预防之目的，可参用。

（1）紫草三豆饮：用紫草三钱，绿、黑、赤小豆各一两，共煮，一日分三次服完，两次服完亦可。

（2）脐带粉：脐带一个焙干研末，一至三岁小儿服二至三分，亦在二三日服完。

（3）贯众粉：贯众一钱研末，可分为三次或四次，两日内服完。

（4）银花三豆饮：用甘草三钱，金银花五钱，赤小豆一两，黑豆五钱，绿豆一两。煎服，一日服完。

# 张相辰肝炎辨证治疗

张相辰 著
郭晋斌 杨路庭 校注

# 概 述

肝炎之名，在中医古籍中没有记载，只有"肝火""胆火""少阳相火""胃火""龙雷之火"等名。因此在治疗上无先例可循，只有从患者的症状联系其所涉及的脏器，用阴阳五行脏腑学说之论，运用四诊八纲之诊断法去进行辨证论治。兹将肝炎最常见之症状加以病理机制之分析，列举如下。

（1）肝炎患者常述由感冒引起，但细问起当时感冒之具体症状，如头痛、恶寒、发热、有汗、无汗、鼻塞、清涕、咳嗽、身痛等则多不存在，而是仅感全身不舒、精神不振，亦能勉强工作，而不是精神饱满，食欲虽差，但仍可纳食，特有明显的恶心出现在整个时日，无食前、食后、食中之时间感。

病理机制：如系真正外感六淫，一定有上述各经之症状。从其独特之恶心见症，一般外感少见，联系其全身不适、精神不充，实系轻度之伏邪内热，有伤少阳三焦和气之象。全身上下均感不舒，是三焦失和之征。无时不恶心之见，是少阳火逆症状。精神不充，是壮火食气之象。

（2）身困乏，尤以下肢为甚，有人在天明起床时更感明显，但在起床活动后则无明显之感。

病理机制：身困乏是三焦热扰之征。下肢甚，是因肝主宗筋，下肢是宗筋最长之处。临明是少阳主气之时，因其清和之气，已受热邪干扰，此时又加少阳主气之助，内外相合，故感困乏更甚。中医认为"壮火食气"，气伤则动力功能减退，火热有微甚，困乏自会有轻重，此乃自然之理也。

（3）口苦，有人整日口苦，有人夜间或起床时口苦。

病理机制：肝火内郁，影响胆腑，以致胆气上逆，则出现终日口苦。肝火久郁，耗伤肝阴，夜间阳潜于阴，阴不胜阳，故尔夜间及临明口苦。有时肝火挟胃火上逆，则多有食时兼呃逆之症，必出现舌苔黄而滑腻。

（4）头晕目眩，有轻重程度之不同。

病理机制：头为诸阳之会，身有热则上炎。肝之经脉，由吭嗓上至巅顶，内荣双目；少阳经脉，循目外眦，荣养睛明；由于肝胆风火上炎，头目清阳受扰，故尔此症出现。

（5）肝区憋闷胀或痛，或胸胁胀满，或肝痛如刺如割。

病理机制："肝藏血"。肝热则血郁，郁则血流阻，热则功能缓，故肝有闷胀憋热感。又因热邪耗伤水津，阴血稀稠度失常，则肝血稠滞，肝气不畅，形成血郁气滞之变，故有痛感。甚则形成积聚之硬，失其满而不能实之机，肝气更滞不通，不通则痛，以致有如刺割样之疼痛出现。少阳之经脉，循胁肋运行，肝胆互为表里，热邪犯胆，使少阳经气失其清和之性，故有胸胁肋部不舒、闷胀憋热或痛之感。

（6）食欲差或正常，下午腹胀，甚者直至翌日天明始消，大便干或溏，排气少。

病理机制：胃为阳土，脾属阴土，互为制约校正，使胃燥脾湿各无太过不及，以成纳食运化功能正常，即《内经》"亢则害，承乃制，制则生化"之理论也。①如肝因病而虚衰，则成木虚不能疏土，致使土湿不化，湿气滞留，胃燥减弱，脾胃失调，而有食差腹胀之症。下午属阴，阴湿相搏，故腹胀多在下午夜间，大便多为溏便。②若肝因病而气血瘀滞，失其条达之性，则可横逆而克土，使脾湿不足，胃燥有过，失其正常运化功能。下午属阴，脾湿得助，燥湿相结，腐气产生，故腹胀空空如鼓，排气则大见松快。其小便多是黄浊，大便多见干硬。③如因素体湿甚，造成脾滞肝郁之肝炎病时，则腹胀多在夜间，食欲多正常，大便反时干，小便清而多沫，其苔多现黑腻，舌质则多为胖嫩。由于主要矛盾在脾，大有习以为常之象，脾症反无所苦，肝症独见异常，在治疗时必以理脾为主，反之则疗效不显。对此三种情况，结合脉、苔、舌之变化，自可一目了然，因之在临床常有"肝胃不和"、"肝脾不和"及"脉证不应"之诊，因此证之脉多为缓弦也。

（7）口苦或口干，欲饮或不欲饮，或仅欲漱口。

病理机制：口苦为胆气上逆，口干为火气上动，欲饮为肝胃之火盛，不欲饮或不能多饮为脾湿之盛，如口干而仅欲漱口则为热入营血之征，其舌必绛。但亦有因脾湿不运，津液不能上潮而出现口干不欲饮者，多见于黄疸型肝炎之属于湿偏盛之阴黄。

（8）烦躁不眠，或睡而多梦，或睡不深而易惊，或心清眼明绝无睡意。

病理机制：平人睡稳，是肝阴潜阳，阴阳相对平衡。如肝有伏热，则阴不能潜阳，阳气外扰乱窜，故尔烦躁不眠，或睡而多有噩梦，是为实证；如肝阴素亏，或肝热日久耗阴，是由阴虚而显得阳盛，则多睡不能深而易惊，是属虚证，即所谓神经衰弱症。若毫无睡意，卧则感气不接者，则多为中土无权，指挥失灵，或系宗气（胸中大气）不足，心君无所依托，失其心阳丽木之能，前者用补中益气加味，后者用柴胡升陷之类，因有验例，故特随文顺便提出也。

由以上所列常见症状及病理机制分析来看，此病之因，既非外感六淫之邪，亦非内伤七情之症，从其所波及之脏腑来看，是肝胆、三焦、脾胃，尤以脾胃为多。因之可以得出结论，对肝炎的治疗不能只孤立地去对肝治疗，必须结合阴阳五行脏腑学说，加以辨证治疗。

在肝炎之临床实践中，对阴阳学说之运用，有以下两点：①在肝经系统阴阳相对平衡之基础上，由于病邪之侵袭干扰，使肝火内盛，其肝炎各病证，均比较厉害，甚至患者不愿起床，其脉象多见弦大，或有洪数之势，肝功能化验，转氨酶特别高，甚有一千以上者，其他项目亦相应较高，此即肝炎之真正阳盛证、实证，亦即所谓之"当归芦荟丸证"或"龙胆泻肝汤证"，临床上之真正急性肝炎，若兼黄疸，多属阳黄。②在肝脏系统阴阳相对平衡的基础上，由于某些因素使肝阴虚损，出现阳盛之病，大都是慢性肝炎急性发作之例，属于虚证，亦即所谓"逍遥散证"范畴。其脉多见弦不任按，尤以左关明显，化验其肝功能转氨酶较高，其他各项均不正常，此种出现黄疸者少。

在实践中按五行学说运用五脏辨证法，是根据《内经》"亢则害，承乃制，制则生化"之原则，用《金匮要略》"见肝之病，知肝传脾，当先实脾……中工不晓相传，见肝之病，不解实脾，惟治肝也"之指导思想。综合起来，有以下几点体会。

"亢则害"即木克土。真正肝实证之急性肝炎，用泻肝法以消其高亢之肝邪，使木不能克土，以达"承乃制"之肝脾相对平衡协调，使木土相互制约，各脏恢复相对平衡，互不为害，有生有化，而收"制则生化"之功，如用当归芦荟丸、龙胆泻肝汤、茵陈蒿汤、大柴胡汤等方剂加减。即治疗上具体运用药物之手段，虽未实脾，而平肝正所以实脾也。所谓实脾，非纯补脾之意，乃时时考虑到脾之意。所谓知肝传脾，并非肝病都要传脾，乃示人肝脾之关系最密，如胆汁之对消化、肠胃功能紊乱与肝之经脉关系等，皆可说明其意。

"木不疏土"是由肝虚不能制约脾土，脾湿不能运化，湿气留滞，影响饮食消化吸收功能，此乃肝脾不能承制，造成肝木无生气，脾土不运化也。在久患慢性肝炎、早期肝硬化时，用逍遥散、柴平散、柴苓汤等加减治疗，即养木扶土以达"制则生化"之目的。

"脾湿肝郁"多系脾虚胃寒，平素纳食差，消化功能差，下午通夜腹胀，大便干稀不定，而又患上肝炎。重点在于脾胃，亦属"亢则害"范畴，如用胃苓汤、柴苓汤、柴平散等方剂，健胃理脾、疏肝达木，以达"承乃制，制则生化"之目的。

患肝炎而肝脾均大者，则以活血化瘀，结合疏肝达木之法治之，取其"肝以疏为补"之意，如膈下逐瘀汤合小柴胡汤，或合逍遥散等方剂加减施用。如肝不大而脾独大，则以软坚化积、活血逐瘀之法为主治之，用逍遥散加减配服大黄䗪虫丸。如腹水已起，则按具体情况治疗，大致有三种：①如系脾阳不振，则用五苓散合小柴胡汤加减；②如系肾阳不振，则用真武汤合小柴胡汤加减；③如系三焦决渎失职，则以决渎利水汤合小柴胡汤加减为治。

肝炎同时有胆囊炎者，一般在各治肝炎方中，加些利胆通肠药物，如金钱草、枳壳、枳实、大黄等即可治愈。

以上所述，系治疗肝炎之梗概，较详细的治法，在分述篇中介绍。另有两点情况，分述于下，以供商讨。①肝炎治愈之标准。多年来一般认为肝功能正常算是肝炎治愈，即为出院和停止肝炎治疗之标准，即使有些患者仍存在一些症状，但认为其是恢复期出现的综合征或后遗症。但因有不少患者反复再犯，因之引起我在脉象上的考虑和观察，发现凡是脉静之患者，再犯很少，如脉尚不静即使肝功能正常，症状全消，再犯之例仍较多。所谓脉静，指脉平静有神，无其他间杂之象。但由于人之体质有阴阳，性别有男女，年龄有老幼，气候有寒冷，因之即平人之脉象亦有六阴、六阳、缓、数、弦、洪、毛、石之各异。所以在各个生理自然客观存在的脉形上，去体察其间杂脉象之有无，以判断病邪之净与否，是有其必要性的。所谓间杂脉，如促、短、涩、滑及非春季之弦等，希业此者，在临床实践中试做验证。②对"见肝之病，知肝传脾，当先实脾……"的体会。在治肝炎中，必须时刻注意体内湿邪之调理，如不注意，往往影响疗效，甚至造成恶果。"善治病者，先从脾胃始"之说，有其实用意义。湿邪之源，全在脾之运化，脾湿则肝郁，说明肝脾关系之重要，希同仁试做验证。

# 各类型肝炎治疗分述

## 一、中医对肝的生理病理简述

《内经》云："少阳之上，火气治之，中见厥阴……厥阴之上，风气治之，中见少阳……"（注：语出《素问·六微旨大论》）又云"肝主风""肝藏血"，是指厥阴之尽，乃阳生之始，阴极之时，为阳长之机，而和风可生；少阳司人生之相火，得中见之厥阴，而火为柔火。胆寄相火，与肝相连。是知肝胆表里，风火互相制约，始得成为和风柔火之气，熏养一身之内外，维护全身功能之正常。设一旦肝火失调，往往造成风由火盛，火借风威，风火相煽，血因火而郁，气因火而滞，血郁气滞，三焦失常，胆气失和，风动血而妄行，木克土而运化衰，致有吐血衄血消化不良之见；心阳被郁而失其丽木之能，致有失神明而昏迷之症；火侮金而失其清肃之性，致有鼻衄牙宣小便失常之象。由此可见肝虽为脏腑中之一脏，实有全身资生功能之首义，与全身之健康关系重大，在患者生死存亡之关头，具有左右要义，称为"厥阴"，为阴阳资生之本始也。故《内经》云："东方生风，风生木，木生酸，酸生肝……"（注：语出《素问·阴阳应象大论》）其义自明。

## 二、肝炎前驱期（温胆汤证）

所谓前驱期，是否为现代医学之潜伏期，尚须研讨，可以暂解为肝炎之先兆或预兆。因此证是在临证摸索出的一些发病规律，并经治疗得到一些病例验证体会，尚需今后进行实践，加以科学地研究。

**1. 病因机制**

胆为清净之腑，易热易寒，同时又怕寒怕热，宜常保持其清和之性，才能行其相辅之职。但是胆寄相火，与肝相连，肝既受邪，首先犯胆，胆属少阳，气通三焦，三焦因失春和之机，可使全身之气郁滞不畅，因非外淫所致，故不会有大寒大热之症也。

### 2. 症状

类似感冒，多不影响工作，仅感全身不舒，精神不大振作，头目稍有晕眩，食欲稍差，时感恶心（此恶心为本证之特点），按一般感冒治疗无效，有较久保持此状不愈者，脉象多稍弦而间微数，苔薄白稍欠润或微淡黄。若此时检查肝功能，黄疸指数多在7~8单位，间有转氨酶高于100单位者，肝脾不大，间有肝胆稍有热憋感。

### 3. 诊断治疗

对自述因感冒而有身困不舒者，要细心分析病情，是否有感受风寒之症状，如无头痛项强、鼻塞清涕、寒热身痛等表现，而时有不同程度之恶心，再参考其治疗经过，自不难得出本证之确切诊断。

多年来往往遇到肝炎患者时，首先即自言因感冒引起本病。细问之下，非普通之风寒外感，实为肝胆微热，内郁于三焦之证。故治疗按其郁热之程度大小，以疏其肝胆之气，而选用温胆汤加减治之，多收奇效。

○温胆汤方

半夏9克，陈皮6~9克，枳实6~9克，栀子9克，竹茹6~9克，甘草6克。生姜3片，大枣2枚为引，水煎服。

本病所以有久不愈者，多因涉及脾运功能，以致湿气留滞，可造成湿热黏结之证，故半夏、陈皮利湿祛痰，枳实祛中土之水湿，增强胃肠功能之运动，栀子祛屈曲之潜火，竹茹清肝胆之逆气，甘草和中，兼姜枣则力更宏。

加减法：如感困重较甚，加云苓9克以渗湿；感头晕目眩、口苦、体内郁闷较甚，加小柴胡汤，取柴胡之升清降浊（木郁则达之，顺其性也），黄芩清气分之热，沙参气阴两补，实有寓补于攻之中，助其湿热分消之意；如小便深黄，有黄疸之疑，加茵陈9~15克以祛黄清便；若口干不喜多饮，舌质淡红而鲜，加生地黄9~15克以凉血祛热。总之，方剂之应用，贵在随证加减，不要死搬硬套，始可发挥中医药之妙，引起学用之兴趣也。

简举二例如下。

例1：陈某之保姆，系中年妇，因病按感冒治疗将近2个月未愈，陈携其来家求余诊治。细问病情，实系肝炎前期征象，曾查肝功能，黄疸指数8单位，转氨酶111单位，其余正常。诊其脉稍弦促，苔淡黄，舌正常。用温胆汤加黄芩9克，云苓9克，服2剂，恶心除，又服2剂，症状全消，至今已6年余，未患肝炎。

例2：长治市自行车厂梁主任之子，因病按感冒治一周不愈，来家求诊（因其父患肝炎不断来诊，曾闻余述过前驱期情况）。诊问之下，确为此证，用温胆汤二剂痊愈。同时有与其常喜一处之三个青年亦有同样感受，均系恶心甚，借用其方，均一二剂痊愈。梁某曾说，该厂凡按感冒治三日以上不愈而有恶心者，他知后即令照方服药，均服一二剂痊愈，并无继患肝炎之例。

## 三、急性肝炎

### 1. 病因机制

《内经》云"肝主风""肝藏血"。因胆寄相火，与肝相连，可知肝胆二经有血及火明矣。但血由心火变化而成，火从天阳（心火）丽木（照晒之意）则明，是故人之气血精神得以和平无患者，乃因肝木不郁，胆火不亢，三焦气机畅达所使耳。设木郁不达，则生风火而血不和，血不和则肝不调，胆气亦滞，三焦失其通畅之机，少阳之柔火变为亢阳之刚火矣。火发为怒，怒则动气决血，血横决则肝脾可大，肝脾充血；怒气动则迫血妄行，以致胁肋部刺痛，若上迫可为吐血、鼻衄，下迫可有便血、溺红等症。

### 2. 症状

精神不振，肢体困乏，尤以下肢为甚（壮火食气）；肝区疼痛，或憋胀发热（肝胆之经脉布胁肋，肝胆火郁，不能发散）；肝大，或个别患者脾亦大（肝血瘀则脾之气血亦多瘀滞）；头晕，目眩，甚则痛（两头颊痛，肝火上冲或肝风上扰）；口苦或兼干，恶心或上逆欲呕（肝胆之火上逆，或挟胃火亦上冲，唐容川曾云"人身惟肝火最横，每挟诸经之火，相持为害"）；小便黄，大便干或不调（三焦气滞，影响运化吸收，可使决渎失调）；有时鼻衄牙宣（肝火挟胃火上冲，血随气升）；化验肝功能，转氨酶明显增高，其他亦较高，脉洪大或有洪数象，苔白腻或淡黄欠润，舌红边尖多赤，有时可有瘀暗之象。

### 3. 治疗

以调达肝胆之气，清泄肝经湿热，兼和肝血为治。因中医认为调血必先调气，息火尤须和血，血得和气则流畅，如遇亢火则被烁灼而瘀聚矣。用龙胆泻肝汤清肝经之湿热。

○ 龙胆泻肝汤方

龙胆草15克，黄芩9克，栀子9克，泽泻9克，木通9克，生地9～

15 克，当归 9 克，柴胡 9 克，车前子 9～15 克，甘草 6 克。生姜 3 片，大枣 3 枚为引，水煎服。

加减法：转氨酶显著升高，龙胆草加重至 30 克；有黄疸加茵陈 15～30 克；腹胀食欲差，加陈皮 9 克，川朴 6～9 克，枳壳或枳实 6～9 克；若大便干、口苦口干甚，加生大黄 9 克开水泡兑服，大便通畅后即不用，继服原方；如感内火甚，目赤，便结干，腹憋胀，尿红赤，心时烦，可改用当归芦荟丸为汤剂服，至大便通畅后，再换方处理。

○ 当归芦荟丸变法方

当归 9～15 克（或油炒），芦荟 9 克，龙胆草 15～30 克，黄连 9 克，黄芩 9 克，黄柏 9 克，大黄 9 克，广木香 6 克，栀子 9 克，青黛 9 克（布包入煎，恐其糊汤），食盐 3 克（待药煎成，入化为止），水煎服。

## 四、慢性肝炎

### 1. 病因机制

肝属风木，主藏血。因之肝木郁而风热内生，肝火甚则血行留滞，火热久久内耗，则血被烁而瘀甚，故肝多肿大，虽肝大之程度软硬各异，其实质病变则一。故此病多由急性期失治，或治之不当，或治之不彻所致。《内经》云："圣人不治已病治未病。"（注：语出《素问·四气调神大论》）《内经》云："肝受气于心，传之于脾。"（注：语出《素问·玉机真脏论》）《难经·七十七难》云："见肝之病，则知肝当传之于脾，故先实其脾气，无令得受肝之邪。"《金匮要略》亦云："见肝之病，知肝传脾，当先实脾。"因肝主疏泄脾土，脾主运化水谷，今肝木不达，势必横克脾土，以致脾失健运之常，出现消化不良各症，影响脾血运行。《内经》云"脾统血"，因之脾血运行亦阻，故此证脾亦有时肿大，消化不良者居多。

### 2. 症状

根据上述病因机制，临诊患者多数感腹胀，以下午或整夜出现（因"脾属至阴"，其性湿属阴，下午时令亦阴，两阴相合，故下午至夜间腹胀）；全身困重，或有下肢浮肿（脾主四肢，肝主宗筋，湿气下流，故浮肿身重，壮火食气，故全身乏困）；口虽干苦而不欲饮，或夜干甚（因脾运不化，津液不能上潮）；肝区憋闷，或呈间断性疼痛（肝胆气滞则疼，血液瘀滞亦疼）；食欲欠佳，或饥而不欲食（肝胃不和，肝脾失调）；脉多右缓弦，左弦较细弱,兼不任按,关极明显,苔多白滑,或稍黄滑腻,舌多淡红暗,化验肝功能,转氨酶稍高或正常,其余指标多不正常。

**3. 治疗**

根据所述之症状,肝脾肿大之程度,结合肝功能损害之程度,脉象苔舌之反映,可予疏肝健胃、疏肝理脾、柔肝和血、逐瘀化郁、软坚化积等法随证施治。

**4. 方药**

(1) 柴平散加减,用于兼有食欲差、腹胀者。

○ 柴平散方

柴胡9克,黄芩9克,党参9克(或沙参15~30克),半夏9克,焦术9~15克(或苍术3~9克),陈皮6~9克,厚朴6~9克(或佛手9克),甘草6克,生姜3~5片,大枣3个。水煎服。

加减法:一定随证加减,有的放矢。

(2) 柴苓汤,以小柴胡原方合五苓散或四苓散,能疏肝郁、理脾湿,用于腹胀便溏、苔滑而舌胖嫩者。

○ 五苓散方

猪苓9克,云苓9克,泽泻9克,桂枝3克,苍术9克,甘草6克,生姜3片,大枣3个。本方去桂枝即为四苓散。

如枳壳、枳实、焦三仙、青皮、青木香、广木香、陈皮、藿香、三棱、莪术、当归、白芍、赤芍、生桃仁、川芎、丹参、牡丹皮等均可随证入上二方。

(3) 逍遥散,可柔肝和血,用于肝大或脾亦稍大者,脉象以左关不足为主。

○ 逍遥散方

柴胡6克,当归9~15克,白芍9克,焦术9~15克,云苓9~15克,薄荷1~2克,甘草6克,生姜、大枣为引。

如牡丹皮、栀子、三棱、莪术、生龙骨、生牡蛎、红花、桃仁、党参、焦三仙等均可随证选用。

(4) 膈下逐瘀汤,可活血化瘀,用于肝脾肿大。

○ 膈下逐瘀汤方

生桃仁9克,牡丹皮9克,赤芍9克,乌药9~15克,延胡索9克,川芎6克,当归9~15克,红花9克,黑栀子9克,枳壳9克,酒炒香附

9克，甘草6克。姜、枣为引，水煎服。

如舌有青瘀斑、条、点时，乳香、没药可加入；如肝脾肿大而较硬，牡蛎、鳖甲、三棱、莪术可加入；其他，如青皮、陈皮、焦术、木香等可随证加用。

（5）消瘀散，可软坚化积，用于肝脾肿大或脾不大病程较久而较硬者。

〇 消瘀散方

柴胡3~6克，青皮9克，赤芍9克，生牡蛎15克，炙鳖甲15克，三棱6克，莪术6克，鸡内金15克，云苓9克，枳壳9克，甘草6克，人参15克（如无好参可用好野党参代，其量可按患者之虚弱程度占全剂量之1/4至1/3为比例），共为细末，早晚各服5克，或食前服3克，如为丸时，可加适量桂枝9~15克（或苍术9克，或焦术15克，以免蜂蜜之甘腻，每丸9克，最好用米饮或枣水早晚各送服一丸）。

其他，如桃仁、红花、木香、大腹皮、焦三仙、瓦楞子、炮甲珠等可随证选用。在服用散丸剂期间，根据病情变化，用汤剂如四君、六君、五味异功等间服，达到扶正之目的。以我之临床实践，有继服三五个月，甚有服一二年者，肝脾肿大才消失，症状痊愈，肝功能正常、脉静而身安。但肝炎患者，在愈后的较长时间内，在气候或季节变化时，可有不同程度的机体不适反应，可予告之。

## 五、慢性肝炎急性发作

此类肝炎，近年来临床最多见，是原肝炎治疗不彻而死灰复燃，还是愈后又重受传染，现尚未有公认定论。以余不成熟之体会，似多系治不彻底，因过度操劳，病邪乘势又发者为多见，是否合理，尚待今后摸索和科学实验证明。

**1. 病因机制**

肝主疏泄脾土，脾主运化水谷。今肝木久郁，热邪内耗，以致肝气不足，疏泄力弱，脾失健运，为湿所困，脾阳不振，腹胀日盛。由于脾湿不减，更使肝郁木衰，相贼反侮，相助为害，正气更衰，外因内邪，乘虚而发，因成此病。

**2. 症状**

胃腹胀满最为多见，肝区微疼或憋满，身困重乏，精神极差，头晕目眩,尤其在坐蹲后猛然起立时更甚,食而不能消化,嗳气时常上逆,多厌油腻食物,大便干稀不定,小便黄浊沫多,下肢时现浮肿,或晨起面感胀肿,有的反感左胁肋部胀闷微疼(此肝气左升右降之机失常之象),脉多为右缓大或滑,左弦细而关多不任按,苔白厚滑,或稍淡黄,或披灰黑之色,舌多胖嫩而较暗。化验肝功能,转氨酶高,其他指标均有不同程度之阳性反应,肝大压痛,有时脾亦较大,目珠、皮肤可有晦黄,此即湿盛之阴黄也。

**3. 治法**

按患者之苦急,检查之结果,用"轻重缓急"之原则进行,概分述于下。

(1) 如苦于胃腹胀满,食难用饱,治以健胃消胀为主,方用平胃散、逍遥散合方,龙胆草、郁金可加,有黄疸者茵陈必加。

○ 平胃散方

苍术3~9克,厚朴6~9克,陈皮6~9克,甘草6克。

(2) 如苦于肝痛憋热,食差腹胀,则以泄肝理脾为主,方用龙胆泻肝汤平胃散合方,郁金、草蔻仁可加,有黄疸者加茵陈。

(3) 如苦于精神烦闷,肝区不舒,左胁肋反憋胀痛,则以疏肝和血为主,方用逍遥散、疏肝流气饮合方加减治之。龙胆草、丹参可加,有黄疸者茵陈必加。

○ 疏肝流气饮方

通草9~12克,枳壳9克,郁金9克,制香附6~9克,延胡索9克,青皮9克,佛手9~15克,乌药9~15克,当归9克。

其他,如桃仁、三棱、莪术、远志、石菖蒲等,在上述各证中均可选加。

# 六、急性黄疸型肝炎

**1. 病因机制**

根据《金匮要略》和《伤寒论》中对黄疸之论述,虽有内外因之不同,但多由于脾湿胃热交结,在中焦形成浊气相并,上不得越,下不得泄,熏蒸郁遏,侵于内外而成此身目黄染之症。盖因肝木失于条达,抑郁而生内热,疏泄功能不强,脾湿由是不化。或因外邪内入,引起伏热内动,再由脾胃失和,胃热炽盛,以致湿热熏蒸,充斥内外,内而小便黄赤,外见身目黄染。

**2. 症状**

由于湿热之邪，有偏盛之异，故黄疸之色亦有不同。若热邪偏盛，则色黄而鲜明，属于阳性，称为阳黄，其治在胃；如湿气偏盛，则色黄而晦暗，属于阴性，称为阴黄，其治在脾；再有身目黄而心中热且懊侬者，是热在心肾；湿在中土之湿热均盛型，其治则在心、脾、肾矣。由于证型不一，表现虽异，但亦有其共同之点，如身目黄染、小便黄赤、身痒、眩晕等症。为了让学者们在治疗方面便于掌握辨证施治之法，故对各型之特有症，分别述于各型中，此处从略。

**3. 治法及方药**

不论肝功能之各项指标高低，肝脾大小软硬之程度如何，凡有黄疸出现，根据《金匮要略》"诸病黄家，但利其小便"之原则，结合患者湿热偏盛之情况、肝病之各个见症，按"轻重缓急"之法则（急则治其标，缓则治其本）治疗。本病虽是肝本疸标，但实际则多以疸急肝缓耳。今参考临床实践，分别叙述如下。

（1）热邪偏盛型：身目黄色鲜明，口苦干，食欲一般，有时稍差，尚能纳食如常量，胃腹有时稍胀满，大便干硬，小便黄赤，头晕目眩，苔薄黄，或腻，或欠润泽，舌红边尖赤，或舌淡红尖色鲜，脉弦滑或稍数促。治宜清热利湿，常用下列方药。

1）先治黄疸法：用茵陈四苓散合方加减。

茵陈15～30克，栀子9～15克，生大黄9克，白术9克，云苓9～15克，猪苓9克，滑石18克（纱布包入煎），黄芩9克，黄柏9克，车前子15～30克（布包入煎），甘草3克。水煎服，最好先煮茵陈，用其汤煎服。待黄疸退后，再专治肝炎。

2）结合治肝炎法：用龙胆泻肝汤、茵陈四苓汤合方加减。

龙胆草15～30克，黄芩9克，柴胡9克，生地15克，泽泻9克，当归9克，木通9克，车前子9～15克，茵陈15～30克，栀子9克，大黄9克，猪苓9克，黄柏9克，秦皮9克，甘草6克。水煎，或先煮茵陈，用其汤煎服。

3）如系慢性肝炎急性发作之黄疸热偏盛型，可用丹栀逍遥散合茵陈四苓汤加减治之。

柴胡9克，当归9克，白芍9克，焦术15克，云苓9克，炙鳖甲15克，生桃仁9克，三棱6克，莪术6克，牡丹皮9克，栀子9克，郁金9克，黄芩9克，猪苓9克，泽泻9克，滑石15克，秦皮9克，茵陈15～

30克,甘草6~9克。水煎,或先煮茵陈,用其汤煎服。

如黄疸退而肝脾肿大迟迟不消者,可用消瘀散加减为散剂久服根治之(方见前)。

(2)湿邪偏盛型,症见身目黄染而色晦暗,食纳差,腹胀满甚,口黏不清利,或口干不欲饮,脉缓弦或缓大,苔白滑,舌质淡多胖嫩,治宜振阳化湿、清热利尿,亦可选用以下三法。

1)先治黄疸法:用五苓散加味。

桂枝3~6克,云苓9~15克,猪苓9克,白术15~30克,泽泻9克,薏苡仁15~30克,陈皮9克,神曲9克,炒麦芽9克,车前子15克,茵陈30~60克。水煎,或先煮茵陈,用其汤煎服。黄疸退后,再治其肝炎。

2)结合治肝炎法:用龙胆泻肝汤、五苓散合方加减。

龙胆草15~30克,茵陈15~30克,栀子9克,枳实9克,柴胡9克,车前子15克,木通9克,当归9克,薏苡仁9克,神曲9克,陈皮9克,桂枝3~6克,云苓9~15克,猪苓9克,焦术9~15克,泽泻9克,甘草6克。水煎,或先煮茵陈,用其汤煎服。

3)结合治慢性肝炎法:用茵陈五苓散、逍遥散合方加减。

茵陈15~30克,桂枝3~6克,猪苓9克,云苓9~15克,泽泻9克,焦术9~15克,柴胡6~9克,当归9~15克,赤白芍各9克,三棱6克,莪术6克,川朴6~9克,神曲、麦芽各6克,甘草3克。水煎,或先煮茵陈,用其汤煎服。

(3)湿热俱盛型:如症见黄疸而有心热懊憹,胸闷腹胀,身困重,大便硬干,小便黄而混浊不清,苔厚腻,舌胖红,脉缓弦大,以清热利湿、除烦醒脾,兼顾心、脾、肾为治。

1)先治黄疸法:宜用茵陈蒿汤加味。

○ 茵陈蒿汤方

茵陈15~30克,栀子9克,大黄9克。加板蓝根15克,黄柏9克,柴胡9克,黄芩9克。待大便通畅后,去大黄加枳壳、连翘、泽泻、滑石、焦术、云苓等随证选用。

2)结合治肝炎法:龙胆泻肝汤加减,上方各药随证选用。

3)结合慢性肝炎治法:逍遥散加减,并在上方各药中随证选用。

(4)真正阴黄证治法:此属脾胃虚寒,必具有身黄、晦暗、身冷、自汗、小便清白、脉象迟细弱、苔白滑、舌胖淡者,可选以下方剂治之。

1）用附子理中汤加味治之。

○附子理中汤方

附子9~15克，党参9克，焦术9克，干姜6~9克，炙甘草6克。加茵陈15~30克，水煎，或先煮茵陈，用其汤煎服。

2）用茵陈四逆汤治之。

○茵陈四逆汤方

茵陈15~30克，炮姜6~9克，附子9~15克，油桂6克。水煎，或先煮茵陈，用其汤煎服。

3）用小建中汤加味治之。

○小建中汤方

桂枝9克，白芍18克，生姜9克，大枣4个，炙甘草9克，饴糖60克（无此糖可以红糖30~60克代）。加茵陈15~30克，如有肝寒之象，可加吴茱萸15克。

（5）黑疸证治法：由于湿热壅结，火郁灼血，湿气蒸盛，造成湿腐血瘀之象，故外现黑黄晦暗之色。宜用血府逐瘀汤加茵陈为主治之。

○血府逐瘀汤方

柴胡9克，当归9克，生地黄15克，赤芍9克，生桃仁9克，红花9克，枳壳9克，川芎6克，桔梗9克，川牛膝9~15克，甘草6克。加茵陈30~60克。水煎，或先煮茵陈用其汤煎服。

以上真正阴黄证、黑疸证两型比较少见，特别是真正阴黄证更少，以防万一，故提出。

（6）黄疸之症，多因内因而起，但亦有外因引起者，由于郁火内伏，造成"壮火食气"之体，以致卫外之气不足，湿气留滞不散，偶感风寒，亦有成为黄疸者，可有以下两种情况，兹述于下。

1）症见身黄而微恶寒热，口中和或稍干苦，无汗，脉浮弦而稍紧，苔白薄者，可用麻黄连翘赤小豆汤加茵陈治之。

○麻黄连翘赤小豆汤方

麻黄6克，连翘9克，赤小豆3~30克，杏仁9克，生梓白皮12克（如无此味，可用桑白皮代，此李中梓法），甘草6克，生姜6克，大枣3个。加茵陈30克，先煮茵陈，用其汤煎服。

2）如症见身黄而憎寒恶热，头痛鼻塞，大便干燥，脉弦大，苔薄黄等，可用大柴胡汤加茵陈治之。

○ 大柴胡汤方

柴胡9克，黄芩9克，白芍15克，半夏9克，枳实9克，大黄9克，生姜6克，大枣3个。加茵陈30克，先煮茵陈，用其汤煎服。如寒热较重，身无汗，可加防风6克，微发其汗则愈。

中医在临床中，常从四诊上用阴阳五行学说去判断患者之生死难易，在实践中，常有肯中之时，兹举黄疸一例如下。

今春在院内科会诊赵某之妻，尚未确诊，而黄疸很重。余一进病室，见患者坐于床上，颜面晦黄，独见鼻子黑黄。余向家属云："若在以前，此是个'另请高明，余无能为力'之症，现在因急救及时，治疗艺高，诸多认为不治之症而愈者极多，千万不要出院。"按五行生克来说，黄为土色外现，鼻准代表中土，黑为水色，正常是土制水，今鼻黑是水来反侮，说明土气已败，土指脾胃，《内经》有"人有胃气则生，无胃气则死"的说法，今土败水侮，后天之生机已绝，即为开一真武汤，并嘱千万不可出院，以希急救，并急服此方，以观其变化。因天已晚，中药未能找全，及至翌日，已肝昏迷矣！虽院欲留抢救，而病家硬是要出院，闻一二日即死，遗憾！

## 七、肝硬化

**1. 病因机制**

多因各型肝炎失治、误治、治不彻底而成。人之周身气血畅通不滞者，全赖肝胆之气条达，以推动阴阳气血之互相维系也。设因某种因素干扰，则肝木郁而风生，胆失和而生热，风火相煽，火炽热甚，致使血因火而凝，气因燥而滞，肝脾肿大之机以成，因"肝藏血，脾统血"也。又由郁发为怒，怒则气上，或横逆下迫，气火相助，迫血妄行，上则为鼻衄、牙宣、吐血；下可见便血、溺血，各种出血症。或因木火刑金，肺失清肃下行之性，上而为咳，水之上源有阻，致有小便闭塞或短少之症。又由肝脾不调，土败湿留，土不制水，泛滥成灾，而浮肿腹水之机以成。唐容川云："肝血虚则火扰胃中，肝气虚则水泛脾经……"再由血虚火旺，火旺则血不宁，但血之生成，实赖心中宣明之火，此火熏济血中，使阴精内含，阳精外护，心中湛然，神明出焉，故《内经》云"心藏神"。今心火失其宣明之机，失神之势已藏，心阳不能丽木，木郁神扰，肝性脑病由是成焉。由此可知肝炎之所以病变百出，实因肝胆三焦失和，不能保持其条达柔和之性也。肝称厥阴，为阴尽阳始、阴极阳生之脏，生死之枢机，信不误矣。

**2. 症状及治疗**

为了易于理解肝硬化症状及治疗方法，兹分肝硬化期、肝硬化腹水期、肝硬化昏迷期三部分叙述如下。

（1）肝硬化期。由上述既知肝胆三焦失和，血凝气滞，以致成肝脾肿大之机，则宜想方设法，使郁开气顺，热清血和，再使肝木复其条达之性，胆腑得其清和之气，重振三焦通畅之机，使少阳再得春和日暖，肝木复见欣欣向荣，创造条件为治。

1）症状：肝脾肿大而硬，或脾独大，胁肋部隐隐刺痛，有沉坠憋感，口干，欲饮或不饮，头晕或头痛，目干涩，食欲不常，面色晦暗灰黑，厌食油腻，大便多硬燥（肝枯便秘），腹症可有可无，肝功能指标异常，有时反正常，脉多弦细稍实，左关多不任按，苔薄欠润，舌多红瘦而暗，或有轻度青瘀斑条、舌中多裂等。

2）治宜开郁顺气、柔肝活血。方用丹栀逍遥散加减，宗《内经》"木郁达之"原则及柔肝息风之法。

柴胡6克，当归15克，白芍15克，焦术9克，云苓15克，栀子9克，牡丹皮9克，桃仁9克，郁金9克，鳖甲15克，三棱6克，莪术6克，炮甲珠3克，甘草6克。先水煎服几剂，如无不良反应，可改为细末散剂，早晚各服4.5克，不要间断，以服至肝脾肿大消失，有服至年余始收全效者。

加减法：鼻衄牙宣者，去柴胡加白茅根15~30克，牛膝9克，棕榈炭9克，以凉血止血；有朱砂掌者，加川连6克、黄芩9克、红花9克以凉血活血；肝脾较硬者，可配大黄䗪虫丸，每午饭后一时许服一丸；若有肩背酸疼时，加秦艽9克、桑寄生9克以疏通经络而活血脉；有黄疸者，加茵陈15~30克以去黄；转氨酶高时，加龙胆草9~15克、黄芩9~15克以折其热势；有失眠多梦者，去柴胡，加生柏子仁15克、知母9克、炒枣仁15克、生龙牡各15克以清热安神，镇静潜阳；腰背痛时，加狗脊9克、鹿角尖9克以通督脉之气血；小肚胀满时，加川楝子9克、橘核9~15克、香附9克以通下焦之气；若大便干或溏，加大黄6~9克、麦芽9~15克、知母9克、生石膏15克以清热并激发肝之生气，助胃肠之消化功能；如头晕、头痛不解，钩藤、菊花、蔓荆子等可加入，以散风热而清头目。总之用药贵在对证，取方要在加减，始不至误害人。

其他，如柴平、柴苓、胃苓、四君、归脾之类，可按病情加减选用，因中医认为"大积大聚，其可犯也，衰其大半而止……"是使人须知有时要攻补兼施，以免过伤正气也。

（2）肝硬化腹水期。由前述可知肝木疏泄失常，脾运功能损伤，造成湿聚液留；或波及"肺为水之上源"之机；或损肾而成"关门不利"之证。但总不外肝脾失调，三焦失职，脾肾阳虚之因，分述于下各证治中。

症状多在肝硬化的基础上增加了腹水，故不再叙述。今从寒热虚实之表现，将治法分为决渎利水法、清热利水法、实脾固阳法、中满分消法四种。

1）决渎利水法：寒热偏盛不明显，腹水胀大，或全身有不同程度之浮肿，小便少，脉缓或稍弦细，左极显，苔白液多，舌淡红，或瘦而嫩，甚有舌如猪腰子样者，宜用通畅三焦、决渎利水法，用决渎利水汤。

○ 决渎利水汤方

丝瓜络9~15克，金银花9~15克，车前子9~15克，陈皮9克，神曲9~15克，郁金9~15克，大腹皮9克（冬瓜皮最好），广木香9克，青木香9克，茅根15~30克，甘草6克。水煎服。

加减法：心烦头晕者加栀子9克，灯心草1~1.5克；大便干结者加大黄9克，芒硝9克（药煎成时放入即成）；口鼻热，咽痛或肿者，配合六神丸，每次10粒。

2）清热利水法：湿热均盛，腹水，全身浮肿，口干黏，小便少、短赤涩痛，目珠红等，宜用清热利水法，用八正四苓合方。

萹蓄15克，瞿麦15克，车前子15~30克，木通9克，滑石15克，大黄9克，焦术15~30克，云苓15克，猪苓9克，灯心草1克。水煎服。

3）实脾固阳法：脾肾阳虚，腹水，四肢浮肿，喜温暖，小便少而清，便稀次多，肠鸣，能食不消，脉细而右关极弱，苔白滑，舌嫩，口淡，或干不欲饮等。此属脾阳虚证，宜用实脾固阳、利湿消水法，用四君子汤加味。

○ 四君子汤方

焦术15克，云苓15克，人参6克（或党参15克，最好用野党参），甘草6克。加木瓜9克，广木香9克，大腹皮9~15克，川朴9克，炮姜6克，制附子6克，草果仁9克。水煎服。

如腹水而足胫冷，腰怕风寒，畏坐席地，大便溏泄清稀，小便清白少，少腹胀憋，脉细缓尺弱，苔白根厚。此是肾阳虚衰，宜用温肾散寒消水法，用济生肾气丸为汤剂先服。

○ 济生肾气丸方

熟地黄15克，枸杞15克，牡丹皮9克，泽泻9克，山药15克，云苓15克，牛膝9克，车前子15~30克，肉桂4.5克，制附子9克。水煎服。

4) 中满分消法：如腹水病程日久，身体瘦弱，腹水胀大，脉细，宜用扶正消胀之法。若脉细而数，是属热胀，李东垣之中满分消丸最为理想，可改为汤剂先服。

○ 中满分消丸方

人参6克（党参或野党参15克），白术9克，云苓15克，甘草6克，陈皮9克，半夏9克，砂仁9克，猪苓9克，泽泻9克，枳壳9克，黄芩9克，黄连6克，生姜黄15克，干姜6克。水煎服。

如身怕冷，腹畏寒，脉细缓或迟，是属寒胀，李氏中满分消汤最为适宜。

○ 中满分消汤方

人参6克，云苓15克，黄芪9克，当归9克，附子6克，半夏9克，川朴15克，干姜6克，吴茱萸6克，黄连6克，黄柏9克，柴胡9克，升麻4.5克，青皮9克，泽泻9克，广木香9克，益智仁9克，荜澄茄9克或草蔻仁9克（此二味药有一味即可，荜澄茄极缺少），生姜6克（陈皮9克，姜黄9克，二味按证加用）。水煎服。

所谓中满分消者，即从脾胃以行气和中，分化其湿热，以消其胀满，亦即在祛邪之中，佐以扶正，是寓补脾胃之法于分消和解之中。试观其方药组成之中有朴、枳重用，是取厚朴三物之半，苦温开泄，行气平胃；泽、猪、云苓合白术，意取四苓以理脾渗湿，使决渎之气化畅达，则气血自可调和；芩、连、干姜、半夏同用，是取泻心之意，以辛开苦泄，分理湿热；少佐陈、砂、四君是祛邪之中，佐以扶正，即古谓"善治病者，先从脾胃始"之义。

另如五皮饮（腹大，身皆肿，脉缓大，色苍黄者）、舟车丸、十枣汤（必脉实，体强壮，水胀难忍者，可暂用于一时，绝不可久用。如朱丹溪云："有脉坚实，人壮盛者，或可攻之，便可收拾……医又不察虚实，急于作效；病者苦于胀急，喜行利药，以求通快。不知宽得一日半日，其肿愈甚，病邪实矣，真气伤矣，宜慎用之。"）及活血化瘀之药（如腹大青筋暴露时，可加入利水药中），亦可随证选用，必须审慎。

经过以上治疗，腹水消退后，再按证选用肝硬变期之方药，或汤或散，以根治之。但在治疗中，患者必有耐心，树立信心；医者必具细心，树一定治好的雄心，疾病大多数能痊愈的。简述回忆病例三例，以增医者之信心。

例1：省长运汽车分公司汽车司机张某之兄，因患肝硬化腹水，行动很困难。来诊时，一方面鼓励其树立信心；另一方面嘱其细心治疗。在腹水消后，汤散间服，攻补兼施，约半年时间，肝脾肿大全消，症状俱除。回家休息调养年余，又重走上工作岗位，今已十余年，健康如常人。

例2：长子县郭村某大队会计谢某，患肝硬化腹水。在村经省医疗队诊治，判断尚能活一周，已将后事备全，心不死，由乡镇医院刘医师陪同来地区医院，医者亦认为是不治之症，令速回。刘医师又携其来家求诊，见系一中年男子，面色晦暗，身浮肿而腹大，行动极难。诊后予决渎利水方，令其水消后再来，并予鼓励。月余后来诊，腹水浮肿基本消除，又用化积消瘀调理脾胃法处理，后每隔半月许来诊一次，随证加减其方。约年余症状全消，但肝脾尚大，即于消瘀散加减为末服用，间服四君、归脾之类以扶正气健脾胃。2年余患者肝脾肿大全消，肝功能正常。近刘医师来谈，谢某今春已上班工作，稍感不适，即自挑选前方中某方与现证相合者服几剂即愈，现身体状况、生活工作，一如常人。

例3：市区西郊埃北庄翟某，中年男子。3年前因肝炎住某医院，约2个月后渐起浮肿腹水，又约2个月，几至不能行动，肝功能指标均差。来家诊后，系湿热均盛之证，即予八正四苓合方加龙胆草、茵陈、丝瓜络、金银花，令服10余剂，腹水浮肿大消，即出院回家。再诊后原方去大黄又服10余剂，水气全消，肝功能除转氨酶正常外，其余均异常，改用消瘀散加减为末服之。约服两月余，每诊一次，检查肝功能一次，各指标时高时低，总不正常，但其脉象逐渐转现于静。服药2年余，症状全消，体力恢复，但肝功能仍稍差，细诊其脉，已属静而无间，即停止服药，观其变化。约3个月后，患者总感有压力，因出差到太原，顺便到医院检查，结果均正常（如肝功能、肝脏B超、心电图、肺部胸片等）。余又诊其脉，静象更显，即据自述，感比未病前更觉精神饱满，体力充沛矣。

（3）肝硬化昏迷期。《内经》云："得神者昌，失神者亡。"又云："肝藏血。"又云："血之与气，并走于上，则为大厥，厥则暴死，气复反则生，不反则死。"因此期患者，多为抢救阶段，如昏迷好转，可望其生，不一定成为必死之症。由前述而知肝病日久，可造成血虚火旺之势，若此火一旦挟胃火上冲心神，使心失其宣明之气，心阳不能丽木，木郁不达，肝气不宣，肝魂失养而成昏迷。同时火热横窜脉络，迫血妄行，致成各种出血。故其症有先身热心烦而后昏迷者；有先鼻衄吐血而后昏迷者；有先昏迷而后出血者；有因其人素体湿盛，由火炼成痰，在昏迷中出现痰声辘辘。不论其症状如何，总不外湿、热两大证型，治疗上亦不外清热、理湿两大治法。

1）关于热盛者：发热，脉弦大有力，苔腻或燥，甚如芒刺，舌多红暗，干而无津。

可用安宫牛黄丸，每次1～2丸，每日2～3次，化开鼻饲（无此丸时，可重用石膏承气汤。此丸要用，必须量足，如杯水车薪，徒成浪费）。或用安宫牛黄散，每次1～2管，每日2～3次，服法同上。或用牛黄清心丸（4粒装）每次2～3粒，每日2～3次。待热势退，有清醒之势时，始可减量。因此药价格贵且缺（多年来此丸是由药材公司负责批购，往往是给1～2粒），此丸散必须和下列汤剂（指十全苦寒急救汤或清心养正汤）配服。

○ 十全苦寒急救汤方

犀角6～9克，生地15～30克，白芍15克，牡丹皮9克，知母15～30克，生石膏30～120克，生山药15～30克，川朴15克，石菖蒲9克，川黄连9克，大黄9～15克，芒硝9克（药汁冲），甘草6克，必要时加入羚羊角1.5～3克（锉为末或磨细）。水煎服。

此剂每日1剂，必要时夜间加服1剂，服至苔退神清，舌润便通。若已苔退舌润而神志尚未大清时，脉大实之象已减，可去大黄，其他药减量，减少服次，或改用下方，总以随证施治为主。此汤证以验舌为主，因此时有脉闭伏者，只要苔舌干裂、口燥无津、气粗有秽恶味，用之甚效，但万不可滥用。

○ 清心养正汤方

黄连9克，黄芩9克，生柏子仁15克，石菖蒲9～15克，枣仁9克，生地黄15克，枳壳9克，薄荷6克，桔梗9克，甘草6克。水煎服。

热势较轻者，或经服上剂（十全苦寒急救汤）后热势转轻时用之。在服此药（十全苦寒急救汤）时，有必要配上丸散者亦可用。如此证出现痉证抽搐时，可配服紫雪丹、至宝丹等解毒镇静之品。

2）关于湿盛者：热势轻，或无热，脉缓大或缓稍弦或稍滑，苔滑厚或较腻，以芳香化湿为法治之（此证较上证难治，因湿邪黏滞，最难分解）。

可用下方或苏合香丸，按情况每日1～3丸，可加量服用。

张相辰肝炎辨证治疗

○藿香正气散加减

藿香9~15克（或生苍术小量亦可代），川朴9克，半夏9克，菖蒲9~15克，川黄连9克，枳壳9克，枳实9克，陈皮9克，云苓15克，焦术9克，大腹皮9克，莲子9克，泽泻9克，车前子9~15克，甘草6克。水煎服。

如有痰声辘辘时，可加三子养亲汤（苏子9克，白芥子9克，莱菔子15克）。其他，如胆南星、葶苈子、天竺黄、川贝、槟榔、竹沥汁、枳壳、枳实等可随证选加。

加减法：如热甚症重，脉大无力时，于清心养正汤中加人参6克（如无人参时，可用野党参15~30克代，无野党参时可用沙参30克代），附子6克，炙黄芪9克，当归9克，去薄荷、桔梗，取补阳生阴之意。如有黄疸，上各方中可加茵陈，量随证。有痉抽时，如蜈蚣、全蝎、地龙、羚羊角、石决明、僵蚕、天麻、钩藤、生赭石等可选用。有鼻衄、牙宣、吐血时，白茅根、棕榈炭、牛膝、杭芍炭等可选加。如大小便有出血时，阿胶、地榆炭、槐角炭、赤石脂、血余炭等，可随证选加。

待昏迷消除，再按现时情况，选用以上急慢性肝炎方，细心选用，以资彻底治疗，恢复健康，积累经验。

## 八、黄色肝萎缩（暴发性肝炎）

此病（现主要指急性重型肝炎、急性肝衰竭）在我从医20余年中，仅遇到5例，只平顺县某公社一转业军人，入院经诊为亚急性黄色肝萎缩，经中西医抢救，中药即以十全苦寒急救汤为主，治愈出院。回忆即为1971年事。其他均系特急住院，特急抢救，均于一二日死亡，有的未及服上药，有的仅服一剂。毫无临床经验，希同仁们有此经验者，多做介绍，以挽救危难重症，扩大为人民服务的贡献为盼！

## 九、小儿肝炎

余初临儿童肝炎时，治疗多不恰意，因为他们自身介绍病情症状不明，且家属反映亦多不全面，只凭肝功能所示进行治疗。好久抓不住治法大纲，效果甚不理想！后对周岁以上儿童注意其脉象，特别是在1972年一工厂发生小儿肝炎流行时,逐渐体会出大多数是左脉关上不任按,这对成年人来说,是属于慢性肝炎及早期肝硬化之象;继而联想到中医对小儿体质的说法:小儿系纯阳之体,故好动不喜静,不怕寒冷,即冬日亦喜在屋外玩耍;常流行着"若要小儿安,须要三分饥与寒"的告诫语。在中医中又有小儿之体,是阳常有余、阴常不足之说;又想到小儿患热性病时多出现痉厥抽搐的肝经症状,是符合肝阴不足之理论的。

根据以上各种说法及见症,考虑治法应以调达柔肝理脾为原则,再以随证加入清热消炎之品为方向,此是治小儿肝炎既固本又治病的大法。因之确定了逍遥散为主方,随证加减去试治,结果疗效明显,较成人愈期缩短一半时间,大都可在 20 天内肝功能恢复正常,症状消失,精神体力恢复原状。

逍遥散为疏肝理脾之剂,方中当归、白芍养血柔肝;柴胡疏肝解郁,助以少许薄荷增强其疏散条达之功;云苓、白术、甘草培补脾土;烧姜与归、芍相配,意在调和气血。

肝木为病,易于横侮脾土,所以内用补脾健运之品,实脾以御木侮。且肝气有余,则肝血不足,所以肝病易致血亏,本方有养血和营之品,补肝体以和肝用,如是则体用兼顾,肝脾并治,符合《金匮要略》"见肝之病,当先实脾"之理论。

加减法:转氨酶高者,加龙胆草 15 克,黄芩 9 克;有黄疸者,加茵陈 15 克;肝功能其他指标不正常者,加三棱 6 克,莪术 6 克;小便红赤者,加车前子 9~15 克,泽泻 9 克,滑石 15 克;食差胃腹胀者,加陈皮 9 克,枳壳 9 克,川朴 9 克;大便干者加大黄 9 克,芒硝 6~9 克,便通后即去二味不用;恶心食逆者,加半夏 9 克,竹茹 6 克。总之随证加减,是保证疗效之关键。

对小儿具体服用法,必须用概量,前方及加味之量,均系成人量。小儿用量,一般三岁以下者,用二分之一量,零碎服,二日一剂;三岁以上六岁以下者,用三分之一量,亦二日一剂;六至十岁者,亦二分之一量,二日一剂;十至十五岁者,亦二分之一量,一日半服一剂。为什么三岁以下者亦用二分之一量?因系零碎三五口的喂,多哭闹易洒故也。

以上所述,系短期摸索运用所得,仅供参考。

## 附:张相辰临证经验指要

张相辰(1908—1984 年),山西长治人,行医五十余载,勤奋好学,专心医业,曾先后任晋东南地区中医医院(现长治市中医研究所附属医院)副院长、副主任医师。曾先后被选为长治市第六届政协委员,中华全国中医学会(现中华中医药学会)山西分会理事、晋东南分会副理事长。张老临床经验丰富,尤以治疗肝病、妇科病为擅长。

(一)临床经验

**1. 肝病治法**

张老认为,不论是急性肝炎、慢性肝炎,还是肝硬化,其病因始终以湿热为主,所以治疗肝病时首当除湿清热,并把它贯穿疾病治疗的全过程;其次要注意疏肝和调理脾胃,若热邪偏盛,症见身目色黄而鲜明,发热,口渴咽干,头晕目眩,食欲不振,大便秘结,小便短赤,皮肤瘙痒,甚者神昏谵语,衄血,舌苔黄厚干燥,舌质红,脉弦数,治宜清泄热毒,兼以祛湿。方用龙胆泻肝汤合四苓散加味:茵陈30~60克,栀子10克,大黄10克,龙胆草15克,黄芩12克,枳壳10克,木通10克,当归10克,生地黄15克,车前子10克(布包煎),茯苓15克,猪苓10克,滑石15克,白术15克,连翘15克,甘草6克。若高热神昏,加黄连10克,石菖蒲12克。若湿邪偏盛,症见全身困重,身目色黄而晦暗,恶心呕吐,口干不欲饮,胸腹胀满,纳少便溏,小便短少,舌苔白腻或滑,舌体淡胖或有齿痕,脉弦滑或缓,治宜振阳化湿,兼清热利湿,方用栀柏五苓散加味:栀子10克,黄柏10克,猪苓10克,茯苓15克,白术15克,车前子10克(布包煎),柴胡6克,桂枝6克,茵陈15~30克,神曲10克,麦芽15克,厚朴9克,板蓝根15克。

湿热俱盛,具有以上二型症状,多为黄疸较重,心胸烦闷,小便深黄混浊,纳少,倦怠无力,舌质胖大而红,舌苔黄腻,脉弦滑数,治宜清热利湿,方用当归龙荟丸加味:栀子10克,黄柏15克,黄芩10克,黄连6克,茵陈30~60克,车前子10克(布包煎),当归10克,芦荟10克,青黛15克,大青叶15克,板蓝根15克,茯苓15克,龙胆草15克,赤芍6克,白术15克,木通10克。

若肝病日久,木失条达,则横逆侮土,致脾虚湿浊内生,湿困脾土,土不疏木,肝脾同病。《金匮要略》云:"见肝之病,知肝传脾,当先实脾。"故治肝病,疏肝不应,当注重调理脾胃。慢性肝炎,应注意振兴脾阳,升发脾气,健脾利湿,疏肝和胃,如症见全身困重,四肢乏力,头晕失眠,脘腹胀满，肝区闷痛，食欲不佳，大便溏，舌淡苔白，右脉弦滑，左脉弦细，重在健脾，佐以疏肝，药用香砂六君子汤加减：党参15克，茯苓15克，白术15克，猪苓10克，枳壳10克，青皮10克，陈皮10克，柴胡6克，厚朴6克，藿香10克，麦芽15克，神曲10克，生姜3片，大枣3枚。

若肝区疼痛加延胡索10克，川楝子15克，木香5克；若肝脾肿大，加丹参20克，赤芍6克；肝脾较硬者，加三棱10克，莪术10克，鸡内金10克，鳖甲15克；舌有青瘀斑者，加乳香15克，没药15克，生桃仁10克。慢性肝炎中出现肝脾肿大，或肝硬化，多因湿热蕴结而致气滞、水滞、血凝而成，治法应在活血祛瘀的同时兼顾补脾扶正。

（注：关于肝病诊疗经验详参"张相辰肝炎辨证治疗"篇。）

### 2. 肝病脉舌与证治

张老在肝病的诊治上，非常注意脉舌，其经验如下。

（1）急性肝炎，凡是弦而兼滑或左脉弦而兼滑，舌苔白或黄腻，舌质红或边尖有红点者，治宜龙胆泻肝汤加味以泻肝火；大便秘结者，加大黄；黄疸指数高者，加茵陈；转氨酶高者，加板蓝根、大青叶。

（2）慢性肝炎，凡见左关脉极弱或细缓者，多为肝硬化已经形成或肝功能损害严重，为木虚不能疏土，舌苔多表现为分布不匀，似雪片样，或舌中心无苔，治宜补脾，佐以疏肝，药如柴胡、生麦芽、葛根、党参、黄芪等。若左关脉逐渐有力，右脉弦细变实，舌鲜而嫩，为肝硬化阴证转阳，肝功能将要恢复的佳兆。

（3）急性肝炎或慢性肝炎，左脉弦大无力，右脉短、数、涩，服泄肝药后，变为左关脉应指有力者，一为肝功能将要恢复之佳兆，二为肝功能损害到极点的危证。

（4）慢性肝炎，左关脉一直细弱者，为肝阴不足，宜加入当归、熟地黄、女贞子、沙参等；右关脉一直不任按者，为脾阳不振，宜加入四君子汤、升麻、柴胡、麦芽等。

（5）急性肝炎、慢性肝炎，凡见左右关脉细弱者，属肝虚木不疏土，可用实脾饮；右关脉弦滑、左关脉沉细者，为湿困脾土，可用胃苓汤燥湿利水；左尺脉沉、右弦大者，为肝肾阴亏，水不涵木，治宜用女贞子、生地黄、牡丹皮、枸杞子、山茱萸滋水涵木；左脉涩，舌有暗斑、暗条，舌质紫暗润滑不鲜者，为湿滞血瘀，治用膈下逐瘀汤合三妙散；右脉涩，为气滞血瘀，治以活血化瘀，药用木香、香附、青皮等。

(6) 慢性肝炎、肝硬化、急性肝炎的脉转沉细和缓者，多为肝功能恢复，疾病向愈。

**3. 妇科滑脉主病**

张老认为，滑脉是由痰、湿、血、宿食、肿瘤等实邪内壅所致的一种脉象。若妇人怀妊之滑脉为两尺脉滑动搏指异于寸部。个别女性在月经期间，因血海充盈，冲任气血旺盛，亦可见尺脉明显滑利，若妊娠期间的滑脉变为尺脉沉滑而缓，多为先兆流产。若妊娠已足月，滑脉变为浮滑数急，如切绳转珠者，多为临产之兆，即所谓离经之脉。若脉见弦滑而数，多为肝郁脾虚，湿热下流之赤白带下或会阴肿痒。若右尺脉滑数，多为血热所致月经过多或崩漏不止。若脉弦滑或洪滑而右脉更为显著，为下焦蓄血之小腹胀痛，沉滑而实，则为少腹癥瘕。若两尺脉滑数而右尺脉更为显著，为淋证。

（二）临证医案

**1. 肝炎，肝硬化**

案1　王某，男，40岁。患肝炎3月余，身目色黄鲜明，低热，身困乏力，食纳减少，干呕，每日下午腹胀满，口干口苦，大便干，小便黄，舌体胖，苔黄滑，脉弦缓。肝大在肋下2 cm，脾未触及。谷丙转氨酶200单位，血清麝香草酚浊度试验12单位，麝香草酚絮状试验（+++）。诊为湿热内阻、热邪偏盛之黄疸，治以清热利湿。处方：当归10克，龙胆草15克，板蓝根15克，丹参15克，柴胡6克，茯苓15克，枳壳10克，白术10克，猪苓10克，黄芩12克，车前子9克（布包煎），茵陈蒿30克，甘草6克。另茵陈蒿30克，泡水代茶饮。

二诊：服上方12剂后，黄疸消退，自觉症状基本消失，舌苔白稍腻，舌质淡红。上方去龙胆草，加厚朴10克，陈皮10克。

三诊：服上方10剂后，肝功能正常，肝大消退。为巩固疗效，加沙参15克，黄精15克，焦三仙10克。4剂，共研为末，每日9克，服完后停药。1年后追访，病未复发。

案2　郭某，女，35岁。患肝炎1年余，谷丙转氨酶一直在100单位左右。现症：口苦口干，胁肋隐痛，恶心，不欲食，大便溏泄，小腹坠胀，脘腹胀满，下午为甚，身困乏力，头晕头重，舌淡苔滑腻，脉右濡缓，左弦细。肝大在肋下2 cm，脾未触及。血清麝香草酚浊度试验18单位，麝香草酚絮状试验（+++）。证属肝郁脾虚湿滞。治以健脾扶阳，疏肝和胃。处方：白术 18 克，陈皮 10 克，厚朴 9 克，藿香 10 克，山药 15 克，麦芽 15 克，柴胡 6 克，当归 10 克，青皮 10 克，苍术 10 克，神曲 10 克，车前子 10 克（布包煎），甘草 6 克，半夏 6 克。

二诊：服上方 20 剂后，症状减轻大半，舌苔白，右脉缓滑、左脉弦细。上方去山药，加茵陈 15 克，板蓝根 15 克。

三诊：服药 15 剂后，症状基本消失，肝仅能触及边缘，肝功能正常。为巩固疗效，上方加郁金 6 克，党参 10 克，丹参 15 克。5 剂，共研为细末，每服 3 克，每日 3 次。2 年随访，未见复发。

案 3  和某，男，成年人。3 年前患肝炎，一直未愈，近日病情加重，面色晦暗，消瘦乏力，脘腹胀满，恶心呕吐，胁肋疼痛，头晕目眩，心悸失眠，精神萎靡，口苦口干，大便秘结，舌紫暗，脉沉细涩。肝未触及，脾大在肋下 6 cm，腹水征（＋），谷丙转氨酶 200 单位，血清麝香草酚浊度试验 18 单位，麝香草酚絮状试验（＋＋＋）。西医诊断为肝硬化。证属正气不足，气滞血瘀。治以扶正消癥，活血祛瘀。处方：丹参 20 克，郁金 10 克，黄精 15 克，黄芪 15 克，当归 10 克，赤芍 6 克，生桃仁 9 克，茯苓 15 克，青皮 10 克，三棱 10 克，莪术 6 克，炙鳖甲 15 克，穿山甲 10 克，牡蛎 15 克，板蓝根 15 克，丝瓜络 10 克，木香 5 克，甘草 6 克。

二诊：服上方 20 剂后，症状大减，饮食增加，脾缩小至肋下 3 cm，舌质转为淡红，脉弦细。上方去三棱、莪术，加山药 15 克，白糖参 15 克。继服 30 剂，症状全部消失，肝功能正常。恢复工作，随访 3 年，病未再复发。

**2. 妊娠恶阻**

孙某，女，30 岁。停经 50 余日，恶心呕吐不能进食，舌红，苔薄白，脉两尺浮滑而数。证属肝火犯胃，胎气上逆。治以降逆止呕，安胎。药用：竹茹、黄连、陈皮、苏叶、神曲、枳壳、茯苓、白术等。3 剂，痊愈。

**3. 崩漏**

刘某，女，24 岁。不规则阴道出血 2 年多，每次血量多，此次阴道流血已 20 多天，血色深红，伴头晕、汗出、心烦、失眠、全身疲乏无力，舌质红暗，尺脉滑数。证属血热崩漏。药用：黄连、黄柏、栀子、生地黄、女贞子、茜草、地骨皮、地榆炭、白芍等。6 剂，痊愈。

**4. 胎死腹中**

王某，女，34 岁。闭经 3 个多月。现阴道少量出血 10 余天，全身乏力，腰背酸痛，舌质暗而不鲜，两尺脉沉细滑。疑为胎死腹中，令做妊娠试验已转为阴性。即投以益母草、川牛膝、穿山甲、当归、炒桃仁、大黄、牡蛎、赤芍、车前子（布包煎）、官桂、甘草等。服药 2 剂，死胎下，诸症消除。

注：山西省卫生厅编. 山西名老中医经验汇编 [M]. 太原：科学技术出版社，1992.

# 杜敬唐临证经验指要

张恩元　张　彪　著
朱进忠　整理
郭晋斌　校订

杜敬唐临证经验指要

# 学术思想

杜敬唐（1907—1998年），山西沁县人。幼年初读于私塾，后肄业于铜川中学。肄业后，一边教书，一边研习《傅青主女科》，并常与名医杜世光交流学习心得，1923年入天津国医学院函授部学习两年，1926年又入太原医学传习所函授部学习1年，并同时在本地行医。新中国成立后，杜老先后任晋东南地区医药公司书记、经理，晋东南行署卫生局副局长，晋东南地区中医医院（现长治市中医研究所附属医院）书记、院长，1980年当选为长治市第七届人民代表大会代表，后担任中华全国中医学会（现中华中医药学会）山西分会理事。杜老医德高尚，技术精湛，其中"风证治验"一文曾获晋东南地区二等奖。

杜老认为，西医的特点是从形态学观念出发对局部细微结构进行深入的研究，而中医是从机能学的观点出发对人的整体机能进行深入研究。所以中医是在生理、病因病机、诊断、治疗等的认识上，从机能出发，从各种横的联系中去考虑，然后对人体进行恰当的调理。在生理的认识上，杜老主张脏腑不仅是指内脏的实质，更重要的是指生理机能和组织器官的功能联系；在病因病机的认识上，主张损伤生理机能是前提，疾病的虚实都以正气盛衰为线索；在诊断的认识上，主张对人体生理机能整体状况的诊断，而不是简单的形态学观点的局部诊断，这个诊断具体表现在各阶段病理生理的综合上，也就是表现在证上，中医所说的辨证就是从横的联系中去认识疾病，因此在治疗上注意人体机能的调理。杜老认为内科杂病多而且杂，试举脾为例。在临床上，慢性胃炎、溃疡病、慢性结肠炎、慢性迁延性肝炎、慢性支气管炎、肺心病、白细胞减少症等性质不相同的疾病在临床上若见脾虚时均选用健脾药治疗；感冒、肺结核、支气管炎、急性胃肠炎、慢性肝炎、慢性胆囊炎、疟疾、肾病综合征等性质不相同的疾病若见小柴胡汤证时均选用小柴胡汤治疗；久病虚热、初起发热、溃疡病、胃炎、慢性肠炎、蛔虫腹痛、便秘等疾病在性质上属于桂枝汤证时均可用桂枝汤治疗。以上均是调整人体机能的意思，所以对中医学的研究必须从机能的观点去着手。

# 经验介绍

## 一、风证治验——典型病案一则

中医之"中风",包括现代医学的脑出血、脑血栓、脑栓塞、蛛网膜下腔出血、脑血管痉挛、病毒性脑炎,以及神经麻痹等病,在临床上以中医理论为指导进行辨证论治,往往能收到比较满意的效果。中医认为"中风"一证,病位在肝,如"诸风掉眩,皆属于肝""风气通于肝"等论述就是证明。其因皆是将息失宜,心火暴甚,肾水虚弱,不能制之,以至于肝阳化风,气血并逆,直冲犯脑。喜怒忧思悲恐惊七情之火过极,也易致中风。忧郁滞于肝,暴怒伤于肝,而热甚生风、风火相煽,其病理机制皆未离乎肝。所以,肝阳偏亢、肾阴亏损、心火过旺都是中风的病理基础。因此,在辨证论治中,只要着重注意这三方面的情势变化,抓住主要矛盾,就能在短时期内,转危为安。

**1. 典型病例**

赵某,男,55岁,在山西省汽车配件公司工作,于1981年7月来诊。于一个深夜,在熟睡中惊醒后突然昏迷,神志不清,口眼㖞斜,舌强语謇,右半身不能举动。第2天即来就诊。当时患者双目红赤,欲言不能,面容愁苦,以左手示意眼花,耳鸣,头目眩晕。观其舌,见舌红而苔黄腻,诊其脉,左脉洪大,右脉无力虚弱。此由肾阴虚弱,肝失涵养,肝阳上亢,加之心火过旺,风火相煽(苔黄腻示其挟痰挟火),走窜经络,侵袭脏腑,以致气血上逆,痰火壅塞而成。同时,测量血压高(收缩压高达190 mmHg,舒张压高达120 mmHg),查血常规示中性粒细胞比例为87%。

治法:治以平肝潜阳,息风通窍,佐以豁痰化瘀。

方药:羚羊角4克,天麻13克,钩藤13克,石决明13克,生龙骨13克,生牡蛎13克,三七末4克,炙桃仁10克,丹参30克,红花4克,夏枯草20克,熟大黄9克,珍珠母12克,龟板12克,元参20克,川牛膝

12克,川楝子12克,青蒿10克,天冬12克,麦冬12克,甘草10克,川贝母10克,全蝎6克,蜈蚣1条。

上方服3剂,并嘱服至宝丹2个,继服再造丸10个。

二诊:病势颇为好转,但语言困难、痰涎壅塞、口眼㖞斜、右侧肢体麻痹等症还未明显好转,血压仍高。故在上方基础上,减去夏枯草、川楝子、熟大黄,加胆南星10克、白附子12克、鸡血藤15克、石菖蒲13克、僵蚕9克,连服5剂。

三诊:语言颇清利,口眼㖞斜好转,血压下降,收缩压已降至150 mmHg,舒张压已降至90 mmHg。痰涎排出较为顺利,但右侧肢体麻痹未减。在上方基础上,减去羚羊角、元参、青蒿,加丝瓜络20克、当归30克、白花蛇2克,连服5剂。

四诊:上症大部分已消失,但右侧肢体活动还不灵活,在原方基础上,加黄芪60克、桂枝12克、川断13克。连服5剂后,已痊愈。

### 2. 方药分析

本病主要矛盾在于肝风煽动,故以羚羊角为君,直折肝火。然恐直折不济,必配潜阳之品以助其力,故以天麻、石决明、珍珠母潜阳镇逆,平肝息风,以达因势利导之功。在直泻肝火之时,必须兼顾滋养肾阴,使肝火下降有所归宿,故加龟板、元参、天冬、麦冬。又顾诸经之火旺必牵涉阴阳,故熄阳明之火有助于泻肝火之力,故用熟大黄。加青蒿以泄肝胆湿热,使邪有出路。其症痰涎壅盛,湿热黏腻,乃恋邪之弊,故以川贝母泻痰火。加夏枯草降压,正本清源也。加全蝎、蜈蚣等虫类药以调节神经功能。中风一证,属于现代医学脑血管病,此病分为出血性和缺血性两大类。出血性脑血管病为血溢脉道,出血致瘀;缺血性脑血管病为血液黏滞,阻滞不畅致瘀。所以在治疗该病时,必须考虑其血液学改变。故加三七末、炙桃仁、红花、丹参之类畅其已滞之血流,化其已瘀之血。活血常兼行气以助之,故使用川楝子,加川牛膝降其冲逆,使血下行。

患者起病之初即现空窍阻滞之症,故嘱先服至宝丹息风开窍以省其神,恢复其正常的神经功能。后服再造丸廓清其经络、脏腑之邪,以取全功。故患者以此法治疗4次后,很快恢复正常,且无不适之感。

### 3. 体会

在治疗此病时,应本古人"治外感如将,治内伤如相"的精神。中风性质虽然属于内伤,但其发病之速,来势之迅猛,往往猝不及防,所以古人命之曰"中风"。因风善行而数变故也,尤其是在初次诊治之时,更需当机立断,以一鼓作气之势扑灭病邪。倘若犹豫不决,即会使邪气留恋,产生后遗症。古人有急则治标之训,况在发作之初属急性期犹如救火一般,万不可优柔寡断。在通过分析症情抓住主要矛盾之后,用药时还必须兼顾所有之症情,根据各症之轻重权衡药之多少。本例所举,汤丸俱下,使熊熊烈火熄于一旦。若瞻前顾后,必致贻误病机,若不全面兼顾,则必使邪气留恋,难以消除,而产生后遗症。本病在发作之初,肝火过旺,痰涎壅盛,清窍闭塞。然滋阴潜阳者以助熄肝火之用,开窍豁痰乃急中之急,待症情改善或稳定后,再议清源正本之策,以扫邪之根本,以建人之正气,促其痊愈。

以上是本人所见,提出来供有识者参考(1982年10月15日)。

## 二、癥积治验——典型病案一则

**1. 病案诊疗情况**

路某,女,16岁。于1978年3月发现剑突下生一肿块,至4月,渐渐肿大。初在当地卫生院治疗无效。5月3日,在晋东南地区工业职工医院,经内、外两科诊断,并行超声检查后并未确诊。又转入第一人民医院,怀疑:①胃部结核;②胃淋巴肉瘤。提出三点建议:一是剖腹探查;二是做胃镜检查;三是转省医院诊治。患者因家人适遇撞车致伤,十分严重,正在住院救治,再加经济困难,对此建议实难采纳,遂前来就诊。

患者就诊时,面色萎黄,全身消瘦,皮肤干燥,头发脱落,指甲枯萎且边缘翘起,舌质红而干燥。观其腰部弯曲,自诉不能直立。食欲不振,情绪急躁,易发怒。询问之后,得知患者体质素虚。初病时,虽见肿块但不坚,也不甚疼痛,起居饮食如常。以后逐渐肿大,且痛处不移,时有阵发性寒热,身感疲倦无力,饮食也减少。直至发展到肿块坚硬满胃,身体消瘦,面色萎黄。

检查时,在其腹部剑突下摸到一肿块,形状扁平,大小如拳,按之稍有移动,非常坚硬。切其脉象弦紧而涩。

观此病来势缓慢,乃因其体素弱,于激烈运动或强度劳动后,气息未平,急于饮食,造成气机郁滞,日久导致血凝。气、血凝结集聚而成此肿块。此正古人所谓"积、聚、癥、瘕"之中"癥、积"之类。根据经验,此病已由初期、中期向末期发展。

根据望、闻、问、切所得征象，认为此肿块为"癥、积"。而其余体征与症状皆属瘀血为患。此时，正气已现虚弱，盖因延久失治，而令郁久成虚。虽为"邪实正虚"，但"邪实"仍为主要矛盾。若不祛瘀，则正气更亏。徒行补益之法，因其血络已经阻滞，对补益之剂弗能受益。如"援兵未至而贼寇先阻"，何以济事？故遵"先其所因，必伏其主"之旨，当机立断，先行"散结、行气、攻瘀"之法，以攻其积。然后，再行和中养胃，通经活络，使营血流通而肿块自然消失。此为先攻后补法。因此，此病依次采取了散积、行气、攻瘀、调中健脾等方法。仿古人五积散、大七气汤、血癥丸三方，自组成方如下。

川朴9克，云苓12克，炙桃仁12克，枳壳9克，槟榔12克，陈皮12克，冬瓜子30克，三棱9克，红花12克，砂仁9克，公丁香9克，苍术9克，莪术9克，当归12克，莱菔子9克，延胡索15克，沉香6克，鳖甲12克，白蔻仁9克，大黄15克，龟板9克，小茴香12克。

方中，以川朴、枳壳、槟榔破气行痰，消积导滞，组成行气消积者，阵之一也。此"欲破血结，气必为帅"之意。当归、炙桃仁、红花、三棱、莪术行血攻瘀而消积，组成活血破结者，阵之二也。更配延胡索一味，气、血两兼，协同气、血二阵以共建行气、破血、消积之功。然，积者，除气、血之外，不无痰、食朋比为患。故以陈皮、苍术、白蔻仁、冬瓜子燥湿化痰，以行痰、湿之结。佐云苓淡渗利湿，使邪有出路。况莱菔子化痰而兼消谷食之积，此为燥湿、化痰、消食破结者，阵之三也。三阵既立，各需相助。故以龟板、鳖甲善搜积聚之品，助气、血二阵以成散积、消癥之功。而欲散气、血之凝，必兼温运脾肾，此是"血得寒则凝，得热则行"之意。欲散痰、食之郁，必兼调胃和中，故以小茴香、公丁香、砂仁等助之。如此，气、血、痰、食、湿五证并治，三阵齐进，各尽其力，以分散瓦解癥积之垒。用沉香因势利导，幡引诸药下行，共助大黄攻积导滞、逐瘀通络，以成其将军之功。

二诊：患者自诉，服药3剂后，大便泻黑酱色黏液粪便，且带血丝。如此3次之后，随即感到胃内肿块缩小。此乃癥积弥坚之势已破，有退却之意，已露机转。但仍不思饮食，卧床瘫软无力，而且腹内微痛。此为虚弱之体不耐攻伐之故。然而，久积之邪远未尽退。若仅顾及体虚一面，于此改弦易辙，肆行峻补，则有留寇为患之忧。故仍守前法，在原方基础上加黄芪30克，佛手12克，少佐雷丸4.5克。重加黄芪者，一则助气以防虚脱，二则黄芪虽为补气之品，但有补而不滞之优，非浊补之品可比。况补气者，助气周流，更有利于活血祛瘀。嘱其服5剂。

三诊：患者服上药后来诊，自诉饮食略有增加，腹内已不疼痛，也能起床自理大小便。检查：已见肿块缩小1/5，且按之柔软。胃肠蠕动也较前增强。观此，邪气渐消，正气渐复。故本"攻而勿伐"的原则，于上方中减去小茴香、槟榔、沉香、莱菔子等药。以其性善走窜，久用不仅伤气，而且温燥之品易伤人之阴液。而加香附30克，少佐苦楝皮12克，川楝子12克，浙贝母9克。然，重用香附，独不虑其走窜耗气乎？因香附在诸行气药中，尤贵解郁，况已撤去如上四味，耗气劫液之势已减，也正欲重用香附之意也。

四诊：服上方5剂后，肿块已消4/5，且精神逐步转佳。于上方加郁李仁9克，鸡血藤18克，嘱其再服5剂。

五诊：患者头发已停止脱落，指甲也较前饱满，腰也能直立行走。查其肿块已摸不到。于此，即可缓图。故守上方加建神曲9克，生地黄12克，桂枝9克，益智仁9克以健脾胃、通经络、和营血，使气血流通、畅行无阻，不使积聚再生。

六诊：此时患者饮食增加，精神转佳，头发也开始生长。故改用八珍汤加减，气血双补，少佐行气活血之品。一则以遵"补而勿滞"之训，二则促其气血流畅，更能促进对补益之剂的吸收，以善其后。处方：党参12克，黄芪18克，白术12克，云苓15克，熟地12克，赤芍12克，当归15克，川芎9克，香附30克，牡丹皮12克，延胡索12克，三棱12克，莪术9克，甘草6克，砂仁9克，陈皮12克，川楝子15克。嘱服6剂。

因患者已痊愈，嘱其带药回家服用。一年又八个月后，随访患者体健，并能参加工作。

**2. 体会**

回顾治疗过程，凡五诊以前所用药物着重于消积、行气、攻瘀。最后一方则以补为主，少佐消积之品，温通化滞，以善其后。如此，先攻后补，达到了预期目的。

积证，成因颇多。但以体质素虚为多见。如古书云："壮者气行则已，怯者则着而成病。"此例患者体质素虚，正合此论。《灵枢·五变》曰："脾胃之间，寒温不次，邪气稍至，蓄积留止，大聚乃起。"张景岳也说："邪食相搏，而积斯成矣。"此与本患者得病之因也相符合。

若辨此证属积，还是属聚？是癥，还是瘕呢？我们可以从先贤的论述中找出依据。如《难经·五十五难》曰："积者阴气也。其始发有常处，其痛不离其部，上下有所终始，左右有所穷处。"《景岳全书》又辨曰："旋成癥块者，皆积之类，其病多在血分，血有形而静也。"《金匮要略》也说："积者，脏病也，终不移。"《诸病源候论·癥瘕候》更断云："其病不动者，直名为癥。"可见，癥与积都具有形可征、坚硬不移的特点。患者肿块情况甚合先贤描述，吾据上论，断之为癥积。

那么，除肿块之外的其他症状何以断为瘀血使然呢？关于此，先贤也曾有论述。如《金匮要略·血痹虚劳病脉证并治第六》云："五劳虚极羸瘦，腹满，不能饮食……经络营卫气伤，内有干血，肌肤甲错……"王清任对此描述更为完善："皮里肉外血瘀，阻塞血路，新血不能养发，故发脱落。""初病四肢酸软无力，渐渐肌肉消瘦，饮食减少，面色黄白……心烦急躁。"以上论述与本案患者的症状甚为符合。故断之为瘀血使然。

再说，前医屡诊未断，其因安在？王清任对此说道："查外无表症，内无里症，所见之症皆是血瘀之症。"此论虽然未见中的，但亦值得我们临床参考和研究。

本病既定为癥、积之疾，瘀血为患，就应果断采取行气、散结、化瘀、攻积诸法。不过，在施治之始，鉴于患者久病体弱，是否可以先攻呢？一般来说，积聚软而不坚，正气未伤为初期；积块增大，按之觉硬，正气已伤为中期；积块坚硬，正气大伤为末期。在治疗上，初宜行气和血，继则攻补兼施，最后以健脾扶正、理气化瘀为大法。而此患者就诊时已属末期，似乎不可肆行攻伐。但细辨之，其虚为久瘀所致，瘀为因而虚为果。《内经》有"先其所因，必伏其所主"之训。又有"有故无殒，亦无殒也"的论述。所以治疗此病时，遵经之旨，采用了先攻后补法，取得了预期的效果。

## 三、不孕证治验——典型病案一则

王某，女，37岁，1963年4月3日初诊。

16岁初潮，婚后15年不孕，月经周期正常，经行之前每每出现感冒、潮热、四肢厥冷，经行时腰腹酸重，乳房胀痛，嗜眠，烦躁，舌质淡，苔薄白，脉弦而濡。

辨证：经期受寒，肝脾不和。

治法：调和气血，疏散风寒，健脾和胃。

处方：炒苍术 6 克，厚朴 6 克，青皮 6 克，陈皮 8 克，白芷 6 克，桔梗 6 克，枳壳 6 克，柴胡 6 克，川芎 5 克，当归 9 克，炮干姜 3 克，半夏 9 克，香附 13 克，桂心 6 克，吴茱萸 4 克，生姜 2 片，葱白 3 寸。

二诊：服药 3 剂，5 月 2 日月经来潮时，感冒症状消失，唯少腹微痛，神疲不爽，脉弦细弱。治宜调和气血，养血平肝，健脾补肾。

处方：香附 30 克，当归 20 克，白芍 10 克，川芎 9 克，熟地黄 15 克，茯苓 12 克，炒白术 10 克，党参 10 克，青皮 9 克，菟丝子 10 克，山药 15 克，吴茱萸 4 克，覆盆子 10 克（酒炒去刺）。

每次经前一两日服数剂，经止后停止服药。

上方共服 50 剂，之后改为粉剂。

处方：当归身 30 克，川芎 80 克，白芍 30 克，熟地黄 30 克，香附 60 克，淫羊藿 30 克（去刺、羊油酥炙），甘草 30 克，肉苁蓉 30 克，杜仲 30 克，金樱子 30 克，石斛 50 克，茯苓 50 克，怀牛膝 50 克，枸杞子 50 克，炮附子 10 克，鹿角胶 10 克。

共为细末，每早盐汤送服 9 克，每晚送服 9 克，以酒为引。

上方服药 7 个月，于 1964 年 4 月分娩一女婴。

注：山西省卫生厅编.山西名老中医经验汇编［M］.太原：科学技术出版社，1992.

## 四、杜敬唐老中医治疗闭经与痛经的经验

### 1. 补通结合，重用香附、当归通经闭

杜老认为，闭经的病因病机不外乎肾精血亏与肝郁血瘀之虚实两端，肾精血亏则经血无源可下，肝郁血瘀则胞脉阻遏不得下行。一般认为，虚证较多而实证较少。杜老则认为，闭经常常是虚瘀并存，虚实夹杂。临床症见经闭，精神不佳，或抑郁少欢，腰酸胁痛，眩晕寐差，面色灰滞，舌淡或偏暗、苔薄，脉沉弦或细弦。子宫略小，稀发排卵或无排卵。治当以补通结合，并重用香附、当归，补中寓通，通中寓补，虚实兼顾，标本兼治。

申某，女，25 岁，1983 年 5 月 6 日初诊。主诉：月经未潮已半年。自述从 14 岁月经初潮后，每月按时而行，近半年月经未至，经查未孕。见面色萎黄淡白，眼胞浮肿，头晕心悸，腰背疼痛，四肢不温，神疲乏力，小腹

胀痛拒按，舌淡胖、边尖有瘀点，苔白腻，脉沉细涩。证属肾之精血亏虚，气滞血瘀。治拟补肾养血，行气化瘀。处方：当归、香附、怀山药、益母草、熟地黄各30克，山茱萸12克，生地黄、茯苓、牡丹皮、泽泻、陈皮、川芎、白术各12克，白芍20克。连服20剂。

二诊：月经仍未潮，继用通补法。处方：醋香附、当归、鹿角霜各30克，醋艾叶、莪术、川芎、桃仁、红花、三棱、干漆各12克，赤芍、白芍各15克。继服20剂，月经来潮，随访半年，经事正常。

按：本例闭经实为虚实夹杂证，故治宜通补结合。杜老以六味地黄汤加减滋补肾阴，使阴血充盈，经血有源。并用香附、益母草、川芎、莪术、桃仁、红花、三棱、干漆、当归等疏肝活血。其中香附、当归用至30克，行气化瘀之力更强。如此，肾精充，血脉通，月事依时而行。

**2. 温通结合，重用香附、当归治痛经**

杜老认为，痛经虽有虚实寒热之不同，然而以（肾）阳虚寒凝，胞脉瘀滞者居多。往往病势急重，经水多愆期，因寒湿伤及下焦客于胞宫，血被寒凝，故经行量少，色暗有血块，气血凝滞，不通则痛，故经前或经期时小腹剧痛，甚则大汗淋漓，四肢厥冷，小腹有寒感，呕吐频频，大便溏，便意频，舌苔白腻，脉弦紧。杜老针对阳虚寒凝的特点，治遵《内经》"寒者温之"的原则，温补与通络并施，且重用香附、当归，使气血得温，血络畅通，通则不痛。

孙某，女，28岁，1982年9月5日初诊。主诉：14岁月经来潮，即患腹痛。每次来潮前2天，即痛不可忍，伴腰酸困痛，得热则舒，经行不畅，色淡量少，有血块，四肢与小腹畏冷，面色青黄，精神抑郁，大便溏，小便多，婚后未孕。妇科检查：子宫后位略小，附件有炎症。舌淡红、苔薄白，脉沉细无力。证属肾阳虚衰，宫寒血瘀，冲任二脉不畅。治宜温补肾阳，暖宫散寒，行气化瘀，通络止痛。处方：制黑附子、牡丹皮、羌活、独活各10克，桂心、吴茱萸、醋艾叶各6克，制香附、丹参各40克，当归30克，川芎14克，怀牛膝、川楝子、赤芍各15克，熟地黄20克，延胡索13克。经前服4剂，经期服5剂，经后改服：仙茅、枸杞子各20克，鹿角胶（烊化）、白通草各10克，菟丝子、玉竹各15克，吴茱萸6克，川牛膝14克，炮姜3克，大枣5枚。连服10剂，痛经消失，于同年12月怀孕。

按：本例为肾气虚寒，冲任不通而见痛经。杜老注重温补肾阳，用熟地黄、仙茅、鹿角胶、制黑附子、桂心、怀牛膝、吴茱萸、醋艾叶温阳兼通；

制香附、当归、川芎、赤芍、丹参、牡丹皮、延胡索、川楝子行气活血止痛；并重用制香附、当归以加强行气活血止痛之功效。且顺应月经周期的生理特点，经前与经期，以通为主、温补为辅；经后以温补为主，通络为辅，用之恰当，疗效显著。

**3. 体会**

杜老认为，闭经与痛经病虽不同，但病机相似，均有虚瘀同存征象，不同的是闭经为血虚胞脉不通，痛经为阳虚兼寒凝。闭经可见腹痛，痛经可导致闭经，二者互有关联，所以治则有同有异，补通结合虽同，一滋补一温补则异，临证中要加以区别。

此外，杜老特别强调，二者都需在各方基础上重用香附与当归，轻用则效果不显。因女子以血为本，其生理特点为血易虚更易瘀，而当归不但养血而且活血，重用当归可谓一举两得。且女子以气为用，情感丰富，喜怒善郁，而香附为疏肝解郁之主药，故重用香附疏调气机。当归补血兼通，香附行气促通，都是治疗闭经与痛经的良药。

柴根旺. 杜敬唐老中医治疗闭经与痛经的经验 [J]. 新中医，1994，26 (5)：3-4.

# 五、杜敬唐老中医治疗经带症经验

**1. 阴中求阳、阳中求阴调治月经先后不定期**

月经先后不定期，多因机体阴阳失调，故应以调补阴阳，或阴中求阳，或阳中求阴为法。

案1 秦某，女，30岁，1963年8月5日初诊。主诉：月经先后不定期2年余。1961年前产一女，产中流血过多，而后月经先后不定期，并淋漓不断，血量较多。现自觉头目眩晕，四肢乏力，疲倦不堪，视物昏花，心烦口渴多饮，纳食不香，大便干结，小便频数而赤，胸闷气短，少腹疼痛，四肢发冷，腰腿疼痛。见其全身消瘦，面色萎黄，舌淡苔薄白，脉沉细无力。证属肝肾阴血亏损，导致脾肾阳虚、阴阳两虚，以气虚阳弱为主。故治拟温肾健脾，滋阴养血，阴阳并补，阴中求阳。处方：当归30克，白芍15克，熟地黄15克，阿胶15克（烊化），淫羊藿15克，仙茅20克，肉苁蓉15克，牛膝13克，川断13克，桂心6克，太子参15克，芡实20克，黄芪30克，白术15克，菊花10克，甘草10克。连服20剂后，患者复诊述头晕腹痛、四肢疲倦减轻,其他诸症也有好转,经期正常,色红量多,纳食增加,继在原方基础上加鹿角胶10克(烊化),制香附20克。继服10剂,月经正常,体质健壮,后怀孕产一男婴。

按:本例月经先后不定期,初起由于肝肾阴血亏损,日久导致脾肾阳虚,阴阳两虚,以阳气虚弱为主。故治宜阴阳双补,以补阳为主,并阴中求阳。仙茅、淫羊藿、肉苁蓉、牛膝、川断、桂心温补肾阳;太子参、黄芪、白术、芡实温健脾气,补气助阳;当归、白芍、熟地黄、阿胶养血滋阴,在大队补气温阳的基础上,少佐养血滋阴之品,乃阴中求阳之意。

案2 田某,女,21岁,1989年9月20日初诊。主诉:月经先后不定期半年余。经量时多时少,色紫暗,并伴周期性鼻衄、咯血,曾在外院治疗,诊为支气管扩张症,急用各种止血药,尚未见效,已下病危通知书。刻诊,卧床不起,咯血、鼻衄不止,血色红赤,心烦易怒,头昏耳鸣,腰酸腿软,口苦腹痛,溲黄便秘,舌红苔黄,脉弦数。证属火热迫血妄行,治宜清热凉血止血。处方:当归30克,生地黄15克,银柴胡10克,侧柏叶15克,水牛角6克,白芍13克,田三七粉6克(冲),泽兰13克,鲜荷叶10克,荆芥炭15克,牡丹皮10克,茜草10克,建莲子15克,藕节10克,京墨汁3克,生龙骨粉10克。连服5剂。

二诊:鼻衄、咯血已止,唯头目不清,腰背不舒,四肢瘫软无力。证属血止火降,阴血亏损,应滋补阴血,在原方基础上减去各种炭类药和京墨汁,加阿胶14克(烊化),鹿角胶14克(烊化),何首乌20克,石斛15克,玉竹15克,生地黄改为熟地黄10克,龙眼肉13克。再服10剂,月经正常,诸症平息,随访1年,未再复发。

按:本例月经先后不定期伴发倒经,证属火热迫血妄行,根据"急则治其标"的原则,应用清热凉血止血之剂,连服5剂,则鼻衄、咯血已愈,但阴血亏虚显见,故减去止血之品,加阿胶、何首乌、熟地黄、龙眼肉、石斛、玉竹养血滋阴之剂,加一味鹿角胶温补肾阳,乃阳中求阴之意,阴阳平衡,则月经正常,诸症平息。

**2. 补清固利同施治带下**

中医认为带下病是由湿毒及湿热之邪下注胞宫,累及任脉,任脉失固,带脉失约导致的。湿性黏腻,缠绵难愈,治应利水渗湿使湿邪从小便分利,热即孤矣;热毒燔灼,损伤肝肾阴液,故应清热解毒,消除火燔之势。带下虽为病理产物,但精微物质亦可随之丢失,故应固摄收敛,使之通过正常渠道，转化排泄。精微物质的丢失，必然表现为脾肾虚损之象，如腰酸耳鸣、乏力纳差等，故应健脾补肾。所以治疗带下病，同时应用补、清、固、利四法，当然应有轻重缓急之分，如白带以湿邪为主，则应以清利湿浊为主，兼用补虚固涩之法；黄带为湿热并致，则应以清热解毒、利水渗湿为主，补虚固摄为辅；带下病后期，带下减少或已无，则应以补虚固摄为主，兼用清利。总之，应分主次、分阶段进行论治。

王某，女，43岁，1983年8月13日初诊。主症：带下色黄，秽臭，阴道痒痛，伴尿频、尿急、尿痛、尿黄赤，头目昏花，腰腿酸软，背困，小腹坠痛，嗜睡懒言，倦怠乏力，舌红无苔，脉细软无力。西医诊断为宫颈糜烂。中医辨证属湿热带下。治拟清热利湿，健脾补肾，固精微敛。处方：当归30克，白芍15克，蒲公英40克，败酱草14克，薏苡仁30克，金银花20克，益智仁14克，肉苁蓉20克，蛇床子6克，椿根皮4克，土茯苓30克，炒苍术、白术各13克，石莲肉20克，鸡冠花15克。连服10剂。

二诊：诸症减轻，又以上方加黄柏10克，莪术14克，生牡蛎15克，黄药子10克。连服10剂，并配合外用药。外用药处方：枸杞根300克，狼牙草根200克，硼砂30克，雄黄10克，枯矾20克，蛇床子200克，硇砂10克，冰片5克，樟脑10克，青黛12克。共为细末，分为2份，共用20天。其中一份再分为20份，每晚用开水200 mL加药末一份搅匀擦洗阴道；另一份亦分为20份，即用一份药末加水和丸如绿豆大，清洗外阴后塞入阴道深处。20天后，带下诸症已愈。

按：本例所患之黄带，属火毒湿盛、脾肾两虚之证，故治疗融补、清、固、利四法于一体，使脾肾纳运、固摄、气化正常，湿热清除，则带下诸症自愈。同时，配合外用药直接作用于病变局部，故疗效迅速。

柴根旺. 杜敬唐老中医治疗经带症经验［J］. 太原：山西中医，1992，8(4)：10-12.